医学数字图像处理及应用

张兆臣　李强　张春玲　王红梅　尚宪刚　邱建峰　张光玉　著

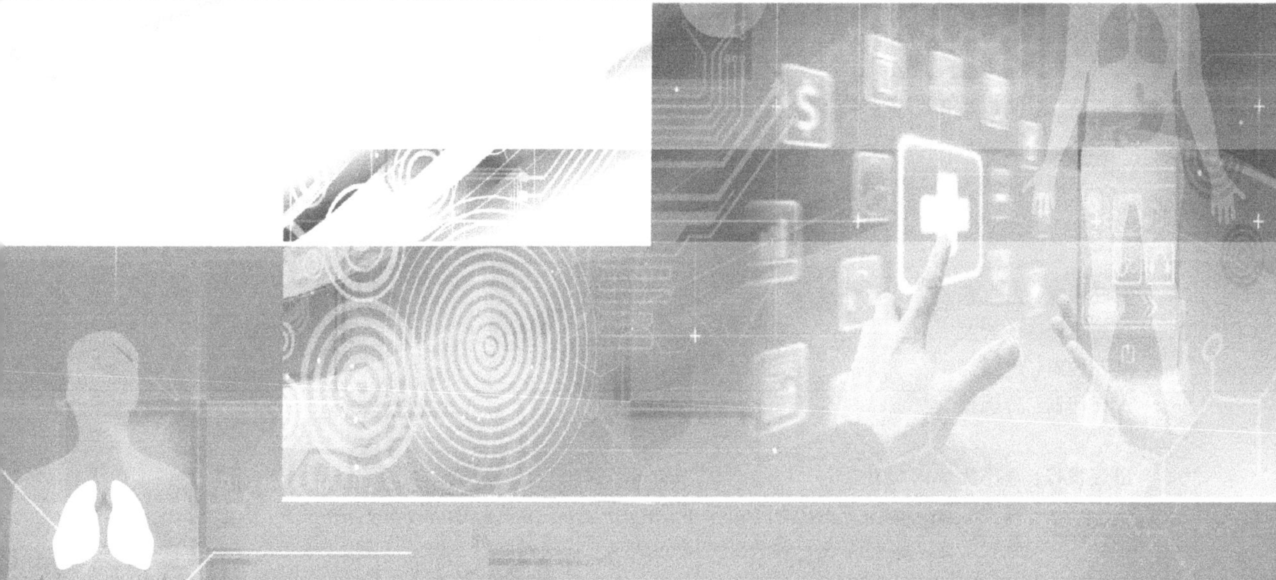

清華大学出版社
北京

内 容 简 介

本书是作者根据课题组几年来的医学数字图像方面的教学和科研实际工作，参考了国内外最新的研究成果撰写而成。主要内容有数字图像的形成、医学数字图像处理系统的基本组成、医学图像的数据源、图像与视觉、数字图像的数据结构及基本统计特征、医学图像的 DICOM 结构、图像运算与变换、数字图像增强与应用、图像恢复及几何校正、图像的编码、图像分析、图像的几何尺寸测量与医学图像的重建等。附录程序是在总结多年教学、科研经验的基础上用 Visual Basic 语言编写而成的，可以直接运行，以利于学习、理解和应用图像处理的计算机程序设计方法。

本书以实用为主，系统地论述了医学数字图像处理的基本理论和基本方法、技术。适合作为高等院校数字图像专业、医学信息专业的学生作为教材，也可作为医学数字图像处理爱好者的参考书。

图书在版编目(CIP)数据

医学数字图像处理及应用/张兆臣等著. —北京：清华大学出版社，2017(2024.2 重印)
ISBN 978-7-302-47351-0

Ⅰ. ①医… Ⅱ. ①张… Ⅲ. ①医学摄影－图象数字化处理－高等学校－教材 Ⅳ. ①R445

中国版本图书馆 CIP 数据核字(2017)第 113134 号

责任编辑：白立军
封面设计：杨玉兰
责任校对：焦丽丽
责任印制：曹婉颖

出版发行：清华大学出版社
网　　址：https://www.tup.com.cn，https://www.wqxuetang.com
地　　址：北京清华大学学研大厦 A 座　　**邮　　编**：100084
社 总 机：010-83470000　　**邮　　购**：010-62786544
投稿与读者服务：010-62776969，c-service@tup.tsinghua.edu.cn
质量反馈：010-62772015，zhiliang@tup.tsinghua.edu.cn
课件下载：https://www.tup.com.cn，010-83470236
印 装 者：涿州市般润文化传播有限公司
经　　销：全国新华书店
开　　本：185mm×260mm　　**印　　张**：17.25　　**字　　数**：412 千字
版　　次：2017 年 8 月第 1 版　　**印　　次**：2024 年 2 月第 8 次印刷
定　　价：59.00 元

产品编号：039062-02

前 言

数字图像处理最早出现于 20 世纪 50 年代，当时的电子计算机已经发展到一定水平，人们开始利用计算机来处理图形和图像信息。数字图像处理作为一门学科大约形成于 20 世纪 60 年代初期。早期图像处理的目的是改善图像的质量，它以人为对象，以改善人的视觉效果为目的。图像处理中，输入的是质量低的图像，输出的是改善质量后的图像，常用的图像处理方法有图像增强、复原、编码、压缩等。随着图像处理技术的深入发展，从 20 世纪 70 年代中期开始，随着计算机技术和人工智能、思维科学研究的迅速发展，数字图像处理向更高、更深层次发展。人们已开始研究如何用计算机系统解释图像，实现类似人类视觉系统理解外部世界，这称为图像理解或计算机视觉。很多国家，特别是发达国家投入更多的人力、物力到这项研究，取得不少重要的研究成果。其中代表性之一的成果是 20 世纪 70 年代末 MIT 的 Marr 提出的视觉计算理论，这个理论成为计算机视觉领域其后十多年的主导思想，再就是因将图像处理技术应用医学而发明 CT 的英国电子工程师 Hounsfield，他于 1979 年获得诺贝尔医学奖。

图像处理技术在许多应用领域受到广泛重视并取得了重大的开拓性成就，这些领域包括航空航天、生物医学工程、工业检测、机器人视觉、公安司法、军事制导、文化艺术等，使图像处理成为一门引人注目、前景远大的新型学科。随着数字化医疗设备的不断应用和普及，数字医学图像已经成为临床诊断的主要依据，医学影像的后处理技术也得到了不断的应用，并且有着广泛的应用前景。

本书主要内容有数字图像的形成、医学数字图像处理系统的基本组成、医学图像的数据源、图像与视觉、数字图像的数据结构及基本统计特征、医学图像的 DICOM 结构、图像运算与变换、数字图像增强与应用、图像恢复及几何校正、图像的编码、图像分析、图像的几何尺寸测量与医学图像的重建等。附录程序是在总结多年教学科研经验的基础上用 Visual Basic 语言编写而成的，可以直接运行，以利于学习、理解和应用图像处理的计算机程序设计方法。本书以实用为主，系统地论述了医学数字图像处理的基本理论和基本方法、技术。在撰写过程中作者参考了国内外最新的资料，在讨论传统的图像处理和模式识别方法的基础上，引入最新的图像处理方法和模式识别方法，理论联系实际、深入浅出、具有方法性和实用性等特点。

全书共分 9 章，第 1.1～1.5 节、第 2 章由尚宪刚撰写；第 3 章由李强撰写；第 1.6 节、第 4～5 章以及附录 B 和附录 C 由张兆臣撰写；附录 A、第 6 章由王红梅撰写；第 7 章由张春玲撰写；第 8 章由邱建峰撰写；第 9 章由张光玉撰写。全书由张兆臣统稿、修改定稿，袭著霞校对。本书在撰写过程中得到了学校领导和很多老师的大力支持和帮助，特别是得到了医学信息工程学院、放射学院领导及泰安市中医医院的大力支持，在此一并表示衷心感谢！

由于时间仓促加上作者水平有限，书中难免有不足之处，请广大读者批评指正！

著　者

2017 年 3 月

目录

第 1 章　绪论 …… 1

1.1　概述 …… 1

1.1.1　数字图像处理发展史 …… 1

1.1.2　数字图像处理的基本特点 …… 3

1.1.3　数字图像处理的优点 …… 4

1.1.4　数字图像处理的发展动向 …… 4

1.2　数字图像的形成 …… 5

1.2.1　抽样 …… 6

1.2.2　图像抽样方法 …… 6

1.2.3　量化 …… 9

1.2.4　图像量化方法 …… 10

1.3　数字图像处理的主要研究内容及应用 …… 12

1.3.1　数字图像处理的主要研究内容 …… 12

1.3.2　数字图像处理的应用 …… 14

1.4　数字图像处理系统的基本组成 …… 17

1.5　医学数字图像处理系统的构成 …… 24

1.5.1　医学图像的概念及特点 …… 24

1.5.2　医学图像处理设备 …… 26

1.6　医学数字图像的数据源 …… 28

1.6.1　医学 X 线成像 …… 28

1.6.2　显微医学成像 …… 28

1.6.3　核医学图像 …… 29

1.6.4　体表医学图像 …… 29

1.6.5　超声医学图像 …… 30

1.6.6　医学断层图像 …… 31

1.6.7　磁共振成像 …… 31

1.6.8　PET 成像 …… 32

1.6.9　医用 LCD 液晶显示器 …… 33

1.7　医学数字图像的主要研究内容 …… 34

第2章 图像与视觉 …… 39

2.1 概述 …… 39
2.1.1 图像质量评价与视觉的心理 …… 40
2.1.2 画面组成和视觉心理 …… 40
2.1.3 视觉的时空频率分析 …… 40
2.1.4 视觉生理和模型的研究 …… 40
2.2 光辐射 …… 41
2.2.1 可见光 …… 41
2.2.2 相对视敏度 …… 42
2.2.3 光源的辐射功率波谱 …… 42
2.2.4 可见光的度量 …… 42
2.2.5 黑体辐射与色源 …… 45
2.2.6 标准光源 …… 46
2.2.7 辐射谱分解及反射率 …… 47
2.3 视觉系统 …… 48
2.3.1 视觉现象 …… 48
2.3.2 视觉系统的基本构造 …… 49
2.4 光度学 …… 50
2.5 彩色视觉 …… 51
2.5.1 物体的颜色 …… 51
2.5.2 三基色原理和混色方法 …… 51
2.5.3 彩色视觉 …… 53
2.5.4 彩色量 …… 54
2.6 人眼成像原理 …… 54

第3章 数字图像的数据结构及基本统计特征 …… 56

3.1 数字图像的基本数学模型 …… 56
3.2 数字图像的数据结构及格式文件 …… 57
3.2.1 图像的数据结构 …… 57
3.2.2 图像的格式文件 …… 60
3.3 数字图像的统计特征 …… 75
3.3.1 图像的基本统计量 …… 75
3.3.2 概率分布及直方图 …… 76

第4章 数字图像的运算与变换 …… 78

4.1 数字图像的点运算 …… 78
4.1.1 数字图像的点运算概述 …… 78

4.1.2 数字图像的代数运算 …… 79
4.2 数字图像的几何运算 …… 80
4.2.1 概述 …… 80
4.2.2 几何变换基础——齐次坐标 …… 81
4.2.3 图像的位置变换 …… 82
4.2.4 图像的形状变换 …… 84
4.3 数字图像的傅里叶变换 …… 85
4.3.1 1-D 连续函数的傅里叶变换 …… 85
4.3.2 1-D 离散傅里叶变换 …… 86
4.3.3 2-D 连续函数的傅里叶变换 …… 87
4.3.4 2-D 离散傅里叶变换 …… 87
4.3.5 2-D 傅里叶变换的性质 …… 88
4.3.6 快速傅里叶变换 …… 91
4.4 数字图像的沃尔什变换 …… 95
4.4.1 正交函数的概念 …… 95
4.4.2 拉格尔函数 …… 96
4.4.3 沃尔什函数 …… 97
4.4.4 沃尔什变换 …… 99
4.5 数字图像的哈达玛变换 …… 100
4.5.1 1-D 离散哈达玛变换 …… 100
4.5.2 2-D 离散哈达玛变换 …… 103
4.6 数字图像的离散余弦变换 …… 104
4.6.1 1-D 离散余弦变换 …… 104
4.6.2 2-D 离散余弦变换 …… 104
4.7 数字图像的霍特林变换 …… 105
4.8 数字图像的小波变换 …… 107
4.8.1 离散小波变换 …… 107
4.8.2 2-D 小波 …… 109
4.8.3 小波包 …… 112
4.8.4 Mallat 算法 …… 115

第 5 章 数字图像的增强及应用 …… 116

5.1 图像的直方图增强 …… 116
5.1.1 对比度扩展 …… 116
5.1.2 非线性变换 …… 118
5.1.3 直方图调整 …… 119
5.2 图像的平滑处理 …… 127
5.2.1 局部平均法 …… 127

5.2.2 阈值法 …… 127
5.2.3 空间域低通滤波 …… 128
5.2.4 频域低通滤波法 …… 128
5.2.5 多帧平均法 …… 130
5.3 图像的锐化处理 …… 130
5.3.1 空间域图像锐化 …… 130
5.3.2 频率域高通滤波 …… 136
5.4 图像的彩色增强 …… 137
5.4.1 伪彩色处理 …… 137
5.4.2 假彩色处理 …… 140
5.5 图像彩色变换 …… 141
5.5.1 颜色模型 …… 141
5.5.2 彩色变换 …… 143
5.5.3 图像的彩色变换 …… 145
5.6 二值图像处理 …… 146
5.6.1 图像的二值化 …… 146
5.6.2 二值化图像处理 …… 147
5.7 图像的同态增强 …… 148
5.8 图像的非线性滤波 …… 150
5.8.1 图像的中值滤波 …… 150
5.8.2 选择平均法 …… 154
5.8.3 加权平均法 …… 155

第 6 章 数字图像的恢复及几何校正 …… 157

6.1 图像退化的数学模型 …… 157
6.1.1 一维离散退化模型 …… 157
6.1.2 2-D 离散退化模型 …… 159
6.2 图像退化的参数估计 …… 161
6.2.1 点扩散函数的估计 …… 161
6.2.2 噪声功率谱的估计 …… 162
6.3 图像的非约束恢复 …… 163
6.3.1 逆滤波 …… 163
6.3.2 消除匀速直线运动模糊 …… 165
6.4 图像的约束恢复 …… 166
6.4.1 最小二乘方滤波器和 Wiener 滤波器 …… 166
6.4.2 最小二乘方恢复 …… 167
6.5 图像的同态滤波复原 …… 169
6.6 图像的几何校正 …… 171

6.6.1 空间几何坐标变换 …… 171
6.6.2 像元值的内插 …… 174
6.6.3 控制点的确定 …… 176

第7章 数字图像的编码 …… 178

7.1 数字图像的编码的分类 …… 178
7.2 图像的PCM编码 …… 179
7.2.1 PCM编码的基本原理 …… 179
7.2.2 PCM编码的量化噪声 …… 180
7.2.3 编码器 …… 181
7.2.4 非线性PCM编码 …… 181
7.2.5 亚奈奎斯特采样PCM编码 …… 183
7.3 图像的预测编码 …… 184
7.3.1 无损预测编码 …… 184
7.3.2 有损预测编码 …… 185
7.4 图像的熵编码 …… 190
7.4.1 概述 …… 190
7.4.2 哈夫曼编码方法 …… 192
7.4.3 香农编码法 …… 193
7.5 图像的变换编码 …… 194
7.5.1 变换编码的策略 …… 195
7.5.2 变换编码的方法 …… 195
7.6 图像的分形编码 …… 198
7.6.1 分形编码方法与步骤 …… 199
7.6.2 自动分形图像编码 …… 201
7.7 图像的小波变换编码 …… 205
7.7.1 小波变换编码一般方法 …… 205
7.7.2 利用正交小波变换实现图像编码 …… 206
7.7.3 图像编码的KL变换及小波包快速算法 …… 209

第8章 数字图像分析 …… 211

8.1 图像分割方法 …… 212
8.1.1 阈值法 …… 212
8.1.2 边缘检测 …… 214
8.2 图像的纹理分析 …… 216
8.2.1 直方图特征 …… 216
8.2.2 傅里叶特征 …… 217
8.2.3 灰度共生矩阵特征 …… 217

8.2.4 纹理边缘的检测 …… 219
8.2.5 纹理区域分割 …… 219
8.3 形状分析的细化 …… 219
8.4 图像特征的描绘方法 …… 221
8.4.1 区域描绘 …… 221
8.4.2 关系描绘 …… 225
8.4.3 相似性描绘 …… 227

第9章 图像测量与医学图像重建 …… 229

9.1 图像的几何测量 …… 230
9.1.1 长度测量 …… 230
9.1.2 面积和周长测量 …… 230
9.1.3 角度测量 …… 232
9.2 形状分析 …… 232
9.2.1 圆形度 …… 232
9.2.2 矩形度 …… 233
9.2.3 中心矩 …… 234
9.2.4 主轴 …… 234
9.2.5 链码及形状分析 …… 234
9.3 图像的特征值提取 …… 236
9.3.1 图像的特征 …… 236
9.3.2 图像的特征值提取概述 …… 240
9.4 医学图像重建 …… 243
9.5 医学图像重建方法 …… 243
9.5.1 方程联立法 …… 244
9.5.2 迭代法 …… 245
9.5.3 二维傅里叶变换法 …… 245
9.5.4 反投影法 …… 247
9.6 图像三维可视化 …… 248
9.6.1 面绘制 …… 248
9.6.2 体绘制 …… 249
9.6.3 体数据二维重建 …… 250

附录A 常用数字图像处理英文词条 …… 252

附录B 常用医学数字图像处理 Visual Basic 程序 …… 254

附录C 医学图像的实际处理效果图 …… 264

第1章 绪论

1.1 概述

视觉是人类从自然界获取信息的最主要手段，人类从外界获得的信息大约有75%来源于视觉，而图像是人类获取视觉信息的主要途径。一般来说，图像包含两层含义，即"图"和"像"。"图"是指物体透射或者反射光的分布；"像"是人的视觉系统接收图的信息而在大脑中形成的印象或认识。图像是两者的结合，"图"是客观存在的，而"像"是人的感觉。从广义的角度出发，可以这样认为：图像是用各种观测系统以不同形式和手段观测客观世界而获得的，可以直接或间接作用于人眼而产生视知觉的实体。

图像处理技术是利用相关技术对所获取的图像进行处理或从中提取信息的技术。在广义上是各种与图像相关的技术的总称。图像处理技术基本可分为两大类，即模拟图像处理和数字图像处理。

模拟图像处理(Analog Image Processing)一般采用光学处理(利用透镜)和电子处理。模拟图像处理的特点是速度快，一般为实时处理，理论上讲可达到光的速度。照相、遥感图像处理、电视信号处理等均属于模拟图像处理范畴。模拟图像处理的缺点是精度较差，灵活性差，很难有判断能力和非线性处理能力。

数字图像处理(Digital Image Processing)一般都用计算机处理或实时的硬件处理，也称为计算机图像处理(Computer Image Processing)。其优点是处理精度高，处理内容丰富，可进行复杂的非线性处理，有灵活的变通能力，一般来说只要改变相关的处理程序就可以改变处理内容。

广义上讲，一般的数字图像很难为人所理解。因此，数字图像处理也离不开模拟技术，为实现人-机对话和自然的人-机接口，特别需要人去参与观察和判断的情况下，模拟图像处理技术是必不可少的。

1.1.1 数字图像处理发展史

数字图像处理的首次应用发生在报纸行业。20世纪20年代，通过海底电缆图片传送系统使得穿越大西洋的伦敦和纽约之间的一幅图片的传递时间由原来的几个星期减少到三个小时。

通过打印字符模拟中间色调和基于图片再生技术用穿孔纸带打印的灰度图像如图1.1所示。

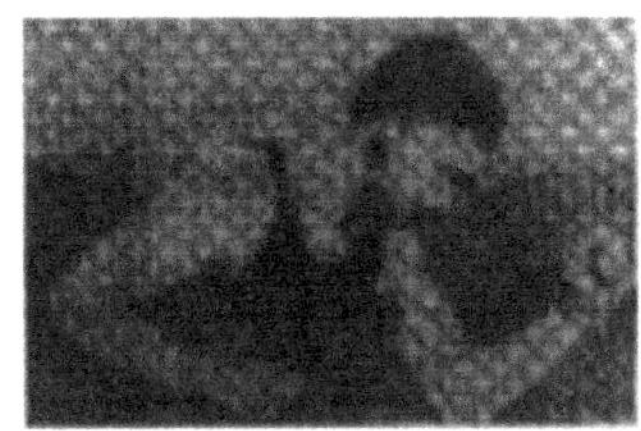
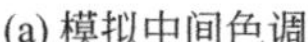
(a) 模拟中间色调

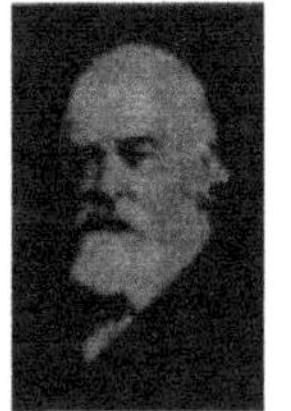
(b) 灰度图像

图 1.1 通过打印字符模拟中间色调和基于图片再生技术用穿孔纸带打印的灰度图像

随着数字计算机及相关技术，如存储、显示和传送等技术的快速发展，数字图像处理技术开始出现。在 20 世纪 60 年代早期，出现了第一台真正可以执行图像处理任务的足够强大的计算机，此时的数字图像处理技术的发展也得益于这时的空间计划。首次获得实际成功应用的是美国喷气推进实验室(JPL)。它们对航天探测器旅行者 7 号在 1964 年发回的几千张月球照片(见图 1.2)使用了图像处理技术，如几何校正、灰度变换、去除噪声等方法进行处理，并考虑了太阳位置和月球环境的影响，由计算机成功地绘制出月球表面地图，获得了巨大的成功。随后又对探测飞船发回的近十万张照片进行更为复杂的图像处理，以致获得了月球的地形图、彩色图及全景镶嵌图，获得了非凡的成果，为人类登月创举奠定了坚实的基础，也推动了数字图像处理这门学科的诞生。在以后的宇航空间技术，如对火星、土星等星球的探测研究中，数字图像处理技术都发挥了巨大的作用。

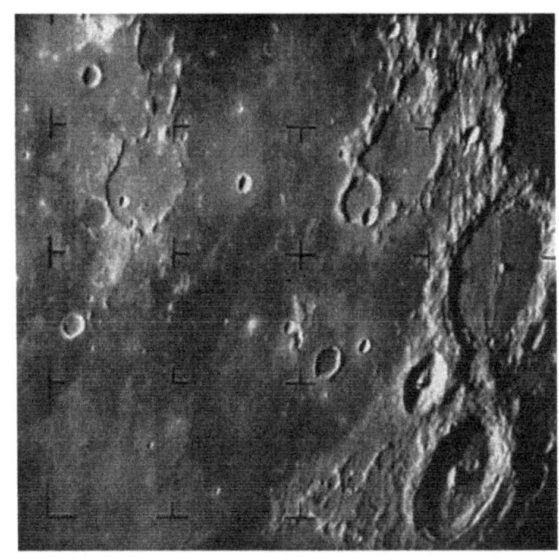

图 1.2 由旅行者 7 号于 1964 年 7 月 31 号在东部白天时间上午 9:09 发回的第一张美国航天器拍摄(着陆前 17 分钟的月球表面图像，网状标记表示经过了几何校正)

由于在空间计划上的成功，20 世纪 60 年代末和 20 世纪 70 年代数字图像处理技术开始用于医学图像、地球遥感探测和天文学等尖端科学领域。CT(Computerized Tomography)是数字图像处理技术在医学诊断领域最重要的应用之一。1972 年英国 EMI 公司工程师 Housfield 发明了用于头颅诊断的 X 射线计算机断层摄影装置，也就是通常所说的 CT。CT 的基本方法是根据人的头部截面的投影，经计算机处理来重建截面图像，称为图像重建。1975 年 EMI 公司又成功研制出全身用的 CT 装置，获得了人体各个部位鲜明清晰的断层图像。1979 年，这项无损伤诊断技术获得了诺贝尔奖，说明它对人类做出了划时代的贡献。与此同时，图像处理技术在许多应用领域受到广泛重视并取得了重大的开拓性成就，属于这些领域的有航空航天、生物医学工程、工业检测、机器人视觉、公安司法、军事制导、文化艺术等，使图像处理成为一门引人注目、前景远大的新型学科。

随着图像处理技术的深入发展，从 20 世纪 70 年代中期开始，随着计算机技术和人工智能、思维科学研究的迅速发展，数字图像处理向更高、更深层次发展。人们已开始研究如何用计算机系统解释图像，实现类似人类视觉系统理解外部世界，这被称为图像理解或计算机视觉。很多国家，特别是发达国家投入更多的人力、物力到这项研究，取得了不少重要的研究成果。其中代表性的成果是 20 世纪 70 年代末 MIT 的 Marr 提出的视觉计算理论，这个理论成为计算机视觉领域其后十多年的主导思想。图像理解虽然在理论方法研究上已取得不小的进展，但它本身是一个比较难的研究领域，存在不少困难，因人类本身对自己的视觉过程还了解甚少，因此计算机视觉是一个有待人们进一步探索的新领域。

1.1.2 数字图像处理的基本特点

(1) 数字图像处理的信息大多是二维信息，处理信息量很大，对计算机的计算速度、存储容量等要求较高。如一幅 256×256 低分辨率黑白图像，要求约 64kb 的数据量；对高分辨率彩色 512×512 图像，则要求 768kb 数据量；如果要处理 30 帧/秒的电视图像序列，则每秒要求 500kb～22.5Mb 数据量。因此，对计算机的计算速度、存储容量等要求较高。

(2) 数字图像处理占用的频带较宽。与语言信息相比，占用的频带要大几个数量级。例如，电视图像的带宽约 5.6MHz，而语音带宽仅为 4kHz 左右。所以在成像、传输、存储、处理、显示等各个环节的实现上，技术难度较大，成本亦高，这就对频带压缩技术提出了更高的要求。

(3) 数字图像中各个像素是不独立的，其相关性大。在图像画面上，经常有很多像素有相同或接近的灰度。就电视画面而言，同一行中相邻两个像素或相邻两行间的像素，其相关系数可达 0.9 以上，而相邻两帧之间的相关性比帧内相关性一般说还要大些。因此，图像处理中信息压缩的潜力很大。

(4) 由于图像是三维景物的二维投影，一幅图像本身不具备复现三维景物的全部几何信息的能力，很显然三维景物背后部分信息在二维图像画面上是反映不出来的。因此，要分析和理解三维景物必须作合适的假定或附加新的测量，例如，双目图像或多视点图像。在理解三维景物时需要知识导引，这也是人工智能中正在致力解决的知识工程问题。

(5) 数字图像处理后的图像一般是给人观察和评价的，因此受人的因素影响较大。由于人的视觉系统很复杂，受环境条件、视觉性能、人的情绪爱好以及知识状况影响很大，作为图像质量的评价还有待进一步深入的研究。另一方面，计算机视觉是模仿人的视觉，人的感知机理必然影响计算机视觉的研究。例如，什么是感知的初始基元，基元是如何组成的，局部与全局感知的关系，优先敏感的结构、属性和时间特征等，这些都是心理学和神经心理学正在着力研究的课题。

1.1.3 数字图像处理的优点

(1) 再现性好。数字图像处理与模拟图像处理的根本不同在于,它不会因图像的存储、传输或复制等一系列变换操作而导致图像质量的退化。只要图像在数字化时准确地表现了原稿,则数字图像处理过程始终能保持图像的再现。

(2) 处理精度高。按目前的技术,几乎可将一幅模拟图像数字化为任意大小的二维数组,这主要取决于图像数字化设备的能力。现代扫描仪可以把每个像素的灰度等级量化为16位甚至更高,这意味着图像的数字化精度可以达到满足任一应用需求。对计算机而言,不论数组大小,也不论每个像素的位数多少,其处理程序几乎是一样的。换言之,从原理上讲不论图像的精度有多高,处理总是能实现的,只要在处理时改变程序中的数组参数就可以了。回想一下图像的模拟处理,为了要把处理精度提高一个数量级,就要大幅度地改进处理装置,这在经济上是极不合算的。

(3) 适用面宽。图像可以来自多种信息源,它们可以是可见光图像,也可以是不可见的波谱图像(例如,X射线图像、射线图像、超声波图像或红外图像等)。从图像反映的客观实体尺度看,可以小到电子显微镜图像,大到航空照片、遥感图像甚至天文望远镜图像。这些来自不同信息源的图像只要被变换为数字编码形式后,均是用二维数组表示的灰度图像(彩色图像也是由灰度图像组合成的,例如,RGB图像由红、绿、蓝3个灰度图像组合而成)组合而成,因而均可用计算机来处理,即只要针对不同的图像信息源,采取相应的图像信息采集措施,图像的数字处理方法适用于任何一种图像。

(4) 灵活性高。图像处理大体上可分为图像的像质改善、图像分析和图像重建三大部分,每一部分均包含丰富的内容。由于图像的光学处理从原理上讲只能进行线性运算,这极大地限制了光学图像处理能实现的目标。而数字图像处理不仅能完成线性运算,而且能实现非线性处理,即凡是可以用数学公式或逻辑关系来表达的一切运算均可用数字图像处理实现。

1.1.4 数字图像处理的发展动向

随着相关的理论和计算机技术的不断发展,数字图像处理得到了大力发展,但也面临着许多新的问题,促使数字图像处理出现了新的发展动向,主要反映在以下几个方面。

(1) 进一步加强理论研究,逐步形成图像处理科学自身的理论体系,同时加强边缘学科的研究工作,促进图像处理技术的发展。例如,人的视觉特性、心理学特性等的研究,如果有所突破,将对图像处理技术的发展起到极大的促进作用。

(2) 加强图像处理技术领域的标准化。图像的信息量大、数据量大,因而图像信息的建库、检索和交流是一个重要的问题。就现有的情况看,软件、硬件种类繁多,交流和使用极为不便,成为资源共享的严重障碍。

(3) 在进一步提高精度的同时着重解决处理速度问题。例如,在航天遥感、气象云图处理方面,巨大的数据量和处理速度仍然是主要矛盾之一。加强软件研究、开发新的处理方法,特别要注意移植和借鉴其他学科的技术和研究成果,创造新的处理方法。

1.2 数字图像的形成

把物面函数 $f(x,y)$及图像函数 $g(x,y)$都作为空间的连续函数(如照片、X光照片等)。事实上,不论使用任何摄像手段,物体及图像平面上的辐射能量本身在空间上一般总是连续变化的。在图像平面上的辐射能量 $g(x,y)$由传感器来感测和记录下来。图像的感测、记录及显示可以采用两种不同的系统。一种是摄像技术使用的光化学系统,它用摄影胶片同时起感测和记录的作用,胶片以其固有的反应特征把感测到的辐射能量与银粒子的光学密度联系起来;另一种是电子光学系统,如电视摄像管及光学-机械扫描系统,它对图像的感测和记录是分开的两个步骤。检测器感测到的辐射能量强弱变化首先转变为连续变化的电信号,这种视频信号可以记录在视频带上,也可以显示在电视屏幕上,或者在胶片或相纸上扫描成像。以上这些方式所产生的图像都是由光学密度或亮度的连续变化所构成的模拟图像或叫连续图像或视频图像。

要用数字方法即数字计算机对图像进行处理,就必须把连续图像进行数字化,使之成为数字图像。数字图像就是用一定范围内的数值表示或记录图像上辐射能量 $g(x,y)$大小而产生的一组离散数据。把连续的图像函数数字化包含着两个方面:一是按照等间距的点阵或网络对连续变化的图像辐射值进行抽样;二是把抽样点上取得的辐射值进行量化。

所谓将图像转化为数字图像或图像数字化,就是把图像分割成如图 1.3 所示的称为像素的小区域,每个像素的亮度或灰度值用一个整数来表示。

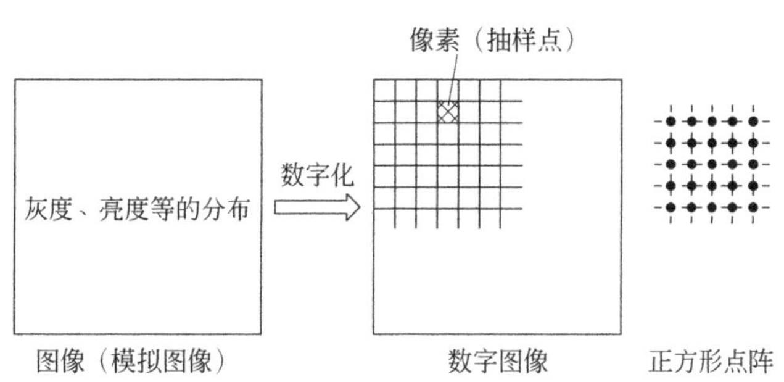

图 1.3 图像数字化

把图像分割成像素的方法可以是多种多样的,即每个像素所占小区域可以是正方形的、六角形的或三角形的。与之相对应的像素所构成的点阵则分别为正方形网格点阵、正三角形网格与正六角形点阵。上述各像素分割方案中,正方形网格点阵是实际常用的像素分割方案。这种方案虽然存在着任一像素与其相邻像素之间不等距,对一个正方形点阵,若任一像素沿水平与垂直方向上与相邻像素间距为 1,则该像素沿斜线方向上的间距为$\sqrt{2}$的缺点,但由于其像素网格点阵规范,易于在图像输入输出设备上实现,从而被绝大多数图像采集、处理系统所采用。三角形网格点阵,虽有任一像素与其相邻像素等距的优点,但由于其网格点阵不及正方形网格点阵规范,在图像输入输出设备上较难实现,从而未被广泛采用。

1.2.1 抽样

由一个连续函数按照一定的方案抽取离散点的数据，称为抽样。所选取的点称为样点。显然，一幅连续图像包含着无限多的点，而数字图像只能是由数目有限的数字组成。因此，抽样的目的就是从图像函数中选取均匀而规则分布的数目有限的像点的数据。一般是在 XY 直角坐标中采取 $M\times N$ 的点阵，至少在同一方向上样点是等距离的。至于样点的数目和间距的大小，则主要取决于成像、数字化及记录系统的性能。一个样点(或称为像点)的几何意义是双重的。相对于坐标系统以及在运算过程中，其空间位置(x,y)代表一个没有大小的点。但是作为构成图像的一个最小单元来看，它是有面积的，一般代表一个在(x,y) 点周围的矩形或正方形，其长度和宽度与在 x、y 方向上间距相同，因而又常称为像元。

像点的函数值，或称为像元值、亮度值、灰度值等，对遥感图像来说，相当于(x,y)点周围某个小范围内的平均辐射值。这个小范围一般相当于传感器或数字化仪的瞬时视场，不一定等同于像元所代表的面积和范围。

数字化或抽样，不可避免地会造成原来图像信息的一些损失，主要是由于在抽样间隔内的平均不仅会产生相邻物体波谱信息的失真，而且会造成高频信息的损失，即会使物体中尺度比较小的特征(如边缘、线条等)变模糊。同时，在抽样过程中也可能会引入新的噪声。一般来说，抽样的间隔越小，信息的损失越少。关于抽样的原理和准则在下面还要进一步讨论。

1.2.2 图像抽样方法

前面讲到图像的形成是作为连续函数对待的。然而，实际上用数字记录和处理的图像都是离散化的图像，是由连续图像通过抽样而产生的。

对一个连续函数进行离散化，或模拟信号进行模数转换，如模拟图像转变为数字图像，必须进行抽样。在前面从直观的角度介绍了图像抽样的概念，要进一步深入地考虑抽样质量和效果的问题，就需要应用傅氏变换进行分析。分析抽样方法的主要目的是为了确定对一个连续函数或图像抽取多少个样点，或者说以多大的间隔抽样才不致损失信息。换句话说，要确定在怎样的抽样条件下，才能由抽取出来的离散数值恢复连续图像。

图像的抽样一般都是按行和列采用相等间隔进行。若以 Δx 和 Δy 分别代表在 x 和 y 方向上的抽样间隔或周期，则 $x=j\Delta x(j=1,2,\cdots,M)$，$y=k\Delta y(k=1,2,\cdots,N)$。抽样形成的数字图像即是由 $g(j\Delta x,k\Delta y)$形成的矩阵。在理想的抽样系统中，均一的抽样网格可以用一系列 δ 函数来表示，即

$$S(x,y)=\sum_{j=-\infty}^{+\infty}\sum_{k=-\infty}^{+\infty}g(x,y)\delta(x-j\Delta x,y-k\Delta y) \tag{1-1}$$

抽样的效果可以由傅氏变换来考察。$S(x,y)$的傅氏变换为

$$\delta(u,v)=\frac{1}{\Delta x\Delta y}\sum_{m=-\infty}^{+\infty}\sum_{n=-\infty}^{+\infty}\delta\left(u-\frac{m}{\Delta x},v-\frac{n}{\Delta y}\right) \tag{1-2}$$

根据卷积定理，抽样后的图像 g_s 傅氏变换为

$$G_s=\frac{1}{\Delta x\Delta y}\sum_{m=-\infty}^{+\infty}\sum_{n=-\infty}^{+\infty}G\left(u-\frac{m}{\Delta x},v-\frac{n}{\Delta y}\right) \tag{1-3}$$

这一傅氏变换相当于原图像 $g(x,y)$ 的傅氏变换 $G(u,v)$ 的周期性重复(见图 1.4),这种由抽样而造成的重复称为交叠现象。如果这些重复的部分互相叠置就会造成畸变。这里假定图像 $g(x,y)$ 是一个带宽限定的函数,就是说在一个限定的空间频率区域之外,$(|u|>u, |v|>v)$,其傅氏变换为零。这里,u 和 v 分别是 x 和 y 方向上的最高频率。

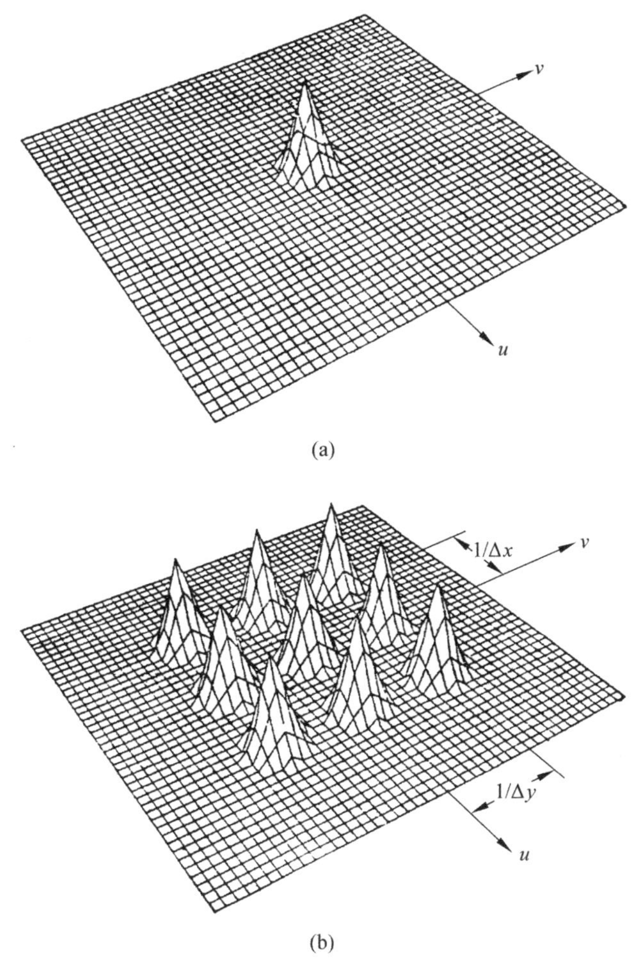

图 1.4　抽样图像的傅氏频谱

如果 $g(x,y)$ 是带宽限定的,就有办法使上述重复的频谱不发生叠置现象,就是使抽样的间隔满足 $\Delta x<\frac{1}{2u}$,$\Delta y<\frac{1}{2v}$,在理想的情况下,u 的 v 代表的是图像中最小的细节,分别相当于 $\frac{1}{2\Delta x}$ 及 $\frac{1}{2\Delta y}$,常称为奈奎斯特(Nyquist)频率。换句话说,对于图像中频率最高的空间波在每个周期内至少需要抽取两个样。若超过两个样,即抽样间隔小于半波长,称为过抽样,正确反映空间频率是没有问题的,只是数据量增大了。如果抽样间隔大于上述规定,则称为欠抽样,就会歪曲较高频率的信息,造成混淆现象,其“视频率”总是低于抽样频率。在实际的景物中包含着多种频率的信息,而在抽样过程中总会有一部分高频信息是欠抽样的。对这种情况必须有充分的估计,一般来说,比奈奎斯特频率更高的信息在图像中也是有反映

的，但它是以更低的频率的面貌出现的。

图 1.5 以一个一维函数 $f(x)$ 为例，说明抽样间隔(Δx)的选择对抽样所得的离散函数的傅氏频谱的影响。在 $\Delta x>\frac{1}{2u}$ 的情况下，重复的频谱互相叠置，形成混淆。图中 $G(u)$ 为门函数，其作用是去掉频谱中重复的部分。

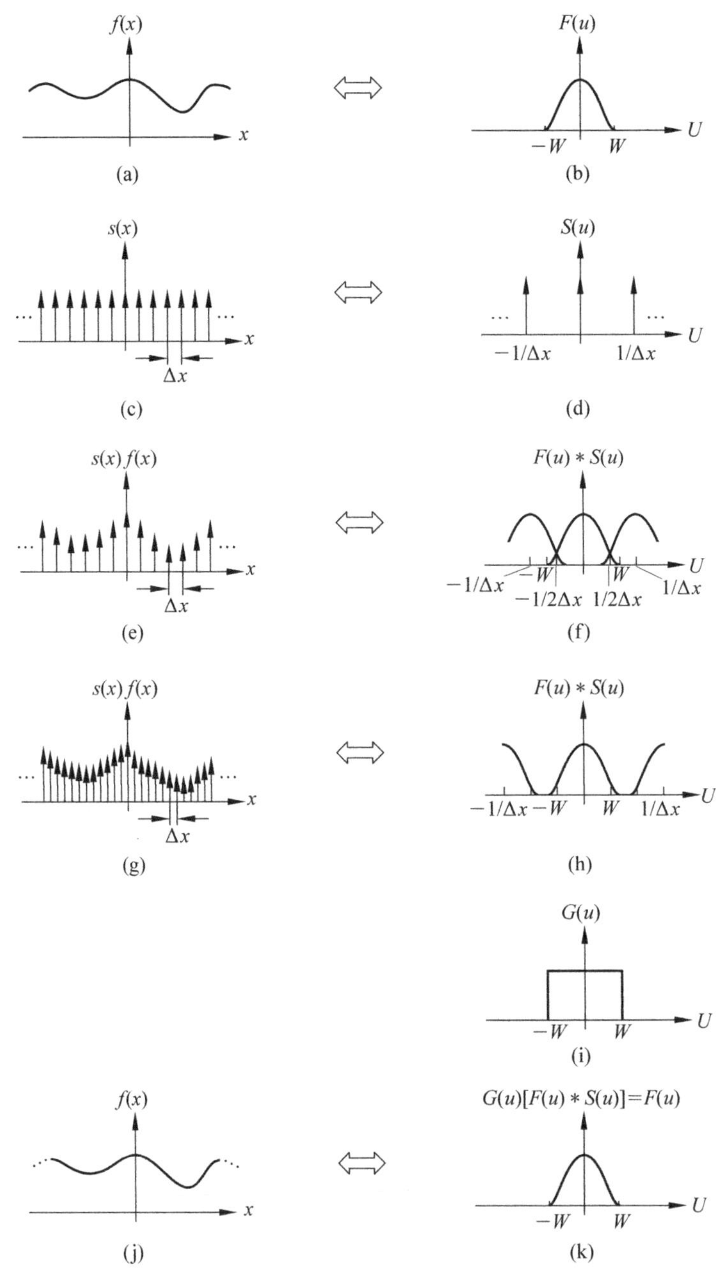

图 1.5　连续函数抽样概念图示

注：图 1.5 中，同一个字母有大写，也有小写，它们所表示的含义是不一样的。小写字母表示空域，大写字母表示频域。

一般来说，一个带宽限度的函数进行抽样时，如果抽样的间隔满足上述的要求，就能够由这些样本完全恢复原来的函数，这就是抽样定理。在进行图像抽样时要尽可能地满足上述要求，使抽样后的数字图像不损失信息，不产生明显偏差。然而，在实际的摄像或图像数字化系统中，抽样函数并不是狄拉克 δ 函数，而是有限宽度的脉冲构成的间隔为 Δx、Δy 的空间阵列或网格其抽样函数可大致表示为

$$S(x,y)=\sum_{j=0}^{M-1}\sum_{k=0}^{N-1}h_s(x-j\Delta x,y-k\Delta y) \tag{1-4}$$

图像样点的实际数值是由每个检测器的分辨单元或瞬时视场内 $g(x,y)S(x,y)$ 乘积的空间积分得出的。实际的系统中主要有两种情况：一种是在摄像过程中用一定大小的检测器在移动过程中构成抽样函数，例如，陆地卫星的 MSS 及 TM，SPOT 卫星的 HRV 系统等；另一种是用扫描数字化仪对像片进行数字化，相当于用圆形的孔径在扫描过程中构成抽样函数，抽样间隔取决于孔径的大小，一般以微米为单位，在由几微米到几百米的范围内可根据希望保存的物体细节的大小来选定。

1.2.3 量化

量化有时也称为编码。通过抽样由各个样点得到的平均辐射值，从数学意义上说仍然是连续性的数据或实数，即辐射值的大小变化是连续的，其可以划分的等级至少在理论上是无限多的。从计算机数字处理的方便出发，需要把这种数据转换成等级有限的离散化数据。从图像分析的实际考虑，如果每一个不同的辐射值显示为一个灰阶或颜色的话，人眼能识别的等级数目也是有限的。因而，要对抽样以后的辐射值或像元值进行量化，就是把连续性的辐射数据按照一个二进制字码（如一个字节）所能代表的数量等级来代替。等级的数目 NG 为 2^b，b 是字长，即字位数目。b 一般采用 6、7 或 8，每个数值相当于一个亮度或灰度等级。因而，量化相当于把连续变化的图像进行密度分割，一般来说 $N=2^8$，即把亮度值分为 256 个等级，用数字 0 到 255 记录是比较理想的，这是因为一方面占用的字位不算太多，正好相当一字节；另一个方面也能充分显示出不同物体辐射值的差别。但是如果原来记录的信息中信噪比比较高，则采取较少的字位（如 6 或 7）能起提高噪比的作用，同时也减少了数据量，提高了数据传输和处理的效率。字位更少，即 $b<6$，会造成较大信息损失，使连续变化的图像特征成为阶梯状及色调单调的斑块状。为了使数目不多的字位（如 6 位）充分发挥作用，尽可能把图像中绝大部分的亮度值差异反映出来，可以根据实际情况选用适当的量化函数。连续灰度值量化为灰度级的具体量化方法有两类，即等间隔量化与非等间隔量化两类。等间隔量化就是简单地把抽样值的灰度范围等间隔地分割并进行量化。对于像素灰度值在黑-白范围内较均匀分布的图像，这种量化方法可以得到量化误差较小的效果。这种量化方法也称为均匀量化或线性量化。

为了减小量化误差，引入了非等间隔量化的方法。其基本思想是对一幅图像中像素灰度值频繁出现的灰度值范围，量化间隔小一些，而对那些像素灰度值极少出现的灰度范围，则量化间隔大一些。也就是说，是根据一幅图像具体的灰度值分布的概率密度函数，按总量化误差最小的原则来进行量化的。

应该注意到，图像灰度值分布的概率密度函数是因图而异的，所以不可能找到一个适用于各种不同图像的最佳非等间隔量化方案，因此在实用上，一般都采用等间隔量化。

1.2.4 图像量化方法

经过取样的图像，只是在空间上被离散为像素（样本）的阵列，而每一个样本灰度有限离散值，赋予不同码字才能真正成为数字图像，再由数字计算机或其他数字设备进行处理运算，这样的转化过程称为量化。将样本连续灰度值等间隔分层量化方式称为均匀量化，不等间隔分层量化方式称为非均匀量化。量化即是以有限个离散值来近似表示无限多个连续量，会产生误差，这就是量化误差，由此产生的失真即量化失真或量化噪声，对均匀量化来讲，量化分层越多，量化误差越小，但编码时占用比特数就越多。在一定比特数下，为了减少量化误差，往往要用非均匀量化，如按图像灰度值出现的概率大小不同进行非均匀量化，即灰度值经常出现的区域细量化。反之进行粗量化。在实际图像系统中，由于成像系统引入的噪声及图像本身存在的噪声，量化等级取得太多（量化间隔太小）是没有必要的。因为如果噪声幅度值大于量化间隔，量化器输出的量化值就会产生错误，得到不正确的量化。在应用屏幕显示其输出图像时灰度邻近区域边界会出现“忙动”现象。假设噪声是高斯分布，均值为0，方差为σ^2，在有噪声情况下，最佳量化层选取有两种办法：一种是令正确量化的概率大于某一个值；另一种是使量化误差的方差等于噪声方差。

针对输出图像是专供人观察评价的应用，研究出一些按人的视觉特性进行非均匀量化方式，如图像灰度变化缓慢部分细量化，而图像灰度变化快的细节部分粗量化，这是由于视觉掩盖效应被发现而产生的。再如按人的视觉灵敏度特性进行对数形式量化分层等。这些图像本身特性不同和应用目的而异的非均匀量化方式还在不断出现。

1. 典型量化过程

图1.6所示为一个典型量化过程，当图像信号样本幅度与一组判决层比较时，若样本幅度落在两个判决层之间，则该样本便被量化为在这两个判决层之间的量化层上，而每一个量化层都赋于一个数字化码。图中以6比特量化为例，假定输入某一个图像样本幅度为31.4，量化输出如用二进制等长自然码表示则为011111。

2. 最佳量化

从图1.6中可见，当量化器输入图像样本幅度在任意两个判决层Z_k和Z_k+1之间任何位置时，其量化器输出都是q_k，这就必然引起量化器输出和输入之间的误差，也就构成了量化误差。使量化误差最小的量化方法称为最佳量化，误差的测度有绝对误差、均方误差等数种，选用均方误差测度来讨论最佳量化，这是由于这种误差测度易于分析处理，而且与主观评价标准最为接近。

设Z和q分别代表输入图像样本幅度和该幅度的量化值。

$p(Z)$为图像样本幅度概率密度函数：

Z的取值范围限定在$H_1 \sim H_2$之间；量化总层数为K，δ^2表示量化器输出、输入之间的均方误差。

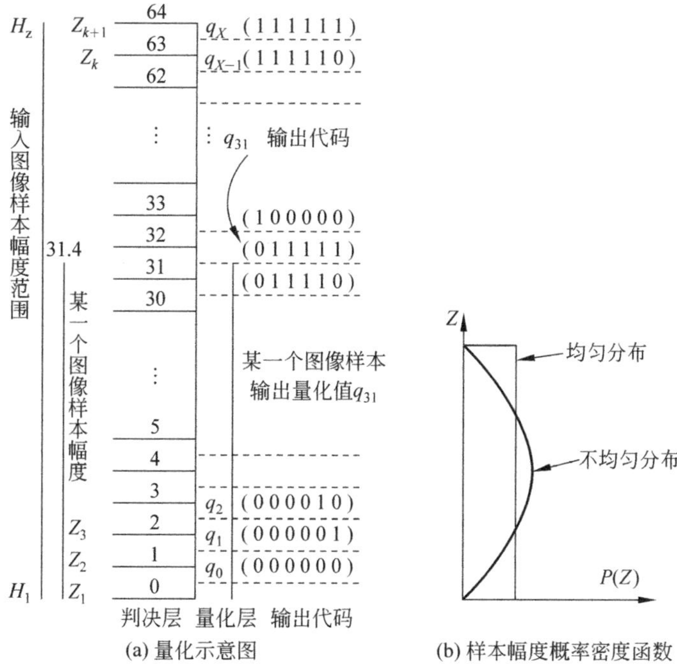

(a) 量化示意图　　(b) 样本幅度概率密度函数

图 1.6　典型量化过程

根据均方误差定义可以获得式(1-5)：

$$\delta^2 = \sum_{k}^{K}\int_{Z_k}^{Z_{k+1}} (z - q_k)^2 p(Z)\mathrm{d}Z \tag{1-5}$$

当量化层数 K 很大时，每一个判决层内的概率密度 $p(Z)$可以近似认为是均匀分布，即 $p(Z)$为一个常数，因此

$$\begin{aligned}\delta^2 &= \sum_{k}^{K} p(Z)\int_{Z_k}^{Z_{k+1}} (z - q_k)^2 \mathrm{d}Z \\ &= \frac{1}{3}\sum_{k=1}^{K} p(Z)\left[(Z_{k+1} - q_k)^2 - (Z_k - q_k)^3\right]\end{aligned} \tag{1-6}$$

将式(1-6)分别对 Z_k 和 q_k 求导，并令其为零解得：

$$Z_k = \frac{1}{2}(q_{k-1} + q_k) \quad k = 2,3,\cdots,K \tag{1-7}$$

$$q_k = \frac{\int_{Z_k}^{Z_{k+1}} Zp(Z)\mathrm{d}Z}{\int_{Z_k}^{Z_{k+1}} p(Z)\mathrm{d}Z} \quad k = 1,2,\cdots,K \tag{1-8}$$

由式(1-7)和式(1-8)可见，对最佳量化来讲，判决层 Z_k 是位于相应的两个量化层 q_{k+1} 和 q_k 的中点，而量化层 q_k 是位于判决层 Z_k 和 Z_{k+1}之间的那部分 $p(Z)$的形心。如果 $p(Z)$ 在整个图像幅度范围 H_1 和 H_2 内是均匀分布，即 $p(Z)$为某个常数，则式(1-8)变为

$$q_k = \frac{1}{2}(Z_k + Z_{k+1}) \quad k = 1,2,\cdots,K \tag{1-9}$$

不难看出同时满足式(1-7)和式(1-9)，就是均匀量化为最佳。这种情况下的量化误差为$\frac{1}{12}K^2$。

一般情况下 $p(Z)$并不是均匀分布，可以由直方图近似求得。这时解式(1-7)和式(1-8)就要采用反复迭代方法进行。Max 提出一种方法。式(1-7)和式(1-8)中的 Z_1 和 Z_{k+1}是已知的，计算时先假设一个 q_1，然后计算 Z_2，再接着计算 q_2、Z_3、…、Z_k、q_k，最后检验 q_k 是否是 Z_k 和 Z_{k+1}之间 $p(Z)$的形心。如果不是，调整 q_1，重复上述计算，直到 q_k 接近于 Z_k 和 Z_{k+1}之间 $p(Z)$的形心为止。这样一种迭代过程是比较麻烦的。Max 已针对不同分布的 $p(Z)$，算出了最佳量化和判决层位置。

对非均匀分布概率密度函数 $p(Z)$的另一种量化方法是压扩量化。压扩量化方法即先将图像信号样本进行非线性变换，使其 $p(Z)$变为均匀分布，再采用均匀量化方法量化，然后再进行对应的非线性反变换，其框图如图 1.7 所示。

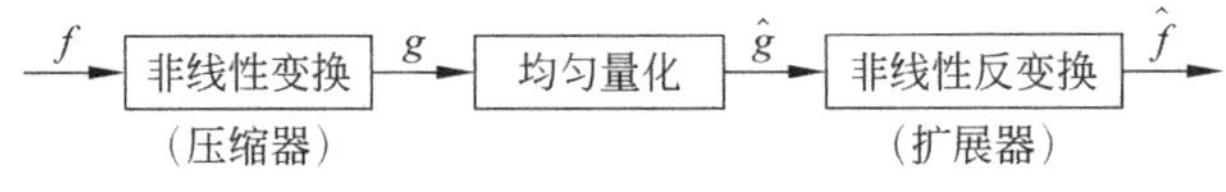

图 1.7　压扩量化

1.3　数字图像处理的主要研究内容及应用

数字图像处理的研究内容概括起来主要有以下几方面。

1.3.1　数字图像处理的主要研究内容

1. 图像获取、表示和表现

图像获取、表示和表现主要是指把模拟图像信号转化成计算机所能接受的数字形式，以及把数字图像显示和表现出来。这一过程主要包括摄取图像、光电转换及数字化等几个步骤。另外，所使用的光学成像系统会带来一些几何畸变和模糊，如物体和成像系统之间的相对运动会引起图像模糊。图像获取过程所带来的图像退化(degradation)是否关系重大取决于特定的应用。在许多情况下不需要任何处理，但是如果需要的话就要使用图像增强和图像复原。这两种用于图像质量改善的方法是有区别的，选用何种方法取决于有关退化具体形式的信息有多少。如果对产生退化的原因知之甚少或一无所知，则选用图像增强技术；如果有关退化的原因知之甚详，则可选用专门的图像复原方法。

2. 图像增强——主观校正

图像增强是对图像质量在一般意义上的改善。如果无法知道有关图像退化的有用和定量的信息，则使用图像增强技术可较为主观地改善图像的质量。所以，图像增强技术是用于改善图像质量所采用的一种较为通用的方法。例如，一些技术用于减少图像可能存在的模糊。所谓通用(非专用)是指对于不管何种原因产生的模糊这种技术都可减少之。例如，在物理本质上，运动模糊和聚焦不好产生的模糊是不同的，但相同的增强技术可能会改善任何一种模糊图像的质量。正因为增强技术并非针对某种退化所采取的方法，因此很难预测哪种特定的技术对给定的应用图像是最好的。选择合适方法的唯一途径是通过实验和分析误差。

增强技术也经常用于改善图像中某种特征的可探测性，从而使人(或计算机)能够更容易地识别。例如，减少图像模糊会使观察某种感兴趣的特征变得容易些。有时可能需要彻底改变图像的视觉效果，以便突出重要特征的可观察性。在这种情况下，可以把增强理解为增强感兴趣特征的可识别性而非改善视感质量。但在某些应用中，这种区别并不重要。例如，目前电视节目制作中，在片头或片尾处或广告中所用的图像颜色变换、台阶化、二值化和轮廓效果，就是一反以往图像质量的逼真性要求，以得到一种特殊的艺术效果，增强动感和力度。

3. 图像复原——客观校正

当已知图像中各种退化原因的有关信息已知时，复原技术可用作图像校正。关键的一步是对每种退化要具备一个合理的退化模型。例如，对聚焦不良的成像系统的物理特性就比较了解，而且对用于获取图像的特定光学系统的直接测量也是可能的。退化模型和特定的数据一起描述了图像的退化，因此，复原技术是基于模型和数据的图像恢复，其目的是消除退化的所有影响，从而产生一个等价于理想成像系统所获得的图像。当然不能希望复原是完全的，但是一般来说其结果要优于用增强技术获得的结果，这也正是因为复原技术的针对性强。

4. 图像分割

图像通常包括多个物体的(投影)结果。例如，一幅医学图像中显示出各种器官和组织，其中一些是正常的，另一些则可能是病变的。图像处理为达到解决实际问题的目的，几乎都必须将图像分成区域，每个区域代表被成像的一个物体(部分)。例如，医生可能只对图像中某个器官感兴趣，因而希望把它孤立出来单独分析。把图像分成区域的过程即图像分割。

图像分割是一种重要的图像技术，在理论研究和实际应用中都得到了人们的广泛重视。图像分割的方法和种类有很多，有些分割运算可直接应用于任何图像，而另一些只能适用于特殊类别的图像。有些算法需要先对图像进行粗分割，因为它们需要从图像中提取出来的信息。到目前为止，没有唯一的标准的分割方法。许多不同种类的图像或景物都可作为待分割的图像数据，不同类型的图像，已经有相对应的分割方法对其分割，同时，某些分割方法也只是适合于某些特殊类型的图像分割。分割结果的好坏需要根据具体的场合及要求衡量。图像分割是从图像处理到图像分析的关键步骤，可以说，图像分割结果的好坏直接影响对图像的理解。

5. 图像分析

图像分析是对给定的或已分割图像区域的属性及各区域之间的关系用更为简单明确的数值、符号或图形表征。按一定的概念和公式从原图像中产生的这些数值、符号或图形成为图像特征，它们反映原图像的重要信息和主要特征，有利于人对原图像的分析和理解。在工业检测中，图像系统检查某一特定工作出现的图像区域，然后分析检测其存在性，如果所有的工件都在正确的位置，则系统认为装配正确。有的应用中不仅要检测出物体的存在，还要度量它们。在医学图像处理中经常需要测量物体的尺寸。例如，为了检查某一治疗方案对肿瘤是否有效，需要定期检查肿瘤的大小，那么图像系统就可以做这种事：定期拍照并分析肿瘤大小。对病人和医生来说，重要的不是这些照片本身，而是随时间变化肿瘤大小的变化。图像是获得这个信息的一种手段。

6. 图像压缩编码

图像压缩编码是数据压缩技术在数字图像上的应用，目的是减少图像数据中的冗余信息从而用更加高效的格式存储和传输数据。在图像传输的应用中有广播电视；通过卫星、航天飞机、雷达或声纳得到的遥感图像；电视会议、计算机通信和传真等。图像存储中的应用有教育文档、商业文档、医学图像、多媒体系统。在这些应用中，图像的数据量是非常大的，如电视图像产生的数据率超过每秒 10MB，有些应用的图像数据量更大。尽管现在有了容量很大的存储器，但如果数据不压缩，则在存储和传输中就需要占很大的容量/频带，会大大增加成本，因此在实际应用中图像压缩是必需的。

图像压缩可以是有损数据压缩，也可以是无损数据压缩。对于如绘制的技术图、图表等优先使用无损压缩，因为有损压缩方法，尤其是在低的位速条件下将会带来压缩失真，如医疗图像或者用于存档的扫描图像等这些有价值的内容的压缩也尽量选择无损压缩方法。有损方法非常适合于自然的图像。例如，一些应用中图像的微小损失是可以接受的(有时是无法感知的)，这样就可以大幅度地减小位速。

当前图像压缩的一些方法在图像分析和图像加密也有越来越多的应用。

1.3.2 数字图像处理的应用

近几年来随着计算机和各个领域研究的迅速发展，计算机可视化、多媒体技术等的研究和应用，数字图像处理从一个专门领域的学科变成了一种新型的科学研究和人-机界面的工具。

概括起来，数字图像处理主要应用于以下领域。

1. 宇宙探测

由于太空技术的发展，需要用数字图像处理技术处理大量的星体照片。

2. 遥感

遥感分为航空遥感和卫星遥感，这些图像需要用数字技术加工处理并提取有用的信息，可用于地形地质、矿藏、森林、水利、海洋、农业等资源调查，自然灾害预测预报，环境污染监测，气象卫星云图处理，以及用于军事目的的地面目标识别。主要进行图像的分割、几何校正等。

3. 生物医学工程方面的应用

数字图像处理在生物医学工程中的应用开展较早，其中一类是已有专用软、硬件的显微光学图像分析，如红白细胞和细菌、虫卵分类计数以及染色体分析等。另一方面，是对 X 射线图像的分析，其中最值得称赞的是 CT 技术，通过 CT，可以获取人体剖面图，使得肌体病变特别是肿瘤诊断起了革命性的变化。后来又发展了 γ 射线、质子、正电子等射线的 CT，以及超声 CT，核磁共振 CT 的出现，使人体免受各种硬射线的伤害，并且图像更为清晰。在处理技术理一步改进的情况下，CT 的活动图像和立体图像也已成为可能。

(1) 一般 X 光透视图像增强。

(2) 细胞分析及识别，如癌细胞识别。

(3) 白血球分类。

(4) 红血球统计。

(5) X 光透视的远距电视观测及冻结。

(6) 超声图像的冻结及增强和伪彩色处理。

(7) 热像分析及医疗诊断。

(8) 人体计算机断层技术，即 CT，包括 H 照像机、NMR，以及超声 CT、核磁共振 CT 等。

(9) 染色体分析。

(10) 手术方案的计算机图像确定。

(11) 射线治疗最小损害方案的确定。

(12) 骨科康复分析。

(13) 微血管中血流分析。

(14) 其他，如带图像显示的专家看病系统，以及各种生物医学神经反应分析等。Internet 世界范围内的连通实现了凝难杂症的网上国际化会诊，必将推动医学图像处理技术的更进一步发展。

4. 工业生产

在工业生产领域的应用从 20 世纪 70 年代起就有了迅速的发展，主要有产品质量检测、生产过程的自动控制、CAD/CAM 等。在产品质量检测方面，如损伤、焊缝质量或表面缺陷的探测。又如金属材料的成分和结构分析，纺织品质量的检查，光测弹性力学中应力条纹的分析等。在电子工业中，可以用来检验印刷线路板的质量、监测零件部件的装配等。在工业自动控制中，主要使用机器视觉系统对生产过程进行监视和控制，如港口的监测调度、交通管理、流水生产线的自动控制等。在计算机辅助设计和辅助制造方面，已获得越来越广泛的应用，并和基于图形学模具、机械零件、服装、印刷花型 CAD 结合。目前，二维图纸的自动输入和理解，根据 3-D 实物建立 CAD 模型等越来越引起重视。

5. 军事

主要应用于军事目标的侦察、制导和警戒系统、自动武器的控制；公安部门的现场照片；

指纹、手迹、印章、人像等的进一步处理和辨识，以及大量的历史文字和图片档案的修复和管理。另外，还包括其他方面图像信息的显示、记录、处理和文字自动识别等。

6. 机器人视觉

这是目前还处于研究之中的课题。主要应用于执行军事侦察、危险环境下的自主机器人，完成装配线工件识别、定位、太空中的自动操作的机器人，用于邮政、家庭服务的智能机器人。图像预处理是高级视觉不可分割的一部分。

7. 视频和多媒体系统

如目前电视制作系统广泛使用的图像处理、变换、合成，多媒体系统中静止图像和动态图像的采集、压缩、处理、存储和传输等。

8. 科学可视化

图像处理和图形学紧密结合，形成了科学研究各个领域新型的研究工具。

9. 新闻图像的传输

传输系统由压缩/解压终端、通信终端、卫星信道以及相应的数据传输和通信服务软件组成。记者可将采访到的电视新闻录像素材经压缩终端实时压缩为符合 MPEG-2 标准传输流格式的文件，然后由系统的传输软件通过 VSAT 卫星信道传送到接收方，接收方收到的视频文件可由解压终端实时解压回放或转录在高质量的录像带上。我国第一套视频新闻采集传送系统(VNGTS97)已由新华社技术局音像中心与清华大学电子工程系合作共同开发成功。

10. 电视会议

电视会议(VTC)是通过音频、视频、文本和计算机进行通信。这种通信方式具有实时性和交互性。尤为重要的是可使双方或多方依据靠信息进行“面对面”的通信，使传统的通信方式产生新的飞跃。电视会议系统的一些国际标准已制定出来。国际电联(ITU)为在 ISDN 线路上应用压缩与解压缩(编码和译码)技术制定了 H.320。

11. 影像档案管理

由扫描仪完成图像的前端输入，进入计算机后进行压缩存档，图像后端输出由打印机完成。再配上相应的管理软件，即形成影像档案管理系统。目前中国农业银行总行及国家计划委员会已采用这种管理系统。

12. 图像监控

图像监控系统集无线电技术、数字图像压缩技术和调制解技术于一体，具有保密性强、实时显示跟踪等特点。该系统在安全、金融、化工、航空、兵器等领域具有通用性，有着十分广阔的市场前景。

13. 点播电视

点播电视(VOD)不同于电视，电视要求观众与之同步，而观众与VOD的关系是主动。VOD的出现是科技发展的必然产物，今后人们与它的关系，就像现代人与电的关系一样，人们可通过VOD娱乐、购物、学习、做生意。电视实现了人们足不出户，可知天下事的梦想；而VOD更将展现这样一幅绝妙的图画：人们足不出户，可做天下事。VOD系统主要由信息制作和控制中心、传输网络、用户端三大块组成。信息制作和控制中心的主要设计是计算机、视频压缩机和信息库；传输网络是传输VOD的通道，传输介质一般是HFC，即电缆、光纤混合网；用户端最为简单，仅由电视机和顶端盒组成。VOD系统的基本原理是将视频信息进行编码，编码后的信息存储在视频服务器的磁盘阵列或磁带库中。当用户利用顶端盒的遥控器选择所需功能时，则相应的信息包通过网络传到顶端盒，利用其解压模块进行还原，用户就可以在电视屏幕上看到所需视频节目。

14. 数字相机

数码相机与传统相机不同，当拍摄相片时，影像以数字形式记录并处理，以利于计算机使用。

1.4　数字图像处理系统的基本组成

一般的数字图像处理系统以主计算机和阵列处理机为中心，配以图像输入输出设备以及人-机交互控制设备，再加上主机的通用外部设备等组成，如图1.8所示。早期的数字图像处理系统为了提高处理速度、增加容量都采用大型机。随着计算机性能的不断提高，以小型机为主的微型图像处理系统得到迅速发展。

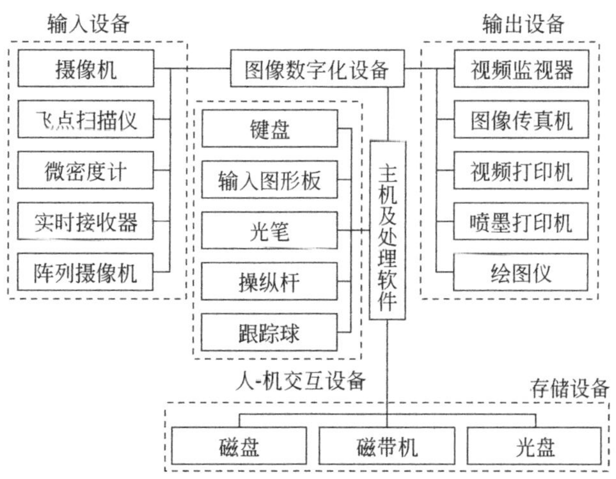

图1.8　数字图像处理系统构成框图

现在的图像处理系统向两个方向发展：一个方向是微型图像处理系统，其主机为 PC，配以图像卡及显示设备就构成了最基本的微型图像处理系统。微型数字图像处理系统一般包括图像数字化设备、图像处理计算机和输出设备组成。如图 1.9 所示为微型图像处理系统的组成。由于成本低、应用灵活，特别是微型计算机的性能逐年提高，使得微型图像处理系统的性能也不断升级，加之软件配置丰富，使微型数字图像处理系统更具实用意义。图像处理系统的另一方向就是向大型机方向发展，主要解决大数据量与处理能力之间的矛盾。

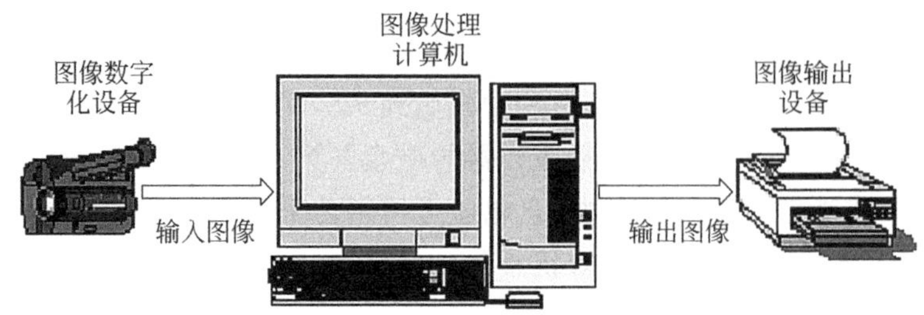

图 1.9 图像处理系统示意图

1. 图像输入设备

1）电视摄像机

电视摄像机（Video Camera）是目前使用最广泛的图像获取设备。电视摄像机的核心部件是固态阵光电转换装置。目前大多数感光单元多为电荷耦合器件 CCD（Charge Coupled Device），CCD 可以将照射在其上的光信号转换为对应的电信号。该设备小巧、速度快、成本低、灵敏度高，多作为实时图像输入设备应用。但灰度层次较差、非线性失真较大、有黑斑效应，在使用中需要校正。

2）扫描仪

扫描仪（Scanner）是将各种形式的图像信息（如图片、照片、胶片及文稿资料等）输入计算机的重要工具，特点是精度和分辨率高。目前，1200DPI（Dot Per Inch）以上精度的扫描仪很常见。由于扫描仪良好的精度和低廉的价格，已成为当今应用最为广泛的图像数字化设备。但用扫描仪获取图像信息速度较慢，不能实现实时输入。

3）数码照相机

数码照相机（Digital Camera）也称为数字相机，是一种能够进行景物拍摄，并以数字格式存放拍摄图像的特殊照相机。它的核心部件是 CCD 图像传感器，主流机型分辨率已在 1000 万像素以上。数码照相机的感光器件也是 CCD 阵列。CCD 可以对亮度进行分级，但并不能识别颜色。为此，数码照相机用红、绿和蓝 3 个彩色滤镜，当光线从红、绿、蓝滤镜中穿过时，就可以得到每种色光的反应值，再通过软件对得到的数据进行处理，从而确定每一个像素点的颜色。CCD 生成的数字图像被传送到照相机的一块内部芯片上。该芯片负责把图像转换成相机内部的存储格式（通常为 JPEG 格式）。最后，把生成的图像保存在存储卡中。

数码照相机可通过 USB 接口与计算机相连，将拍摄的图像下载到计算机中，以便处理或插到文档、Web 页面中，或用彩色打印机输出。

4）微密度计

微密度计有平台式和转鼓式两种。景物图像的负片或照片装在一个平台或卷在一个转鼓上。光束被聚焦到图像上，平台(连同图像)移动，或转鼓(连同图像)相对于光束旋转来实现扫描。光束通过负片或从照片上反射后聚焦到光电探测器上，图像上任一点的亮度等级被光电探测器记录下来，转换成与亮度等级成比例的电信号。电信号是图像上点的空间位置的函数，再经 A/D 转换，形成一组数字图像数据输入计算机处理。图 1.10 为微密度扫描工作基本原理示意图。

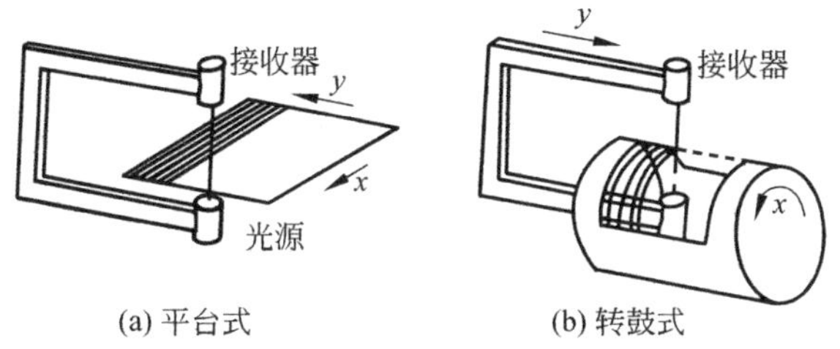

图 1.10　微密度计扫描工作原理

显微光密度计是一种机械扫描装置，它的扫描速度一般比较低。作为一种精密光学机械，显微光密度计可以有很高的精度和分辨率，特别是大尺寸高分辨率图像(如卫星图片)的输入能力是其他图像输入设备所达不到的。

5）飞点扫描器

飞点扫描器的原理如图 1.11 所示。它实际上就是一个阴极射线管，其热阴极发射的电子，在电场的作用下，聚焦并轰击荧光屏发光，构成亮的光点；在磁偏转电路的作用下，光点可以作两个方向上的偏转。此光点就作为光源，照射并扫描图像，这里图像是静止图像上每一点的反射光强度经光敏元件转换成的电信号。再经 A/D 转换成数字信号，送入计算机处理。在扫描同一幅图像时，要求飞点扫描器的光点亮度均匀一致。为此，采用了亮度补偿电路，根据亮度变化的程度，控制飞点扫描管，使其输出光点亮度不变。

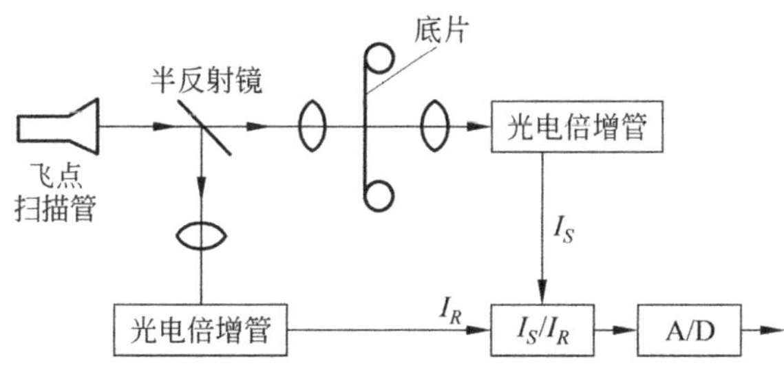

图 1.11　飞点扫描器原理图

飞点扫描器的优点是扫描速度可以很高，扫描方式灵活，当一幅图像需要跟踪某些目标的轮廓时，可以透过偏转电路方便地控制电子扫描。但飞点扫描器在稳定性和重复性方面不及微密度计。

飞点扫描器在速度和精度上都是属于中档的设备，但价格并不低廉，因此有逐步被高精密度的电视摄像系统取代的趋势。

2. 图像采集处理卡

通常图像输入卡安装在计算机主板扩展槽中，主要包括图像存储器单元、显示查找表(LUT)单元、CCD摄像头接口(A/D)、监视器接口(D/A)和PC总线接口单元。工作过程如下：摄像头实时或准实时采集图像数据，经A/D变换后将图像存放在图像存储单元的一个或3个通道中，D/A变换电路自动将图像显示在监视器上。通过主机发出指令，将某一帧图像静止在存储通道中，即采集或捕获一帧图像，然后可对图像进行处理或存盘。高档卡还包括卷积滤波、FFT(快速傅里叶变换)等图像处理专用的快速部件。现在有的图像采集卡将图像和图形功能合为一体，如北京大恒图像视觉有限公司开发的VIDEO-PCI-C真彩色图像采集卡。该卡基于PCI总线设计，它将图像和VGA的图形功能合为一体，可在计算机屏幕上实时显示彩色活动图像，其分辨率为768×576。

图像处理板(卡)或帧捕捉板(器)等，分为单色、伪彩色和真彩色型等几种，还有图形处理板或图形控制卡，以及图像图形加速板。

1) 伪彩色实时图像处理板

一般高速彩色实时图像处理板和IBM-PC总线兼容，直接装配在IBM-PC及其兼容机的总线上，此板能高速从摄像机采集数据，并映射于IBM-PC微型计算机的内存空间，而同时把存储的图像在一个外部监视器上显示出来。图1.12表示了伪彩色实时图像处理器系统方框图。

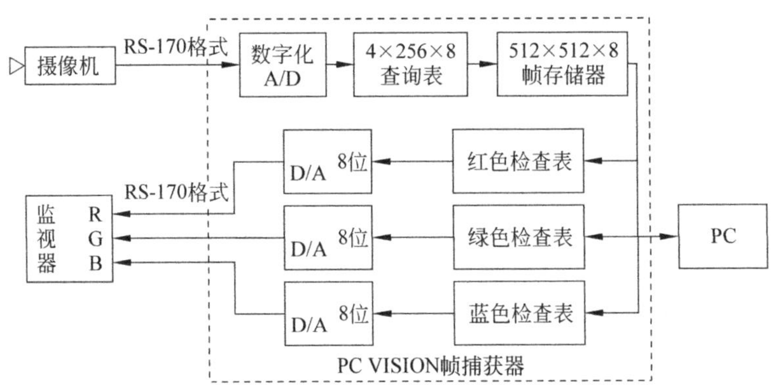

图1.12 伪彩色实时图像处理器系统框图(虚线内)

2) 真彩色图像处理板

如图1.13所示，其主要功能如下。

(1) 输入：彩色复合视频信号，RGB视频信号，分量Y/C。

(2) 输出：彩色复合视频信号，RGB视频信号，分量Y/C。

(3) 先进的两级锁相技术，保证家用录像机输入时稳定工作。

(4) VGA图形和视频图像叠加，单屏显示。

(5) 既可隔行扫描输出，也可逐行扫描输出。

(6) 色键抠像，活动的前景图像与背景图像软叠加。

(7) 典型的图像采集分辨率有768×576×16、720×576×16、512×576×32、512×

512×32、768×512×16、512×576×16 等。

(8) 图像显示分辨率可以满足要求。

(9) 独立的多窗口操作：采集窗口、存储窗口、显示窗口。

(10) 输入图像缩小：任意的缩小比例，X、Y 方向独立。

(11) 图像放大：X、Y 方向独立。

(12) 图像漫游：X、Y 方向独立。

(13) 马赛克：X、Y 方向独立。

(14) 数字式淡入淡出，8 位精度。

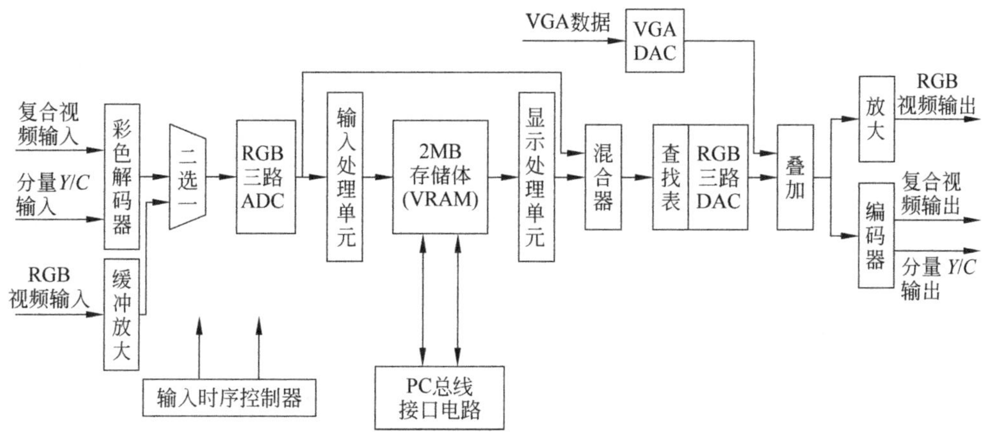

图 1.13 彩色图像卡原理框图

3. 图像处理计算机及软件

图像处理的主要特点是数据量大、运算时间长，因而对系统硬件配置要求较高。目前，在 PC 上配置奔腾 P4 2.4GHz 以上 CPU、512 MB 内存、80GB 以上硬盘的计算机已属常见，计算速度大幅度提高，可与几年前的大型机媲美。为了加快图像的显示和处理速度，用于图像处理的 PC 配置应尽可能高一些。当然，有条件时最好采用图形工作站进行图像处理。处理软件要具有图像采集、图像数据存储、图像处理、显示打印等功能，对于要求模式识别的情况下，还要有图像分析、识别等功能。

4. 数字图像输出设备

图像图形输出设备种类很多，常用的图像输出设备一般分为两类：一类是将处理识别的图像结果输出供操作人员观看，这通常称为软复制输出（显示器），如图像显示等；另一类是将输出图像记录下来长久保存，这通常称为硬复制输出（记录器），如打印机、飞点扫描器(FFS)、光电滚筒扫描器（扫描鼓）、激光扫描器等。

1) 数字图像输出的一般过程

经计算机处理的数字图像信息，除送往磁带、磁盘存储或用其他的数字方式输出外，大部分仍需还原成模拟图像，进行图像显示或打印输出。典型的显示图像的过程如图 1.14 所示。由于屏幕上每点图像信息保持极短的时间，因此，必须重复地向显示器输送图像信息，以获得稳定的清晰图像。这就要求计算机输出的数字信息经输出接口先送到重复显示存储器(即显示缓存器)暂存起来，然后通过 D/A 变换器转换为模拟电信号，送往显示器显示。

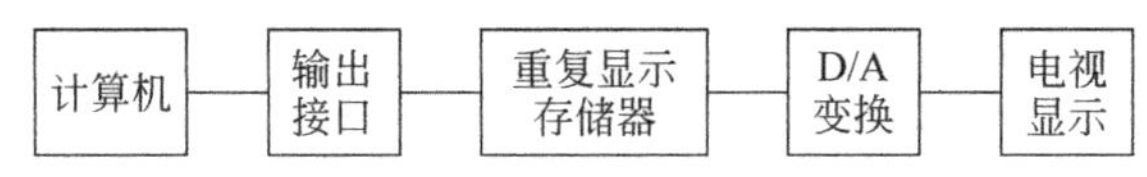

图 1.14 图像显示过程

实际上可将图像输出过程看为是输入的逆过程，因为一些图像输入设备略作修改就可作为输出设备用，如 FFS，只要将 A/D 变换电路改为 D/A 电路来代替，并且用 D/A 变换后的模拟输出电压去控制飞点控制管的光电强度，经光学系统将光点投射到感光胶片上，就可得输出图像。

如 SC-4020 就是这类图像输出装置。不过此类装置一般都比较复杂，体积也庞大。在光电滚筒扫描器作为图像输出设备时，也只要将 A/D 用 D/A 电路来代替，并把原来的光电倍增管改为辉光放电管即可。经 D/A 变换器输出的模拟电压信号控制辉光管的发光强度，此光照射到滚筒上的感光胶片上，经扫描就可得到图像信号。

利用感光材料作为记录媒体的输出设备，所得到的图像灰度级多，分辨率高。但设备比较复杂，比较费时。近年来已发展了许多干印技术(或称为静电印刷技术)，它不需要暗室，直接得到图像输出。

2) 显示卡

显示卡是记忆和保存图像的地方，通常存储的图像要随时显示在显示器上。PC 多采用 800×600 或 1024×768 个像素点。通常在图像处理装置中，灰度值红(R)、绿(G)、蓝(B)各占 8 位(bit)，共计 24 位，可以表示 1670 万种颜色，这种显示卡称为真彩色显示卡。

3) 图像存储装置

图像数据量庞大，早期其存储成为问题。到目前为止，除了大容量磁盘可供存储图像数据之外，CD、DVD 等光学存储装置以及 SAN、NAS 等网络存储系统，为存储海量图像数据提供了极好的支持。

4) 显示器

显示器显示画面是由显示卡来控制的。常见的显示器主要阴极射线管(CRT)显示器和液晶显示器(LCD)、等离子显示器等。

CRT 显示器的显示系统和电视机类似，主要部件是显像管 (电子枪)。在 CRT 彩色显示器中，通常是 3 个电子枪，有些 3 个电子枪在一起，也称为单枪。显示管的屏幕上涂有一层荧光粉，电子枪发射出的电子击打在屏幕上，使被击打位置的荧光粉发光，从而产生了图像，每一个发光点又由红、绿、蓝 3 个小的发光点组成，这个发光点也就是一个像素。由于电子束分为三条，它们分别射向屏幕上的这 3 种不同的发光小点，从而在屏幕上出现绚丽多彩的画面。CRT 显示器具有亮度高、色彩鲜艳且价格较低等优点，但体积大、质量大、功耗大且存在电磁辐射。

LCD 显示器是基于液晶电光效应的显示器件，具有体积小、质量小、电压低、功耗低、不闪烁、无辐射等优点。LCD 显示器的工作原理是利用液晶的物理特性：在通电时液晶有秩序排列，光线容易通过；不通电时，排列则变得混乱，阻止光线通过。LCD 显示器分为 TN 型（扭曲向列型）、TFT 型、PDLC 型（高分子散布型）3 种。

等离子 PDP 显示器是新一代等离子平面屏幕技术显示设备。这种显示器的屏幕视角大，图像清晰逼真，可满足高清晰度电视的要求；同时显示亮度高，在室外及普通居室光线下均可视，屏幕轻薄，厚度仅有厘米级，便于安装。彩色 PDP 可显示图像灰度超过 256 级，彩色可以显示 16 位或 24 位真彩色图像。

5）打印机输出图像

采用打印机输出图像是一种最简单方便的输出图像的方法，使用十分方便。打印机作为各种计算机的最主要输出设备之一，随着计算机技术的发展和日趋完美的用户需求而得到较大的发展。尤其是近年来，打印机技术取得了较大的进展，各种新型实用的打印机应运而生，一改以往针式打印机一统天下的局面。目前，在打印机领域形成了针式打印机、喷墨打印机、激光打印机三足鼎立的主流产品，各自发挥其优点，满足各种用户不同的需求。

（1）针式打印机。

针式打印机是利用直径 0.2～0.3mm 的打印针通过打印头中的电磁铁吸合或释放来驱动打印针向前击打色带，将墨点印在打印纸上而完成打印动作的，通过对色点排列形式的组合控制，实现对规定字符、汉字和图形的打印。所以，点阵针式打印机实际上是一个机电一体化系统。它由两大部分组成：机械部分和电气控制部分。机械部分主要完成打印头横向左右移动、打印纸纵向移动以及打印色带循环移动等任务。电气控制部分主要完成从计算机接收传送来的打印数据和控制信息，将计算机传送来的 ASCII 码形式的数据转换成打印数据，控制打印针动作，并按照打印格式的要求控制字车步进电机和输纸步进电机动作，对打印机的工作状态进行实时检测等。

针式打印机结构简单、技术成熟、性能价格比好、使用成本低，但存在噪声较高、分辨率较低、打印针易损坏和打印速度慢等缺点。

（2）喷墨打印机（墨水喷射系统）。

近几年来，采用喷墨方式的打印机作为输出设备已开始引起人们的重视。它主要用于记录文字，也可描绘图像。喷墨打印机的喷墨方式主要有压力脉冲式、静电吸引式和压力喷射式。

压力脉冲式的原理是加信号于压电元件而得到机械脉冲，产生积存于墨水中的压力波，而使墨水从喷嘴中喷出。此方式不需墨水泵和偏转机构，结构轻巧。对 7×5 矩阵组成的字符，每秒可印刷 1000 个字符，描绘图像画面的分辨率可达 6 线/mm。

静电吸引式的原理是加电压使墨水位于强电场中，然后将带电的墨水吸引出来而形成墨滴。它的原理与静电偏转型阴极射线管控制电子束运动方向的原理相似，通过控制 X、Y 方向偏转电极而使带电墨滴产生偏转，从而描绘出文字或图形。

压力喷射式是连续喷出墨滴。当所控制的墨滴的电荷量超过某一值时，液滴就分裂成更小的液滴群，用此发射的一部分墨滴群就可以记录文字或图像，如采用多值控制（荷电控制型），使每个墨滴各自带有不同信息的电荷量，就可进行高速印刷。

（3）激光打印机。

激光打印机是由激光器、声光调制器、高频驱动、扫描器、同步器及光偏转器等组成，其作用是把接口电路送来的二进制点阵信息调制在激光束上，之后扫描到感光体上。感光体与照相机构组成电子照相转印系统，把射到感光鼓上的图文映像转印到打印纸上，其原理与复印机相同。激光打印机是将激光扫描技术和电子显像技术相结合的非击打输出设备。它的机型不同，打印功能也有区别，但工作原理基本相同，都要经过充电、曝光、显影、转印、消电、清洁、定影7道工序，其中有5道工序是围绕感光鼓进行的。当把要打印的文本或图像输入到计算机中，通过计算机软件对其进行预处理。然后由打印机驱动程序转换成打印机可以识别的打印命令(打印机语言)送到高频驱动电路，以控制激光发射器的开与关，形成点阵激光束，再经扫描转镜对电子显像系统中的感光鼓进行轴向扫描曝光，纵向扫描由感光鼓的自身旋转实现。

激光打印机具有打印效果好(几乎达到了印刷的水平，这也是它最大的优点)、打印速度快、打印声音小等优点，但在使用中也存在价格及耗材贵、对纸张的要求高等缺点。

1.5 医学数字图像处理系统的构成

1.5.1 医学图像的概念及特点

医学图像处理是数字图像处理技术在医学领域中的应用，即医学图像处理以数字图像处理作为基础。由于医学图像是一个新的研究领域，它自身的特点决定人们不能应用传统的基于光强度的光学图像的研究方法来处理。因此，必须提出新的有针对性的理论和方法来进行研究。另外，医学图像的处理还需要多领域的知识，所以该学科的研究需要结合医学专家的指导，从这个意义上讲，该学科的研究涉及人-机结合的问题，如何使得医学领域的专家与计算机有机地结合起来也是该领域具有特色的问题。但是当今的医学图像处理所涉及的专业基础理论已远远超出了传统的数字图像处理的范围了，例如，有关计算机图形学、模式识别、图像重建、计算机视觉等都在医学图像处理中得到应用。此外，医学成像技术亦涉及愈来愈多的学科原理。

1. 医学图像

医生在对病人进行诊断和治疗的过程中，第一步要做的是取得足够的有关病人状态的信息。测量体温、血压、脉搏、心率、心电图、验血、验尿等都是从病人身上取得信息的手段。从信息量的角度来看，图像所包含的信息要比几个数据或几条曲线含有的信息多得多。以一帧人像照片为例，对于熟识的人只要一看就知道是谁，但如果试图用文字来描述的话，即使篇幅很多，也难以使熟识的人知道所描述的是谁(除非被描述的人有很明显的特征)。俗话说：“千字不如一画”，正是反映了图像所含有的信息往往要比文字描述丰富得多这样的事实。

在医学上自古以来医生就用观察病人外部所表现的形态、颜色等来获得有关病人机体的信息，如中医的舌像等，但是由于技术以及人眼生理功能的限制，以往医学图像在医生的诊断过程中只有有限的应用。

显微镜的发明对医学的发展是一次重大的推动，因为它使人们以图像的形式观察到以前肉眼所不能看到的微观世界。1858 年 Virchow 发表的《细胞病理学》把病因与组织及细胞的病变联系起来，使医学图像在医生的诊断中开始占重要地位。

1895 年伦琴发现 X 线，促使医学图像第二次得到重大发展。X 线在医学上的应用使得人们能观察到人体内部的结构，为医生确诊疾病的病因提供了重要的信息。

由于医学图像能提供大量用其他方法所不能提供的信息，所以医学成像技术的发展非常迅速，各种新技术几乎无一不在医学成像技术中得到应用。

目前的医学成像技术已经应用了计算机、红外、超声、同位素、光纤、电视、电子显微镜、核磁共振、激光等许多新技术。医学图像不再限于用肉眼观察，而是可以进行照相、拍摄电影或电视录像等，可以对动态过程进行记录和研究。建立医学图像库的问题亦已提到日程上来。

在显微图像方面由于发展了显微分光测定技术，波长范围也扩大了，使得有可能定量地观察细胞各部分的 DNA 和 RNA 的分布。

关于 X 线图像，一方面发展影像增强管、减少 X 线的剂量，降低了 X 线对病人和医生的有害影响，另一方面，为了克服一般 X 线透射摄影中器官组织重叠的影响，发展了断层摄影法，即将若干幅 X 线透射像叠加。由于只有所需断层是处在焦面上的，从而得到断层面清晰、断层面以外模糊的断层图像。1972 年人们又进一步研究了计算机断层成像技术，使断层图像的清晰度和分辨率有了很大的提高。

X 线图像不论是透射图像还是计算机断层图像，主要是观察形态学的特征。采用放射性同位素(RI)的 γ 线图像可以用来诊断脏器的机能。结合计算机断层成像技术，已研究出了具有良好的位置标定精度的正电子计算机断层成像(POT)装置。

X 线和放射性同位素都存在射线对人体健康有害的问题。在第二次世界大战时期发展起来的雷达和声纳的基础上，应用超声波脉冲反射原理发展了各种超声成像技术。以后又发展了超声多普勒成像技术和超声计算机断层成像技术等。

由以上的简要说明可以看到医学图像几乎全部是把肉眼不可见的信息变成可见信息，从而为临床诊断提供十分有价值的依据。

总结医学图像发展的历史，结合医学科学发展的要求，可以预期医学成像技术今后将沿着从可见光的到不可见的发展，从形态的到功能的，从静态的到动态的，从平面的到立体的，从局部的到整体的等几个方向发展。

2. 医学图像处理

医学图像处理是一个很复杂的过程。医学图像作为一种信息源，也和其他有关病人的信息一样，是医生做出判断时的依据。医生在判读医学图像时，要把图像与他的解剖学、生理学和病理学等知识做对照，还要根据他的经验来捕捉图像中的有重要意义的细节和特征，用工程上的语言来说，就是进行模式识别和特征抽取。所以，要从一幅或几幅医学图像中判断出是否有异常，或属于什么疾病，并不是一件容易的事，而是一种高级的脑力劳动。任意拿一张有异常的 CT 图像、X 线照片或超声图像来看，如果不是训练有素的医生，是难以发现图片上的异常的。

近十年来利用计算机的医学图像处理技术有了飞速的发展，这是由于社会的需要以及技术上的可能性两方面促成的。

首先,以往都是病人感到不适后再去找医生求诊,医生根据诊断的需要决定对病人是否要做图像的检查,所以图像的数量是不大的,而且大多数的图像呈现有异常的特征,因此医生必须对每一张图像都进行仔细的分析和反复的推敲;但是对许多疾病来说,等到病人感到不适时,病情往往已经发展到了晚期,有些治疗已经过晚,有些虽能治疗,但将给病人在经济上和肉体上都带来巨大的负担和痛苦。因此,现在世界各国都重视发展预防医学,对一些重点疾病进行普查。开展群众性的普查使需要处理的医学图像大量增加,而且异常图片的数量小于正常图片的数量,在这些异常图片中由于要发现的是初期的病理症状,因此要求鉴别的是更为细微的差异,另一方面,如前所述,判读医学图像要求有较高的专业素养,而这样的专业医务人员或技术人员是不可能在短期内增减出来的。因此,社会迫切要求发展自动化的医学图像处理系统,白血球自动分类和癌细胞识别就是两个突出的例子。

其次,由于人对图像的认识能力是有误的,对于变化迅速和变化缓慢的图像往往不能反映。同时人的记忆在容量和时间上都有限,而且不尽精确,所以,对于运动的脏器(如心脏)以及机能分析(如代谢过程)的图像处理,都只有在充分运用以计算技术为主要手段的各种现代技术的基础上才有可能。

再次,计算机断层成像技术的出现打开了一个全新的医学图像处理的领域,以往所不能直接观察到的人体内部情况现在通过计算机的处理变成可见了。

最后,现在有许多医学图像把成像和处理技术有机地结合起来了,不再是像光学摄影那样的模拟(并行)成像方式,而往往是以串行输出的方式给出图像信息,如从放射线探头、超声探头等得到的信号,这种信息特别适宜于进行数字处理。

由于集成电路工艺的迅速发展,近年来数字存储器及运算器件的成本每 5~6 年就下降到原来的 1/10。各种高速运算器件和装置的不断研制成功,使处理速度大为加快。例如,当初 160×160 像素的计算机断层图像的处理需要 4 分钟以上,现在 520×520 像素的 CT 图像只需要几秒钟就可以完成。因此,在本书中将只限于讨论更有发展前途和更有普遍意义的数字图像处理技术。

1.5.2 医学图像处理设备

医学图像处理系统所处理的信息量是十分庞大的,对处理速度和精度都有一定的要求,系统的应用范围也相当广泛。因此,目前的图像处理系统有各种各样的结构,其商品化产品的种类也较多。若按用途分类,可分为专用和通用两大类。专用系统是为专门用途设计的,它一般要求简单、迅速、准确、经济,因而其结构比通用系统要简单,处理目的和功能明确,规模也较小。例如,计算机 X 射线断层扫描系统(即 CT 系统),专门用于人体或脑部内部组织疾病诊断。通用系统处理功能较全,应用也较广泛。因此,其结构比较复杂,规模也较大,如美国匹兹堡大学的 PRL 系统、美国 STC/I2S101 遥感图像处理系统等都是一个以大型计算机系统为基础的、规模巨大、速度很高、结构复杂的图像处理系统。

但是,不论是专用或通用系统,结构复杂或简单,一般图像处理系统的工作过程都可用图 1.15 表示。

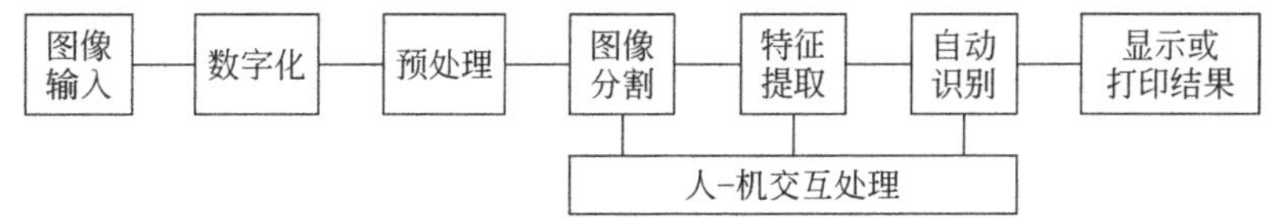

图 1.15 图像处理系统的工作过程

图像由输入设备转换为连续的模拟电信号输入系统，首先由 A/D 变换器转换为离散的数字信号，以便于数字计算机运算处理。由于实际景物转换为图像信息时，总会引入各种噪声或畸变失真，一般需要先进行图像预处理，其方法可采用先进图像增强或复原技术，使图像质量在一定程度上得到提高，有时还采用图像编码压缩技术大大地减少信息量，以达到减少对计算机存储容量和传输通道的要求。

如果为了自动识别图像中的某些内容，检测出某些特有的模式（如目标图形）以识别图像中感兴趣目标的性质，就需要用图像分割技术，将图像分割为一组较简单的部分，并抽取一些能表示目标特征的信息，用有意义的描绘形式将它们组织起来，使计算机能自动地识别或分类，这就是模式识别的基本内容。最后，计算机处理结果通过输出设备显示或打印。

如果图像处理只要求达到改善图片质量的目的，一般到预处理即可完成，这通常称为图像预处理系统。如果不仅要改善图片质量，而且要求自动识别，就需图 1.15 所示的全过程，这通常称为图像处理和识别系统。

组成一般图像处理和识别系统的基本框图如图 1.16 所示，图像处理系统一般由 3 个基本部分组成。

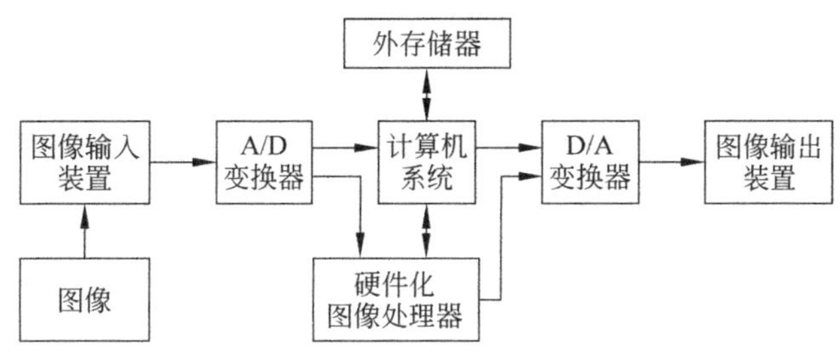

图 1.16 系统的基本组成

(1) 图像输入装置——将图像输入的模拟物理量（如光学、超声波、X 射线等信息）转变为数字化的电信号，以供计算机处理。

(2) 计算机系统——以软件方式完成对图像的各种处理和识别，是系统的核心部分。由于图像处理的信息量大，必须有外存储器（如磁盘、磁带机等）。

(3) 图像输出装置——将图像处理的中间结果或最后结果显示或打印记录。

在一些专用的图像处理系统中，常用一些硬件化的图像处理器（功能部件）来进行一些特定的处理，如进行一维或二维数字滤波、快速傅里叶变换（FFT）、微分边缘检测、统计判决分类等。它往往采用并行处理的结构来提高处理速度。当然这些硬件化的处理器的数据和流程还是由计算机进行管理。

上述图像处理系统都是以目前生产和使用的“序贯型”计算机结构为基础组成的，对于以二维序列数据为对象的数字图像处理并不太适合。特别是需要处理的图像尺寸较大、帧数较多或构成实时处理装置时，就需要采用并进行处理的计算机结构来代替目前应用的计算机。这已引起国内外学者的很大重视，已研制出阵列处理机、局部并行处理器和完全并行处理器等新型处理机。

1.6 医学数字图像的数据源

产生医学图像信号的设备，构成了医学图像的数据源，这些医学图像设备输出的信号常为模拟图像或数字图像信号，下面对常用的数据源进行介绍。

1.6.1 医学X线成像

X线图像可以说是当前临床应用最广泛的一种医学图像。如何从X线图像获得更多的信息，是提高诊断技术水平的一个重要方向。

X线图像建立在当X线透过人体时，各种脏器与组织对X线的不同吸收程度的基础上，因而在接收端将得到不同的射线强度。接收端射线强度的变化，如被记录在底片上，就变成灰度的变化；如通过影像增强管，则就变成了辉度的变化。

基于这个原理，所得的X线图像是把三维结构的人体在二维空间中投影成像的技术，是人体内各层结构重叠后的图像。因此，处理的基本目的是要在图片上把特定的脏器轮廓从周围的结构中分离出来。几十年来，X线技术的发展可以说大都是为了提高X线图像的分辨能力。例如，各种X线照片的处理技术（包括前处理、增强、分割、识别等）、X线断层摄影技术、X线CT技术、X线辐射剂量。

X线成像技术为以后的图像处理提供原始图像。原始图像的特性和好坏直接影响以后的处理。

1.6.2 显微医学成像

显微镜对于医学发展的影响可以说比X线的影响更大。1858年Virchow出版了《细胞病理学》一书，把病因与组织、细胞的病变联系了起来。在这以后的一百多年中，许多医学上的发展都是与显微镜分不开的。但是到目前为止，对从显微镜所观察到的图像几乎还完全依靠人的大脑进行处理。这是由于要从显微图像中获得有用的信息，需要进行复杂的识别、特征抽取、分类等处理，特别是正常与异常的分类是随许多因素而变的。这就使得对显微图像进行自动处理变得十分困难。尽管如此，由于对显微图像进行处理的需要量愈来愈大（见表1.1），要求愈来愈迫切（这是因为显微图像中具有大量十分重要的信息），以及熟练的技术人员的严重不足等，促使人们做出巨大的努力去研究显微图像的自动处理问题。随着计算机技术的发展和价格的下降，显微图像处理系统正在逐步走向实用化。

目前显微医学图像处理的应用领域主要有血球分类、细胞诊断、染色体核型分析、微循环参数检测、电子显微图像处理。后两项是近年来发展的新领域。

表 1.1　美国医院显微镜标本每年处理件数及费用(1970 年)

处理项目	标本数/百万件	费用/百万美元
血液	300	1500
细胞诊断	3	150
一般病理	1	100

1.6.3　核医学图像

将放射性同位素(RI)作为示踪物质,直接注入人体,并在体外用测定器对它的分布、聚焦、变化等进行测定记录,所得的图像即为核医学图像。核医学图像与其他用作诊断的医学图像相比,是有其特长的。首先,由于可以选择对特定脏器的生理作用有关的放射性药物,因而可对不同的脏器做图像观察和分析研究,即有选择性造影的能力;其次,由于放射性药物可以有不同的寿命,因而有可能对放射性物质在体内的活动进行长时间的观察,从而有可能测定体内各脏器的摄取、排泄、循环以及代谢等机能,即具有动态机能测定的能力,这些重大特长都是其他医学图像所不具有的。由于核医学图像具有的"选择性造影能力"和"动态机能测定能力",所以虽然它有一系列的缺点,但在临床诊断还是得到了广泛的应用。核医学图像存在的弱点与检查方法有关。首先,由于被检查人员和操作人员所受辐射量的原因,做检查时用的放射性同位素剂量是不大的,而 γ 线的放射是同位素衰变的一种随机现象,所以核医学图像中含有大的时间统计误差。为了使两个区域检查到的 γ 线数的变化不被统计涨落所淹没,同时又不增加同位素剂量,只好扩大每个区域的面积。这就导致核医学图像空间分辨率的降低。正是由于核医学图像的空间分辨率低、信噪比低以及对比度低这些特点,使得在利用核医学图像做诊断时,医生的主观介入较多,往往造成解释上的差异。因此,引入自动的图像处理技术和识别技术,对核医学图像来讲尤为重要。

1.6.4　体表医学图像

所谓体表图像也就是反映、表示人体体表状态的图像。人体体表状态带有各种有诊断价值的信息。望诊就是医生从病人体表状态取得信息的一种方法。不过,有的体表信息肉眼可见,有的不可见,有的又随时间而迅速变化等。总之,人体体表的信息往往要借助于仪器来进行测量,借助于计算机来进行分析,才能获得有助于诊断或其他目的的有用信息。目前与医学上有关的体表图像大致有表 1.2 所示的几种。

表 1.2　体表图像分类

<table>
<tr><td rowspan="5">体表参数</td><td>电位</td><td>心电、脑电、肌电</td></tr>
<tr><td>阻抗</td><td>血液、容积</td></tr>
<tr><td>磁场</td><td>心磁、肺磁</td></tr>
<tr><td>温度</td><td>红外热像、微波热像</td></tr>
<tr><td>压力</td><td>脉压、足压</td></tr>
<tr><td>躯体形状</td><td>莫尔条纹</td><td>立体检测</td></tr>
<tr><td>运动分析</td><td>步态分析</td><td>特定点跟踪</td></tr>
</table>

体表图像是目前在医学上应用得最多的一类，其中又以电位图像最为重要。

1.6.5 超声医学图像

利用超声波对病人进行检查和诊断，由于可以无损伤地获得体内深部脏器的形态和机能的信息，所以在临床医学和各个领域获得了愈来愈广泛的应用。与 X 线成像技术不同，超声诊断在观察软组织时可以不需做如注射造影剂之类的预处理，同时成像迅速，设备价格亦较便宜。

超声波检查提供的信息形式基本上是图像信息。方法可分为回波法和多普勒法两大类。

回波法是利用超声波在两种声阻抗不同的物质界面处的反射来检测脏器的构成及其运动的。在回波法中，所用的超声波频率是一个重要参数。在图 1.17 中表示了较高的超声波频率有较高的距离分辨率，距离分辨率是图像的重要指标之一，要提高距离分辨率就要用高的超声波频率。但频率增高，则超声波在体内的衰减率增大，结果可观察的深度减小，这是超声波应用中的一个限制。此外，对于有衰减强的空气层的场合，超声波的应用亦受到的限制。常用的超声波频率为 1～10MHz，相应的距离分辨率约为 0.3～3mm。

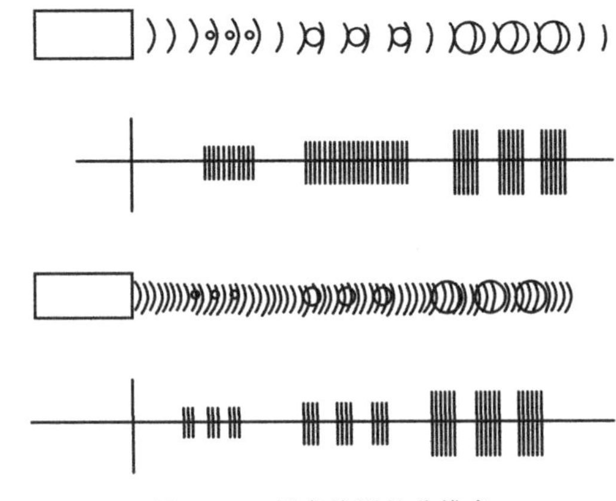

图 1.17　超声检测的分辨率

利用回波法成像可以有多种方法。A 型是显示一束超声波及其回波的距离和幅值(强度)，这种方式不利于做图像显示，把回波的强度用显示光点的辉度来表示，即成 B 型显示。B 型显示中每一射速超声波及其回波与图像中的一行相对应，所以特别有利于形成图像，不改变超声波束的方向，把各次超声发射的回波对时间展开构成图像，即成 M 型超声图像。M 型超声图像常用来观察脏器的运动。

改变超声波束的方向并记录其回波的 B 型显示，就构成了超声断层像。超声波束的方向和位置的改变可以用各种方法来实现，如可以用手动、机械扇扫、电子扇扫、电子线扫等各种方式。

多普勒法是利用运动物体反射的超声波多普勒效应来检测运动物体的速度及方向的。以前主要用于检测心脏瓣膜的开闭运动，最近主要用于检测血流速度。多普勒效应所产生的频移一般在音频范围，例如，在血液或软组织中以 2MHz 的超声波束测一个以 100mm/s

移动的表面量时,产生约 260Hz 的频移(在不需做角度修正的场合中)。不过,通常多普勒频移不是一个单一频率,因为超声波束同时从以不同速度移动的物体反射回来,所以得到的将是一个频谱。

目前用得最多的是显示多普勒频移的频谱图,有时还结合声音监视(以频移频率表示的血流声)。

1.6.6 医学断层图像

近年来在临床医学仪器中最具划时代意义的发明大概可算 X 线计算机辅助断层摄影装置(X 线 CT)了。X 线 CT 带来的影响非常广泛。X 线 CT 产生的初期是作为头部专用机使用的。由它所得到的图像,将过去的 X 线诊断装置完全不可能得到的头盖内部的构造真空地显现了出来。这使得 X 线 CT 成了放射神经学领域的最重要的图像装置,完全改变了诊断学的体系。现在,没有 X 线 CT 的放射神经学已不再为人所考虑,而且教科书也有完全重新改写的趋势。以 X 线 CT 的开发为先导,其他各种不同原理的 CT 正在被引入医疗领域。继 X 线 CT 之后,利用超声波、核磁共振(NMR)、放射线同位素(RI)、重粒子线、微波等的 CT 也已逐步地被开发研制出来,并开始进入医学临床应用。

人体内部的各种物理量的分布(如 X 线吸收系数的分布、放射性示踪核的分布、声速的分布等)可以提供对疾病的诊断极为有用的信息。但是,通常能够直接测量的量,是上述这些物理量沿某一路径的积分值。

以 X 线 CT 为例,它用很细的 X 线束检测人体的横断面。透过人体的 X 线束的强度是与沿射束的人体吸收系数的积分值的指数函数成反比的。所以,对透射 X 线的强度取对数,就可以求得吸收系数的线积分值,然后利用一定的算法重建图像。

1.6.7 磁共振成像

磁共振成像(magnetic resonance imaging)是利用核磁共振(nuclear magnetic resonance)这一物理现象,来获得人体内部组织的断面影像的成像技术。具有多模态成像、软组织成像清晰、可任意断面成像、对人体无电离辐射等优点,从而在医学成像领域中被广泛应用。近年来,随着功能磁共振成像、弥散张量成像等高级成像技术的出现,磁共振成像及其所得影像又被广泛地应用于医学图像处理与分析领域,以期更有效地用于获得人体内部信息。

磁共振成像的主要成像原理是利用人体组织中某种原子核(主要应用为氢核)的核磁共振现象,这是一种原子核与外部磁场之间的能量交换过程。将人体置于一个均匀的外加磁场中,同时施加一定频率的射频信号(射频电磁场),则在人体与外磁场中就会存在能量的交换,如果此时在人体外部放置一定方向的线圈,则线圈中会产生与所交换能量大小对应的电信号。将所得电信号经过处理并经计算机分析重建,即可得出人体某一层面的图像。

MRI 的空间分辨率一般为 0.5～1.7mm,虽不如 X-CT 高,但它的密度分辨率远远好于 X-CT,在图像上可显示软组织、脂肪、肌肉、肌腱、神经、韧带、血管等。磁共振影像同 CT 影像相同，也是断面成像技术，并可以根据需要获得矢状位、冠状位、横断位和斜位影像。磁共振影像主要反映人体内所含氢核的空间分布差异，也称为质子密度加权像(PDWI)。由于磁共振可以多模态成像，因此还可以获得反映不同能量交换过程参数的影像类型，如反映纵向驰豫时间的T1加权影像(T1WI)、反映横向驰豫时间的T2加权影像(T2WI)，如图1.18所示。此外，磁共振成像还可以通过选择不同的扫描序列，获得弥散影像、血管影像、功能影像等特殊成像类型。

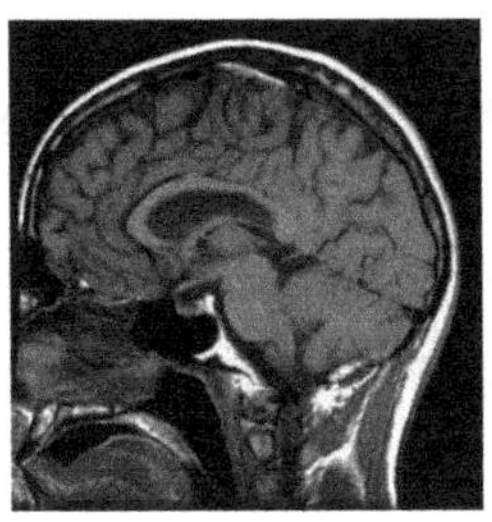
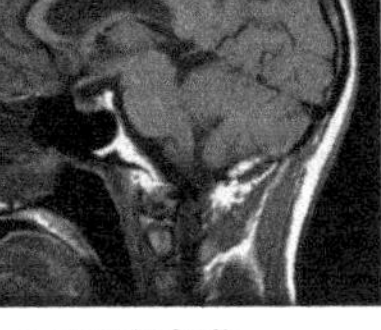

(a) T1加权像

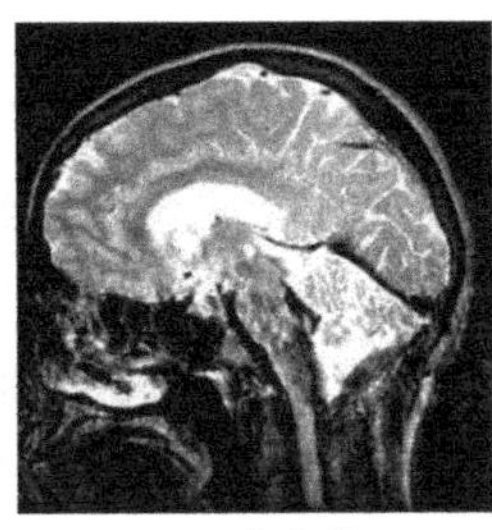

(b) T2加权像

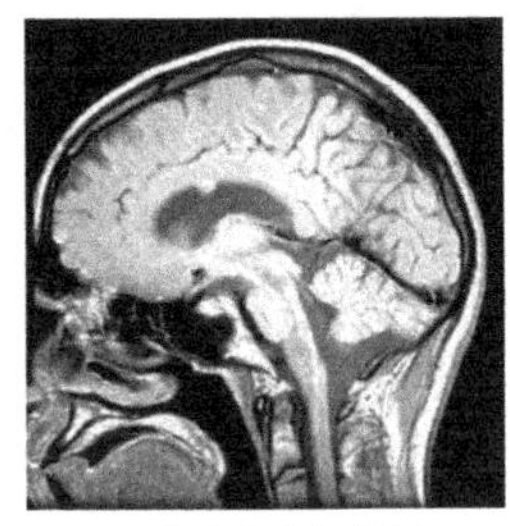

(c) 质子密度加权像

图 1.18　磁共振 T1 加权像、T2 加权像和质子密度加权像

1.6.8　PET 成像

正电子发射型计算机断层成像(PET)出现于20世纪70年代后期，David和Kuhl把放射性核素扫描与CT技术结合起来，研制出PET。PET也是断层成像系统，所以明显提高了核医学成像的定位能力，在动态功能检查或早期诊断方面有其独到之处。PET可以用人体代谢所必需的物质标记上短寿命的放射性核素(正电子放射性核素)制成显像剂，注入人体后进行扫描成像，特别适合作人体生理和功能方面的研究，尤其是对脑神经功能的研究；缺点是有辐射危险，且在其附近需要有生产半衰期较短的放射性核素的加速器和放射化学实验室，临床使用时须有多人为之服务等。

用于临床的正电子放射性核素有^{11}C、^{13}N、^{15}O、^{18}F等。这些放射性核素半衰期短，在生物体内积分剂量低，静态成像可以加大剂量，改善图像质量；动态检查可以重复观察，不需要等太长时间。PET利用这些正电子放射性核素在人体内放出的正电子与组织相互作用，发生正电子湮没，并由此产生两个能量相等(511keV)、方向相反的γ光子，用符合探测在相反方向同时探测这两个511keV的γ光子，并将探测到的光子进行符合探测计数，并经信号处理和数据重建后，进行体层显像。

PET成像时，放射源在被检人体内部，这就需要在人体外设置环状的检测器。湮没辐射发生时，只有探测器中两个互成180°的探头都探测到湮没辐射所产生的两个光子时，PET才认为在这两个探测器空间的直线上有释放正电子存在，探头后面的符合电路才有信号输出。PET的多个探头排布在探测器上，这样从人体脏器中发射出的任何方向的湮没辐射γ光子均可以被探测到，从获得的这些投影信息，可以重建体层影像。为了准确地确定放射性核素在人体内的分布，PET需要进行衰减校正，其原理和SPECT类似，但比SPECT的校正更精确。

PET系统所获影像分辨率较低，一般极限分辨率为2mm左右，其主要作用是显示人体器官的功能，因此成像质量低于CT和MR影像，如图1.19所示。PET成像可反映某一正常组织或病灶的放射性分布(形态显示)、放射性标记药物浓集速率、局部葡萄糖氨基酸和的核素脂肪代谢、血流灌注、受体的亲和常数、氧利用率以及其他许多活体生理参数等。

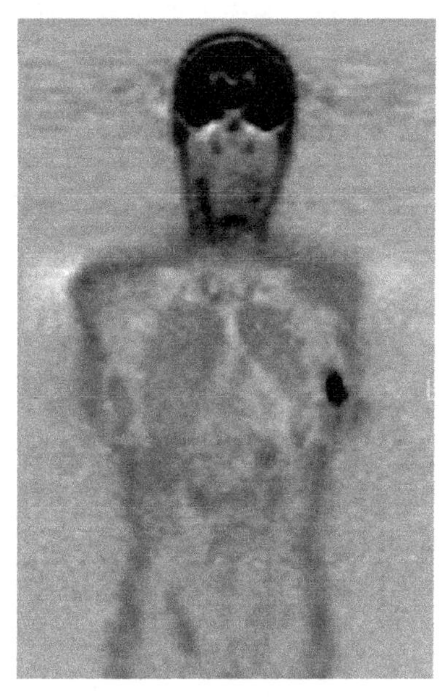

图1.19 PET影像

1.6.9 医用LCD液晶显示器

专业医用LCD (Liquid Crystal Display)液晶显示器是CRT的替代产品，它与CRT医用显示器相比有明显的优势。LCD在全球医用显示器市场上已经逐渐取代CRT显示器，在2006年的RSNA上已经看不到CRT，欧美发达国家的医院原有的CRT也开始更换为LCD。

相比较而言，LCD显示器与CRT显示器相比有体积小、质量小、技术好等优势。其中最主要的体现在技术优势上：LCD显示器采用全数字信号，避免了CRT显示器模拟信号的噪声、不稳定、残留影像和影像失真。LCD显示器的液晶体能长时间保持稳定的质量，而CRT显示器在经历长时间使用后，影像质量会持续下降。医用LCD显示器在使用寿命上是医用CRT显示器的两倍，延长寿命的同时节约了成本。

同普通的LCD显示器相比，由于医用显示器应用领域为医学影像显示，技术要求的参数显然远高于普通LCD。医用显示器常用尺寸为18″、20″、21″等类型，其尺寸要求基本与X胶片相仿，且为了模拟X线胶片的观察效果，医用显示器一般要求能横、竖两方向切换显示。医用LCD显示器的分辨率与放射设备的分辨率正相关，相应的设备应当配套相应分辨率的显示器。由于要显示高精度的医学图像，因此医用LCD分辨率一般有以下类型：1024×1280，也称为100万像素(1M)，适用于CT、MRI、数字胃肠机；1200×1600，也称为200万像素(2M)，适用于CR、DSA、数字胃肠机、PACS阅片工作站；1536×2048，也称为300万像素(3M)，适用于CCD-DR、PACS诊断工作站；2048×2560，也称为500万像素(5M)，适用于平板DR、乳腺机、PACS诊断工作站。

医用显示器亮度一般在600～700cd/m^2，经过校正设定的亮度在400～500cd/m^2之间，要求3万小时甚至10万小时亮度值保持不变。医疗专用显示器需要配有专用显卡，可使其显示灰阶范围≥10～12b(1024～4096灰阶)，对比度为600∶1～1000∶1。

同时，现有的数字成像系统均遵循DICOM 3.0标准，因此合格的医用LCD显示器还应适合显示DICOM图像，有些还要求符合DICOM校准第十四部分的内容，并具备DICOM灰阶校正等高级功能。

1.7 医学数字图像的主要研究内容

医学数字图像处理涉及的研究内容包括以下内容。

1. 医学影像数据的获取

医学影像数据的获取不同于光学图像数据的获取。目前，医学影像数据的获取基本上通过以下主要途径：正电子放射层析成像技术(PET)、磁共振成像技术(MBI)、X射线层析成像技术(CT)等。研究这些设备的成像原理，对于提高医学影像的显示质量有着重要的意义。

国外医学影像设备生产厂商出于商业垄断的考虑，均对设备产生的影像数据进行加密处理，使得数据不具备开放性，而且这些厂商一般不提供解密方法，对数据的处理必须使用厂商提供的软硬件，从而使得医学研究人员在研究和应用方面受制于影像设备的生产商，不利于医学研究的进展。因此，要对影像数据进行富有成效的后处理工作，必须解决影像数据的计算机获取问题。

2. 数据预处理技术

医学影像数据在计算机上读取后，如何从中提取人们所关心的数据并实现数据的计算机显示是该学科的另外一个关键问题。图像预处理技术对影像数据进行各种处理，以期得到最好的显示效果。常用的预处理技术有滤波、增强、恢复、插值以及缩放、旋转、平移等几何变换技术。几何变换可以方便用户从不同角度、多方位地观察图像。滤波、增强、恢复操作可以消除影像数据中的噪声，提高图像的质量，譬如对X射线或磁共振的数据等进行滤波处理，以消减图像数据中的噪声，突出感兴趣的生物组织。

另外，医学影像与普通图像比较，本质上具有模糊性和不均匀的特点。

① 医学影像具有灰度上的含糊性。在同一种组织中CT值会出现大幅度的变化，如骨能中股骨、鼻窦骨能和牙齿的密度就有很大差别；在同一个物体中CT值也不均匀，如股骨外表面和内部的骨髓的密度。另外，由于技术上的原因带来的噪声信号往往模糊了物体边缘的高频信号，以及由于人体内部组织的蠕动等生理现象造成了图像在一定程度上的模糊效应。

② 局部体效应。在一个边界上的体素中，常常同时包含边界和物体两种物质；图像中物体的边缘、拐角及区域间的关系都难以精确地描述，某些病变组织由于侵袭周围组织，其边缘无法明确界定。

③ 不确定性知识。通常，正常组织或部位没有的结构在病变情况下出现，如脏器表面的肿物，骨骼表面的骨刺，它的出现给建造模型带来了困难。

为弥补医学影像的这些弱点，准确地分辨医学影像中的正常组织结构和异常病变，需要对医学图像进行分割。在医学应用中，图像分割具有特殊的重要意义。图像分割是提取影像中特殊组织的定量信息的不可缺少的手段，在可视化实现中，图像分割也起着重要的作用。常用的分割方法有基于阈值的图像分割、基于模糊连接度的分割、交互式图像分割、基于二元特征的分割、基于活动轮廓或形变模型的分割等。针对不同的医学图像和待分割的对象特点，可以选择不同的分割方法。

3. 医学图像的配准

医学图像主要分为两大类：解剖图像和功能图像。解剖图像主要描述人体的生理解剖结构，其来源包括 X 射线、CT、MRI 及超声等。功能图像主要描述人体在不同状态下组织器官的功能活动状况，包括 PET、SPECT、fMRI 等。不同的图像模态能够提供不同的信息，如 CT 与 MRI 能够精确地显示人体头部的解剖结构，但提供的功能信息却很少；而 PET 和 SPECT 则能够提供大量功能信息但却不能反映解剖结构。此外，骨筋在 CT 图像中可以显示得很清楚，但要清楚地观察软组织，则需要 MRI 图像。因此有必要将这些信息结合起来，从而得到更多的信息，以利于医生诊断。要想将不同模态的图像提供的信息结合起来，首先要使不同图像在空间中的排列保持一致，这个过程就是图像配准。

图像配准在以下 3 个方面获得广泛的应用。

(1) 图像引导的神经外科手术。通过图像配准，可将标准的解剖图谱(Atlas)叠加到病人的数据上，即使在高分辨的 MRI 图像中也看不出视神经等结构，而这种结构在解剖图谱(Atlas)中则有详细的描述，这样可以帮助医生进行外科手术的规划。

(2) 脑功能区的定位。在心理学、药理学等其他的实验中，人们需要观察大脑在某一刺激下的某些区域的变化情况，由于这是一项需多人参与的统计学意义上的实验，因而需要将许多形态各异的 MRI 图像配准到一个共同的参考系统中。

(3) 脑结构变化的研究。由于人的性别、年龄及所患的疾病将导致大脑的解剖结构的差别，通过图像的配难，可以对这种差别进行定量分析，从面有助于从数量上阐明相应机理。

4. 医学图像的三维可视化技术

目前，CT、MR、PET 等医学成像设备均产生人体某一部位的二维断层图像，再由一系列平行的二维断层图像来记录人体的三维信息。在医学诊断中，医务人员通过观察一组二维断层图像，在大脑中进行三维数据的重建，以此来研究病变体的空间结构。这就难以准确确定病变体的空间位置、大小、几何形状及与周围生物组织之间的关系。因此，利用计算机进行医学图像的处理和分析，加以三维重建和显示具有重要意义。

医学图像的三维可视化就是利用一系列的二维切片图像重建三维图像模型，进行定性、定量分析。该技术可以从二维图像中获取三维的结构信息，从而为医生提供更逼真的显示手段和定量分析工具。三维医学图像可视化技术作为有力的辅助手段能够弥补影像设备在成像上的不足，能够为用户提供具有真实感的三维医学因像，便于医生从多角度、多层次进行观察和分析，并且能够使医生有效地参与数据的处理分析过程，在辅助医生诊断、手术仿真、引导治疗等方面发挥极其重要的作用。

5. 虚拟内窥镜

随着虚拟现实技术的发展，数字医疗、计算机辅助医学、计算机辅助手术等医学虚拟现实技术成为目前研究的热点。由于这些技术蕴涵着巨大的市场潜力，各国都在投入大量人力、物力进行研究开发，试图领先一步抢占市场。

内窥镜技术作为一个重要的检查手段已经有了几十年的发展历史，在疾病的诊断上发挥了巨大作用。但是现有的内窥镜技术存在一个共同的缺陷：必须往病人体内插入内窥探头。

一般来说，探头都是机械装置，因而会给病人带来很大的痛苦。虚拟现实技术的出现为减轻这一痛苦带来了可能，这就是虚拟内窥镜技术。

此外，虚拟内窥镜技术还可以检查传统方法所无法到达的区域，甚至深入实体内部进行观察，还具有交互性、局部细节放大、可重复观察等优势。传统内窥镜技术无法与之相比。

6. DICOM 标准

DICOM(Digital Imaging and Communications in Medicine)是医疗设备的国际标准通信协议。现在，医学图像的数据通信一般遵循 DICOM 标准。目前，国外的医疗设备厂商一般都以许可证方式提供符合 DICOM 标准的医疗设备，以解决不同厂商的各种医疗设备的互连问题。由于 DICOM 相当庞大，各厂商的医疗设备遵循的标准基本上只是 DICOM 标准的子集，且其自定义字段一般都是加密的、不公开的。现在广泛使用的标准是 DICOM 3.0。DICOM 3.0 标准的制定使得医学图像及各种数字信息在计算机间的传送有了一个统一的标准。DICOM 3.0 同时也是通用 PACS(Picture Archiving and Communications System)系统接收设备数据所遵循的标准协议。PACS 系统作为通用的医疗图像数据的管理系统，涉及不同厂商的各种医疗设备间的通信，也有可能涉及 PACS 系统之间的通信。事实上，DICOM 通信接口是 PACS 系统非常重要的功能之一，其作用是解决不同厂商的各种符合 DICOM 标准的医疗设备的通信问题。

随着越来越多的医院对 PACS 系统的认识和应用，大中型医院在购置新的 CT、MR 等医疗设备时，都把能否提供符合 DICOM 标准的网关被看作一个重要的选型指标。

7. PACS 系统

随着影像诊断需求的增加和影像设备的种类、数量的不断增长，用于诊断的图像数据正在以爆炸式的方式不断增多。有关资料表明，仅美国一家普通的大医院，每年的有关医学图像的数据量约为 2 百万兆，给传统的以纸和胶片作为存储媒介的影像数据管理带来了挑战。如何解决以下问题成为当今医学领域计算机技术应用的另一项研究热点。

(1) 如何高效地跟踪病人的有关影像资料？

(2) 如何将已经扫描的图像数据尽快地传送到急需的科室和医疗现场，供有关医生使用？

(3) 如何综合利用多种影像资源和信息进行符合功能性诊断？

(4) 如何实现远程诊断和会诊？

(5) 如何实现医院的信息化？

针对上述问题，图像存储与通信系统 PACS 提出了解决方案。它将计算机设备与各种影像设备相连接，利用高速大容量的光盘存储技术，以数字方式存储、管理、传送、显示病历信息；它革命性地以数字方式存储和管理影像，将计算机网络和通信等各种最新技术引入医学诊断中，大大降低了医生对传统硬复制技术的依赖，达到了高效率、低成本地观察、存储、管理、回溯和传送医学影像的效果。PACS 技术是进行全数字化影像诊断及管理的重要基础。采用现代化全数字方式的诊断环境，提高诊断效率和质量，是我国医院发展的重要课题。以 PACS 网络技术为基础，进行医院 PACS 诊断胶片、图像及相关信息管理网和远程诊断系统的建设，可以提高影像诊断的效率，降低诊断成本，实现全数字化的现代诊断方式。

综合起来，PACS 系统具有以下 6 个基本功能。

(1) 无失真存储胶片和影像设备图像及其相关信息，为医院的信息化建设做准备。

(2) 快速方便地对影像数据进行检索和数字化观察，开辟了无胶化诊断的数字时代。

(3) 为影像数据的交流提供新的途径和解决方案。

(4) 实现远程诊断。突破空间的限制，实现专家知识和经验的共享，为病人提供更加有效的诊治方案。

(5) 在计算机上通过图像技术对影像进行多种处理，从而可以观察到传统读片方式不可能获得的信息，提高了影像资料的利用率。

(6) 为医院实现智能化、数字化、信息化奠定了基础。

8. 图像引导手术

随着医疗技术手段的不断进步，外科手术正向着微创化(对病人而言)、接触少(对医生而言)的方向发展。当医生采用传统的方法进行外科手术时，所获得的可视信息是有限的，并不能看到尚未切开部分的内部结构，因此，医生很难获得整个解剖结构的空间信息，造成了手术定位在空间上的不准确，制定精确的手术路径也相当困难。医生往往需要切开足够大的空间以观察到解剖结构。例如，要切除一个肿瘤，如果事先对肿瘤的边界并不是很清楚的话，为了彻底清除肿瘤，一般要割掉一部分正常的组织，这对于减少手术创伤，实现微创手术极为不利。

医学影像技术和计算机技术的迅速发展使得解决上述问题成为可能。计算机引导手术(CAS)作为正在发展起来的研究方向，是集医学、生物力学、机械学、材料学、计算机图形学、计算机视觉、数学分析、机械力学、机器人等诸多学科为一体的新型交叉研究领域。它使用计算机技术来模拟、指导医学手术所涉及的各种过程，在时间段上包括术前、术中、术后，在实现的目的上包括手术计划的制订、手术排练演习、手术教学、手术技能训练、术中引导手术、术后康复等。

一套完整的计算机辅助手术系统包括以下 4 个方面。

(1) 数据获取及处理。

(2) 手术规划。

(3) 手术导航。

(4) 手术中的反馈与更新。

数据获取及处理包括从 CT、MR、超声等医疗设备中获取医学图像，然后进行图像分割、图像配准、图像融合、三维显示等一系列处理过程。这个步骤包括大量的医学图像处理算法，并且是下面几个步骤的基础，所以相当重要。

手术规划主要是利用手术前获得的图像，经过多模态的图像配准、图像融合、三维重建等一系列步骤，得到手术部位的三维结构。医生在这个三维结构上进行虚拟的切割和最优路径的设计等过程。手术导航需要综合利用手术前获得的图像和手术中获得的图像，经过配准后重建三维信息，显示给外科医生，同时将探针等手术仪器的位置信息叠加显示在图像上，引导医生更精确地完成过程。手术中的反馈和更新指的是利用新型的MR、超声等设备，在手术过程中实时地扫描并获得病人的图像信息，还包括得到手术仪器目前的位置等，它和手术导航结合起来使得手术过程更加安全、准确。

第2章

图像与视觉

2.1 概　　述

为了有效地设计图像系统，尤其是输出供人观察的照片或屏幕显示这样一些图像系统，必须充分研究人的视觉系统，因为人的视觉系统才是这类图像系统的最后终端，即图像信息的信宿。而且此类系统输出图像最终总是由人的视觉系统来评价。另一方面，从某种意义上来讲，人的视觉系统本身就是一个结构复杂、性能优越的图像系统。从仿生学角度出发，视觉原理、视觉特性以及视觉模型的研究，对图像工程技术人员来讲，是非常具有启发性和巨大吸引力的。

视觉研究可分为视觉生理、视觉特性、视觉模型等方面，也可分为视觉基础和视觉应用研究，它们与图像研究的关系如图 2.1 所示。

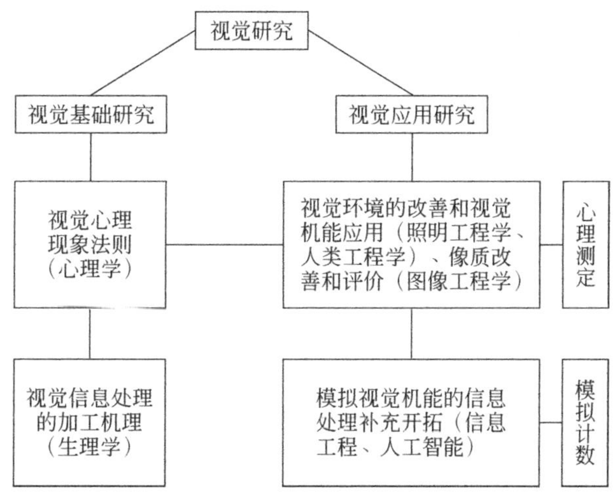

图 2.1　视觉研究与图像的关系

近些年来，人们越来越清楚地认识到视觉系统在图像信息的产生、传输、处理方面具有十分优越的性能，许多方面是目前图像系统还不能具备的。因此，从事图像工程研究的学者不得不花费大量的精力对视觉基础和应用进行深入的研究，取得了不少有意义的成果。

2.1.1 图像质量评价与视觉的心理

目前把图像信息看成为二维平面上具有亮暗和色彩变化的若干单个像素信息的集合是非常初步的认识。应该说，对图像认识或理解是由感觉和心理状态来决定的，也就是说，这是与图像内容和观察者的心理因素有关，从图像信息传输角度出发，图像系统评价的真正尺度应该是发信者的意图为收信者所理解程度，而不是对发信者发出的图像像素信息集合的简单接收，对物体的视觉包括许多信息来源，这些信息来源超出了当注视一个物体时眼睛所接收的信息。它还包括由过去经验所产生的对物体的知识，这些经验不限于视觉，可能还包括其他感觉，如触觉、味觉、温度和痛觉等。由此启发人们去研究建立包括人的因素在内的信息理论。

2.1.2 画面组成和视觉心理

人的视野相当宽广，左右视角约为 180°，上下约 60°（现在的电视画面约占 7°～8°）。但如此宽广的视野中视力好的部位也仅限于 2°～3°左右，那么，人是如何转动眼球使视线移动，从而适应大的画面和立体景象的呢？为此人们研究了画面取大时的心理效应、眼球运动的特性和任务、中心视和周边视的特性、立体视因素等问题，使得上面的问题已有个概括了解。例如，人眼中心视力分辨率强，可以进行图像细节的认识，但只能认识图像的一小部分；而周边视力分辨率差，但可认识图像的全貌，而且可以将所视目标特征部分检出，利用检出的目标图像特征去控制眼球运动，必要时可以再用中心视力来进一步认识这一部分图像。

对于大画面图像，充分利用周边视产生较强临场感，而小画面临场感弱，为了产生充分的临场感，画面尺寸一般应有 30°以上的视野。宽银幕和球幕电影的视觉效果好的原因也就是这个道理。

2.1.3 视觉的时空频率分析

这是视觉研究较有成效的一个方面。许多研究表明，视觉的空间频率特性是影响图像锐度的主要因素。视觉神经具有的 Mach 效应和 Roca-Sulzer 微分效应以及中枢神经的 Craik-Obrien 积分效应等是视觉信息处理的基础。由此可以将视觉和图像结合起来研究，并应用于图像编码及像质改善技术中。

2.1.4 视觉生理和模型的研究

视觉生理主要是指从视觉信息的产生部分——视细胞（图像信息感受器）和其他神经细胞以及大脑高级中枢的神经系统的信息产生、传输和处理的机理。这就涉及神经生理学，它对图像工程技术是很有启发性的部分。由于能够插入单个细胞中的微小电极的出现以及数字处理技术的发展，已经能够对部分神经网络进行模型分析，如侧抑制现象、马赫效应等。但涉及大脑高级神经中枢的“思考过程”，学习、联想、记忆等所谓自己组织化机能的研究，还是刚刚开始，预料今后可能有所突破，这将大大促进图像技术和人工智能的研究。

关于今后研究课题，不少学者认为应从以前的基础研究逐步转到和图像对应的视觉综合化、体系化的研究，可以大致归纳为以下几点。

(1) 搞清决定图像质量的主观因素，做出其总的结构模型。

(2) 找出人脑真正接收信息的容量，大脑有效接收图像的显示方式。

(3) 弄清图像信源和信宿的结构，建立起包括人的因素在内的信息论。

(4) 研究视觉和其他感觉的相乘作用，即视觉和其他感觉的互相影响。

(5) 开发自己组织作用的综合研究，进一步建立发展"思考过程"。

(6) 视觉和行为的关系。

数字图像处理所涉及的都是以不同方式形成的实际图像。这些图像的形成和对这些图像的感觉，对图像处理问题的提出有关键性的作用。人所感受的图像大都是通过光的反射、传输而作用到人的视觉系统中来的。因此，讨论图像的形成基础和感觉就涉及光的辐射、光强的计量、人的视觉系统等因素。当然待处理的图像并不都是可见光形成的图像，如合成孔径雷达图、X光图、红外辐射图、超声图、地震图、地形轮廓图等，当它们被转换成光图像时仍然可以利用同样的有关图像处理的原理。

2.2 光 辐 射

光是一种能引起人眼视网膜产生视觉感受的辐射能量，它占据电磁频谱中一段窄的区域，即350(紫色)～780nm(红色)。与所有形式的能量一样，辐射的能量 Q 也可以定量地测量出来，其单位是焦耳或其他方便表达的单位名称。下面列出描述辐能量随空间及时间而变化的几个定义。

2.2.1 可见光

波长在380～780nm范围内的电磁波人眼可以直接看到，称为可见光。彩色是可见光的一种属性，是可见光(外界的客观物质)作用于人眼(感觉器官)而引起的视觉反应(感觉和意识)。在可见光范围内，随着波长从长到短的变化，在人眼中引起的颜色感觉依次是红、橙、黄、绿、青、蓝、紫各色。一束太阳光通过玻璃三棱镜后，可以分解为按上述颜色次序排列的一系列光。可见，白光并不是单色光，而是由各种颜色的光混合组成的。可见光按波长的分布情况(可见光谱)及其在电磁辐射波谱中的位置如图2.2所示。

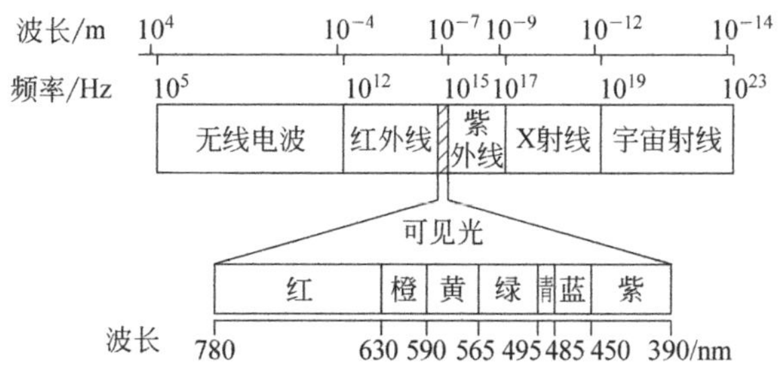

图2.2　电磁辐射波谱和可见光谱

2.2.2 相对视敏度

在可见光谱范围内，眼睛对不同波长的光的亮度感觉很不相同。

设波长 λ 为 555nm 的黄绿色光的亮度感觉为 1，比较辐射功率相同的各个波长的光的亮度，可以得到视力正常的观察者在明亮环境中的相对视觉灵敏度(即视敏度或视见度)曲线 $V(\lambda)$，如图 2.3 所示。

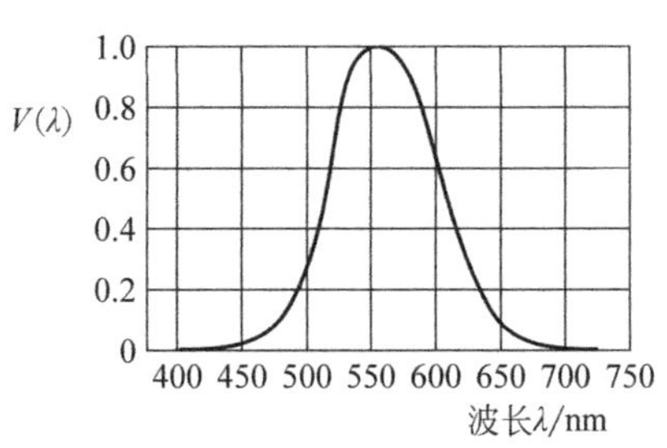

图 2.3 人眼的相对视敏度曲线

由图 2.3 可见，视敏度曲线的最大值位于 λ＝555nm 处，$V(555)=1$，在高峰的两侧，$V(\lambda)$均小于 1，曲线几乎对称地下降至零。这是由于人眼中的光学介质对短的波段具有吸收作用，而视网膜对长的波段敏感性差所造成的。

2.2.3 光源的辐射功率波谱

光仅在很少的情况下是近似单一波长的，这时眼睛看到的是“纯”光谱色(单色)。在一般情况下，遇到的是包括可见光及非可见光的各种波长的波的合成。太阳是照亮大自然的巨大光源，它就是一个热、光和各种射线的辐射体，其辐射功率的波长范围很广，辐射能量主要集中在可见光范围内，包括了可见光的全部光谱由灼热固体或液体所发出的白光中通常包含有各种波长的光，为了能够区别各种光源，必须弄清光源的辐射功率按波长的分布情况。光源的辐射功率分布可利用分光仪器加以测定。测量结果通常用曲线来表示，称为辐射功率波谱 $P(\lambda)$。

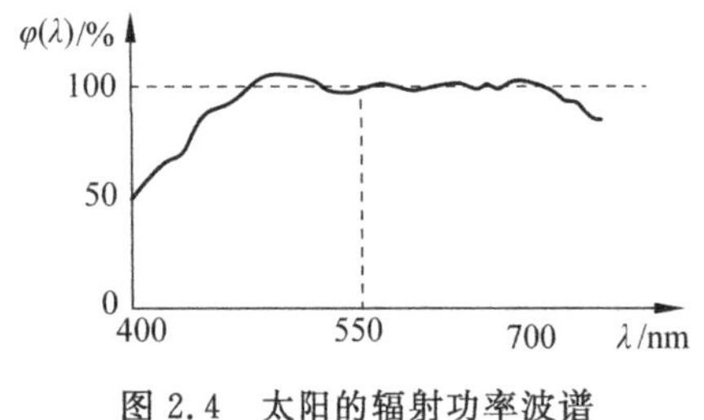

图 2.4 太阳的辐射功率波谱

为了便于比较各种光源的辐射功率波谱，同时考虑人眼对于波长为 555nm 的黄绿色光最敏感的因素，所以常把辐射功率波谱表示成相对于 555nm 相对值。相对功率波谱可用 $\varphi(\lambda)$来表示，其意义如下：

$$\varphi(\lambda)=\frac{P(\lambda)}{P(555)}$$

例如，太阳光在可见光范围内的一个典型的辐射功率波谱如图 2.4 所示。

2.2.4 可见光的度量

可见光的辐射功率是一个与人眼视觉特性无关的客观物理量，像其他波长范围的电磁辐射一样，是可以用物理仪器(功率计)测量的。但是，由于人眼对不同波长的光视敏度不一样，因此，用“辐射功率”这个物理量尚不足以反映可见光的特性。对可见光进行度量的仪器是模拟人眼的，其度量的结果，反映了人眼对光的视觉特性。这样测出的光是所谓“光度学”的一些基本量，如光通量、光强、亮度、照度等。

1. 光通量 F

光源以电磁波的形式向各个方向射出的光功率之和称为光通量。利用光谱灵敏度曲线与人眼视敏度曲线相似的光电管可以直接测量光源光通量，其单位为“流明”(Lm)。

对单一波长的光而言，其光通量 F 与辐射功率的数值之间具有如下的简单关系：

$$F(\mathrm{Lm}) = K \times \text{辐射功率} \times \text{相对视敏度} \tag{2-1}$$

式中，$K=\frac{673\mathrm{Lm}}{\mathrm{W}}$。

例如，$\lambda=700\mathrm{nm}$ 的红光的相对视敏度 $V(700)=0.004$，若光源的辐射功率为 250W，则其光通量应为

$$F = 250\mathrm{W} \times 0.004 \times \frac{673\mathrm{Lm}}{\mathrm{W}} = 673\mathrm{Lm}$$

显然对于 $\lambda=555\mathrm{nm}$ 的黄绿色光，由于 $V(555)=1$，每瓦辐射功率的光通量为 673Lm。

若光源的辐射功率波谱为 $P(\lambda)$，则波长 λ 附近、$\Delta\lambda$ 区间内的光功率应为 $KP(\lambda)V(\lambda)\Delta\lambda$，在可见光范围内(380～780nm)对所有波长成分求和，即得到光源的光通量：

$$F = K\sum_{\lambda=380\mathrm{nm}}^{780\mathrm{nm}} P(\lambda)V(\lambda)\Delta\lambda \tag{2-2}$$

几种实用光源输出的光通量和发光效率如表 2.1 所示。

表 2.1　常用发光源的光亮度及发光效率

光源	40W 钨灯	100W 钨灯	1000W 钨灯	1000W 氙灯	1000W 高压水银灯	40W 荧光灯
光输出/Lm	465	1630	21 500	28 000	32 000	2100
发光效率/(Lm/W)	11.7	16.3	21.5	28	32	52.5

2. 发光强度 I

光源在单位立体角内辐射的光通量称为发光强度(简称光强)，其单位为烛光，烛光表示在单位立体角内辐射了 I 流明的光通量。

$$\text{烛光} = \text{流明} / \text{立体角}$$

发光强度 I 与光通量 F 的关系表示为

$$I = \frac{F}{\omega} \quad \text{或} \quad F = I\omega \tag{2-3}$$

所谓立体角 ω 就是从球心射向球面面积 S 上的锥体角。设球的半径为 r，则立体角

$$\omega = \frac{S}{r^2}$$

例如点光源，它在各个方向上的发光强度是相同的。由于球的总面积等于 $4\pi r^2$，即整个立体空间的立体角 $\omega=4\pi$，所以点光源辐射的光通时应为 $F=4\pi I$。一般来说，光源在不同方向的光强是不同的。多数光源只在半球空间辐射，特别是具有散射表面的光源，光强的方向分布近于余弦规律，例如，在纸平面内，如图 2.5 所示，即

$$I_\alpha = I\cos\alpha$$

其中，I_α 是光源面法线方向即垂直方向的光强，显然 α 角越大，I_α 越小，当

$$\alpha = \frac{\pi}{2} \text{ 时}, \quad I_\alpha = 0$$

3. 亮度 B

亮度是发光面明亮程度的度量，决定于单位面积的光强。光可以由一个面光源直接辐射出来，也可以由入射光照射下的某一表面反射出来。亮度这个词对两种情况都是同样适用的。如果从某个角度 α 看发光面 S，如图 2.6 所示，所见亮度 B 自然与光强 I_α 成正比，同时还与所见面积 $S \cdot \cos\alpha$ 成反比，即

$$B = \frac{I_\alpha}{S \cdot \cos\alpha} \tag{2-4}$$

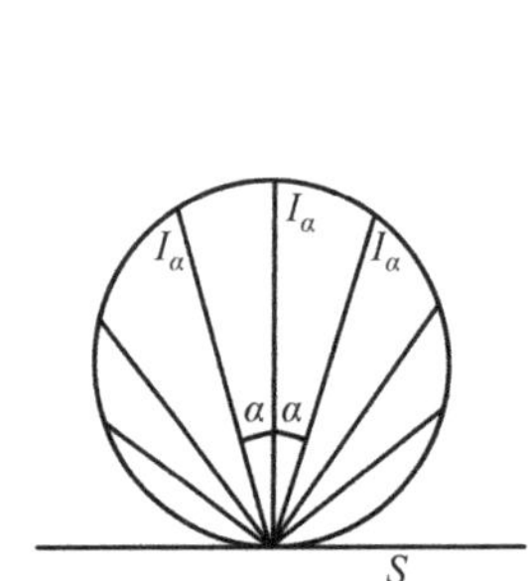

图 2.5 散射面光源的光强分布

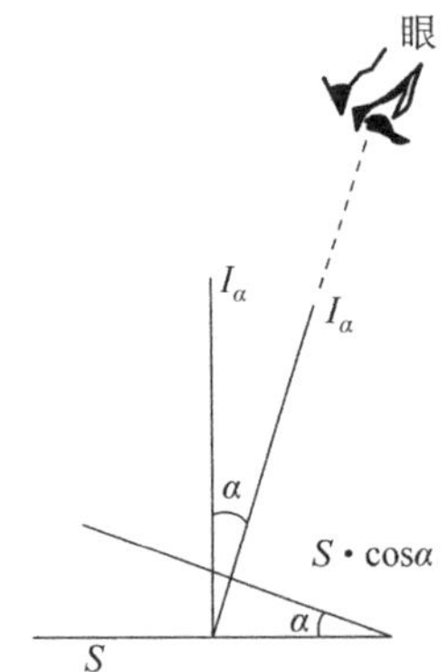

图 2.6 发光面的视在面积

如果发光面是理想的散射面，即光强按式(2-3)所示的余弦规律分布，那么由式(2-4)可得

$$B = \frac{I \cdot \cos\alpha}{S \cdot \cos\alpha} = \frac{I}{S} \tag{2-5}$$

即散射面的亮度与方向无关。例如，看电视图像时，由于显像管荧光屏面可以近似视为余弦分布的散射面，所以从不同角度看去，亮度都一样，但若仪表去测光强，则不同 α 角的数值自然是不同的。

亮度的单位称为尼特，即烛光/平方米，1 尼特等于 1 平方米发光面在法线方向辐射 1 烛光的光强。

黑白接收机和彩色接收机屏幕的典型亮度分别为 200 尼特和 120 尼特的数量级。

4. 照度 E

照射在单位面积上的光通量就是照度。

设被照面积为 S，光通量为 F，则照度 E 就是

$$E = \frac{F}{S} \tag{2-6}$$

照度的单位叫勒克斯(Lx)。1 勒克斯表示 1 平方米面积上照有 1Lm 的光通量。物体的照度可以直接用照度计测量。

各种环境下的照度大致如表 2.2 所示。

表 2.2　不同环境下的光亮度

环境条件	黑度	月夜	阴天室内	阴天室外	晴天室内	晴天室外
照度/Lx	0.001～0.02	0.02～0.2	5～50	50～500	100～1000	10 000～100 000

在人工照明条件下,物体上的照度与灯具的配置关系很大。设物体离开点光源的距离为 R,物面正对光源,那么由式(2-3)可求得照射的物体面上的光通量:

$$F = I\omega = I\frac{S}{R^2}$$

则照度

$$E = \frac{F}{S} = \frac{I}{R^2} \tag{2-7}$$

即照度与距离的平方比成反比,称为照度的平方反比定律。

在电视演播室里,照度约需 300～2000Lx。黑白电视要求较低;彩色电视的要求较高,要取上限。

以上采用的单位采用的是 SI 光度单位(国际单位制),现汇总列表如表 2.3 所示。

表 2.3　光亮度常用单位

被测量	SI 单位	编写符号
光通量	流明	Lm
发光强度	烛光(坎德拉)	cd
亮度	烛光/平方米(即尼特)	cd/m^2
照度	勒克斯(即流明/平方米)	Lx

2.2.5　黑体辐射与色源

太阳光是经过大气层的吸收以后射到地球上来的,在地球上测量太阳辐射功率波谱时,测量结果将随着季节、气候以及早、中、晚而变化。

实际上,任何热体都是辐射体,拍摄彩色电视用的各种光源都是热幅射体,当温度不同时,辐射功率波谱也不同,颜色也有变化。

为了便于描述不同温度辐射体的光辐射情况,在这里先引进关于“绝对黑体”的概念。假如有一个物体,能在任何温度下都完全吸收具有任何组成的光,即吸收系数 $\alpha(\lambda)=1$,这种物体称为绝对黑体。自然界中没有理想的绝对黑体,但是用人为的方法可以制造非常接近于绝对黑体的模型。图 2.7 表示一个绝对黑体的模型,这是一个几乎密闭的容器,上面只有一个微小的孔。所有经过小孔射入容器光线都要经过很多次反射,每反射一次光都要被容器壁吸收掉一部分，最后只有极微小的一部分经过小孔返回。因此，小孔的吸收本领对所有波长都接近于1，小孔可看作是绝对黑体的表面。黑体不仅能全部吸收外来的辐射，而且在黑体温度升高后也能以电磁波的形式向外辐射能量，这种现象称为黑体辐射，它较之相同温度下的任何其他物体的辐射能力要强(物体涂黑以后，辐射能力增强，大功率晶体管的散热板往往涂黑，以利于散热，就是一个实例)。

绝对黑体辐射功率按波长的分布情况如图 2.8 所示，由图可见，绝对黑体的辐射分布仅由温度决定。随着温度上升，辐射显著增强，曲线的最大值增加并向短波方向移动。这些曲线可以说明一已知的现象，即受热物体的亮度随着温度的上升而迅速增加，同时发射光的颜色也发生变化，在温度较低时，辐射的最大值位于长波区域，物体主要辐射红外线，可见光功率非常小以致眼睛感觉不到光。当温度升到 600℃左右时，功率中有一部分处于可见光谱的长波边缘，足以引起视神经感觉，物体发暗红色；温度再升高，最大值越来越向短波方向移动，可见光部分功率增加，因此，物体发光越来越亮，越来越白；当温度再继续升高时，其所发之光就变成了蓝色。

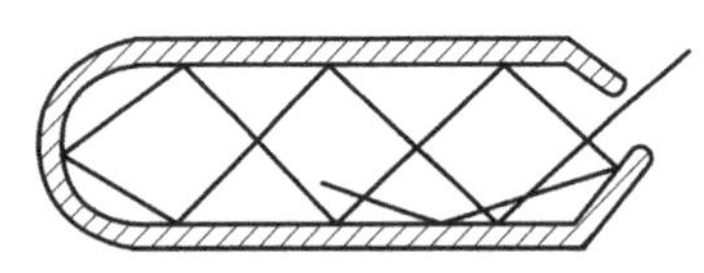

图 2.7　绝对黑体模型

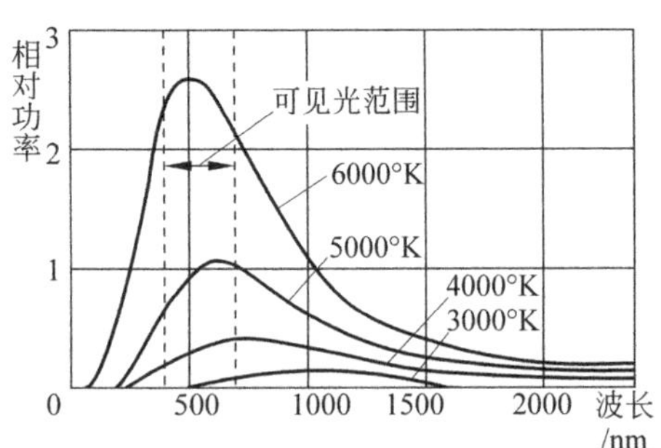

图 2.8　绝对黑体辐射的功率分布

为了比较和区分各种光源的颜色，可以改变绝对黑体的温度，使它与被比较的光源(温度辐射体)颜色相同，此时绝对黑体的温度可用来表示光源的特性，这个用来表征颜色的温度称为“色温”，并以绝对温度°K来表示。应该说明，色温并不是光源本身的实际温度，例如，当一个钨丝灯泡持在温度 2800K 时，它辐射的色温为 2854K 的白光。

2.2.6 标准光源

绝对黑体不能作为实用光源，太阳光受气候等因素的影响也不能作为实用的标准光源。在彩色电视中，为了使光源比较和色度计算有个标准，国际上规定了以下几种标准白光：A、B、C、D_{65}和 E，它们的近似光谱分布曲线大致如图 2.9 所示，作为对照，在图 2.10 中画出了各种色温的黑体辐射的光谱分布曲线。

各种标准白光的主要特性简述如下。

A 白光：色温为 2856°K的充气钨丝白炽灯所产生的光。

B 白光：近似中午直射的太阳光，色温 4874°K的黑体辐射光与此相近，A 光源经过滤色镜可产生 B 白光。

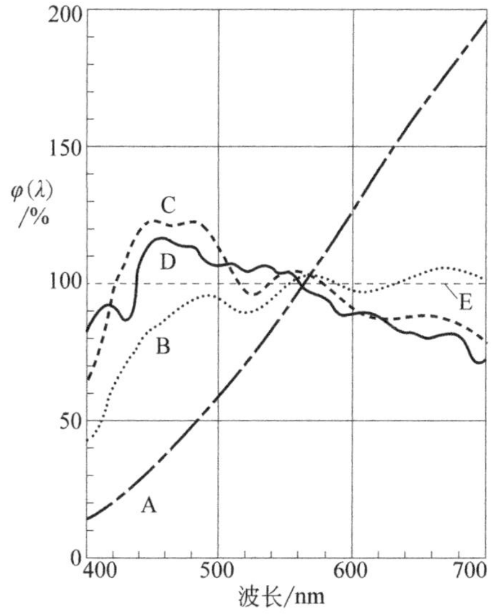

图 2.9 标准光源的光谱分布曲线

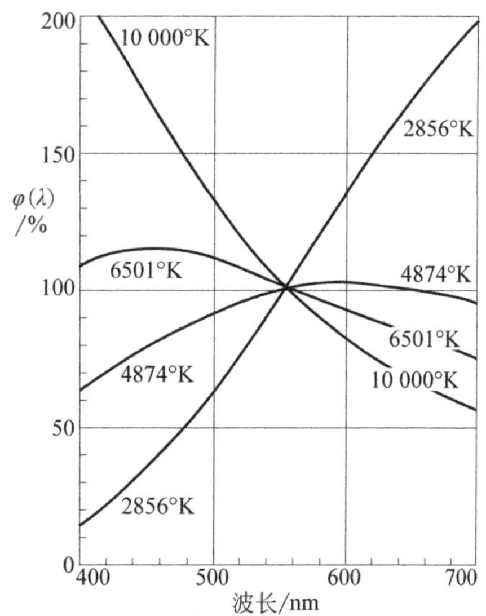

图 2.10 各种色温的黑体辐射光谱分布曲线

C 白光：近似阴天天空散射光性质，通常称为正常白天的光线，色温 6774℃K的黑体辐射光与此光源相近，这种白光曾一度广泛地用作彩色电视中的标准白光。A 光源经过滤色镜也可产生 C 白光。

D_{65} 白光：这是现在彩色电视中采用的标准白光，相当于直射太阳光与散射“天空光”的混合。色温 6504℃K的黑体辐射光与此光源相近。现代荧光染料需要紫外光的激励，它们能吸收紫外光，再以可见光能量辐射出来，因而颜色分外鲜艳。D_{65} 光源的光谱 400nm 以下范围内的功率要比 B 光源和 C 光源多，这对于已经日益广泛应用的荧光染料是有利的，从实现彩色电视的彩色重现的角度来看也是较为理想的。

E 白光：也称为等能白光，这是一种假想的白光，如果可见光谱的所有波长都具有相等的功率，将产生这种光。E 白光用于色度学中，作为理论分析和计算的标准比较方便。

2.2.7 辐射谱分解及反射率

辐射能量和功率都是辐射波长的函数，可表为 $P(\lambda)$，所以总功率 P：

$$P = \int_0^{\infty} P(\lambda)\mathrm{d}\lambda$$

所以接收到总功能后可以分解为各波长的部分功率 $P(\lambda_k)$ 称为辐射谱分解。辐射谱的反射率 $\rho(\lambda)$、传输率 $\tau(\lambda)$、吸收率 $\alpha(\lambda)$，当辐射功率 P_I 入射到一个物体上，某些功率 P_R 由表面反射出来，某些功率 P_T 由物体传输出去，还有某些功率 P_A 被物体吸收。这时入射功率 P_I 分成三部分，即

$$P_I = P_R + P_\lambda + P_A \tag{2-8}$$

而物体对进入的、不同波长的辐射，其反射率 $\rho(\lambda)$、传输率 $\tau(\lambda)$ 及吸收率 $\alpha(\lambda)$ 分别为

$$
\begin{cases}
\rho(\lambda) = \dfrac{P_R(\lambda)}{P_I(\lambda)} \\
\tau(\lambda) = \dfrac{P_T(\lambda)}{P_I(\lambda)} \\
\alpha(\lambda) = \dfrac{P_A(\lambda)}{P_I(\lambda)}
\end{cases}
\tag{2-9}
$$

在使用如上定义的参数时，需要把空间因素考虑进去才更准确。

光是一种辐射能量，但是从日常生活可以知道光的辐射率与人们感觉到的亮度之间不是一种简单的关系。例如，一束小的“暗光”在白天很难看出，而在夜间看起来就足够亮了，这就与人眼的视觉特性有关系。为此要探讨光度学，对正常人的观察而言，这是一种把感受到的亮度与辐射能量联系起来的学问。

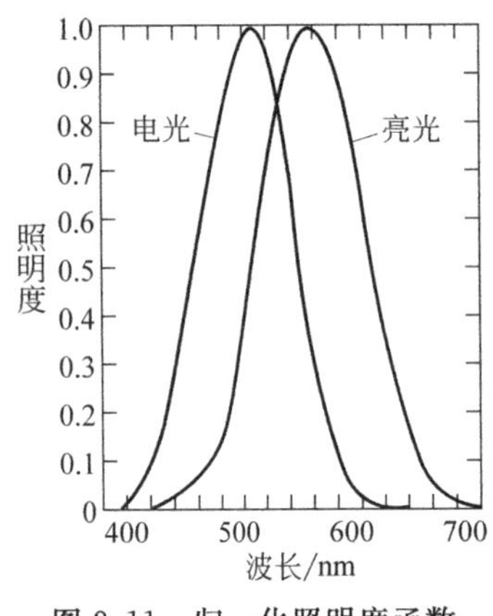

图 2.11 归一化照明度函数

照明强度的单位用烛光来定义，一支烛光对应工作在白金凝固温度(2045℃K)时的黑体辐射在投影面积为六十分之一平方厘米上的照明强度(也就是单位立体孤度上的流明数)。在亮光条件下及暗光条件下，正常人的观察对不同波长感受到的照明度(单位是 Lm/W)的关系曲线如图 2.11 所示。这个图是国际标准的照明函数，由这种照明度函数定义的观察者是国际标准观察者。对不同的观察者或对同一个观察者在不同观察条件时的照明度函数都将会有所差别。利用这种照明度函数可以把照明强度与辐射强度联系起来。这种函数也反映出正常的观察者对辐射频谱的响应关系。

2.3 视觉系统

在图像处理中所采用的许多处理技术，其主要目的是帮助观察者理解和分析图像中的某些内容。因此，图像处理系统不但应该是从视觉系统的角度来看是理想的系统，而且又是最经济有效的系统。为了达到预期的目的，在图像处理中不但要考虑图像的客观性质而且也要考虑视觉系统的主观性质。

2.3.1 视觉现象

当一个人从一个明亮的大厅步入一个较暗房屋后，开始感到一片漆黑，什么也看不清。但经过几分钟的适应就逐渐能够看清物体，称这种适应能力为暗光适应。同样地，当从暗的房屋进入明亮的大厅时，开始也是什么都看不清，但渐渐地又能分辨物体了，这种适应能力称为亮光适应。亮光适应所需时间比暗光适应短得多，它仅需 1～2s，而暗光适应需 20～30s。

人能适应亮度的范围是很宽的，由暗视阈值到强闪光之间的光强度差别约为 10^{10} 级。当然人的眼睛并不能同时适应这样宽的光强范围。一个人适应某一平均亮度，能够同时鉴别出光强变化的范围要比这窄得多。图2.12中短交叉线说明了这种情况，在交点以上，主观感觉亮度是更亮，而在交点以下，主观感觉是更暗。

此外，实验可以证明，主观感觉亮度与进入眼内的外界刺激光强并非成线性关系。图2.12表明，在很大范围内，主观亮度与光强的对数成线性关系。图中曲线的下部表明了白昼视觉和昏暗视觉的不同。

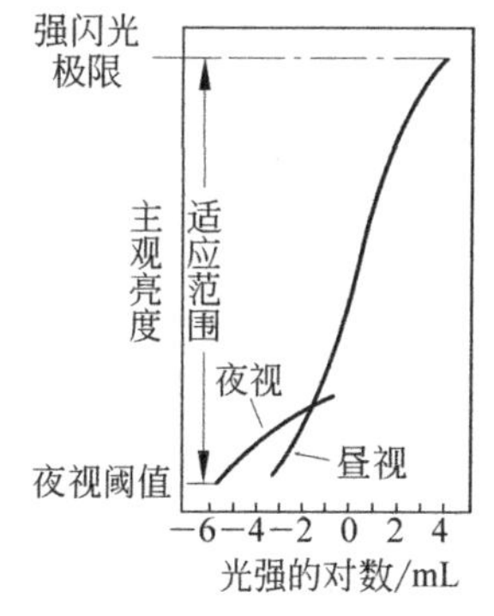

图2.12 眼睛的亮度适应能力

2.3.2 视觉系统的基本构造

人的视觉系统是由眼球、神经系统及大脑的视觉中枢构成。人的眼球的横断面如图2.13所示。人眼的形状为一球形，其平均值径约20mm。球形的外壳有三层薄膜，最外层是角膜和巩膜。角膜是硬而透明的组织，它覆盖在眼睛的前表面。巩膜与角膜连在一起，它是一层不透明的膜，包围着眼球剩余的部分。巩膜的里面是脉络膜，这层膜有血管网，它是眼睛中的重要滋养源。脉络膜外壳着色很深，因此，有利于减少进入眼内的外来光和光在眼球内的反射。脉络膜的前边被分为睫状体和虹膜。虹膜的收缩和扩张控制着允许进入眼内的光量。虹膜的中间开口处是瞳孔，瞳孔的大小是可变的，大约可以从2mm变到8mm。虹膜的前部有眼睛的明显的色素，而后部则含有黑色素。眼睛最里层的膜是视网膜，它布满了整个后部的内壁上。当眼球被适当地聚焦时，从眼睛外部物体来的光就在视网膜上成像，晶状体由纤维细胞的同心层组成，并由睫状体上的睫状小带支撑着，它含有60%～70%的水，约60%的脂肪。晶状体被稍黄的色素染色，其颜色随年龄的增长而有所加深。它吸收可见光谱的8%，波长越短吸收的越多。红外光和紫外光被晶状结构内的蛋白质大大地加以吸收。但是，过量的红外线和紫外线会伤害眼睛。除此之外，还能把光刺激传给大脑的神经系统及保护眼睛的眼睑和泪腺等附着组织。

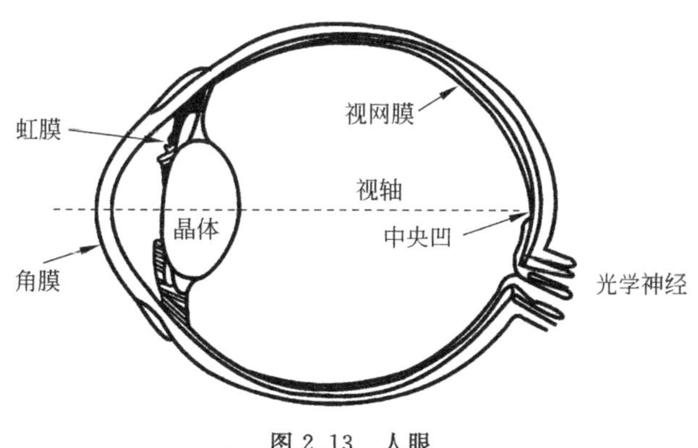

图2.13 人眼

视网膜可看成是大脑分化出来的一部分。它的构造比其他感觉器官都要复杂，它具有高度的信息处理机能。其结构模型如图2.13所示。视网膜的厚度大约为0.1～0.5mm。参与信息处理的细胞有视觉细胞（包括锥状体和杆状体）、水平细胞（Horizontal cell）、埃玛克里细胞(Amacrine cell)、两极细胞(Bipolar cell)和神经节细胞(Ganglion cell)。眼睛中的光接收器主要是视觉细胞,它包括锥状体和杆状体。在图 2.13 中所示的中央凹(或称中心窝)部分特别薄,这部分没有杆状体,只密集地分布锥状体。锥状体只有在光线明亮的情况下才起作用,具有辨别光波波长的能力,因此,对颜色十分敏感,有时它被称为自昼视觉。每只眼睛的锥状体大约有七百万个,在中央凹的分布间隔大约为 2～2.5μm。杆状体比锥状体的灵敏度高,在较暗的光线下就能起作用。但是,它没有辨别颜色的能力,有时又叫它夜视觉。杆状体分布在视网膜表面上,分布面积较大,其数量大约有一亿三千万个。正因为两种视觉细胞的不同特点,所以看到的物体在白天有鲜明的色彩,而在夜里却看不到颜色。与视觉细胞相比,神经节细胞数目较少,大约有一百万左右。

锥状体和两极细胞的关系及细胞的结合方式并不十分明显,一般在数量上,在中央凹约为 1∶1 左右。这些细胞接收光刺激后,通过神经系统传入大脑的视觉中枢,同时也可以控制眼球的转动,使感兴趣的物体的像落到视网膜的中央凹上。

2.4 光 度 学

在 2.2.4 已介绍了可见光的度量方法,本节从另一方面讨论光度学有关概念。研究各种电磁辐射强弱的学科称为辐射度量学(radiometry)。辐射度量学中一个最基本的量是辐射通量,或者说辐射功率,单位是 W。光是一种电磁辐射,例如,彩色光具有从 400nm 到 700nm 波长的电磁能谱,具体研究光的强弱的学科称为光度学(photometry)。在光度学中,量度光通量需要将辐射量用反映人眼光谱响应的特性进行加权以得到对眼睛有效的数量,光通量的单位是 Lm(流明)。

当光源的线度足够小,或距离观察者足够远,以至于眼睛无法分辨其形状时,把它称为点光源。点光源 Q 沿某个方向 r 的发光强度(luminous intensity)I 定义为沿此方向上单位立体角内发出的光通量,如图 2.14(a)所示。其中立体角的单位为 sr。如果以 r 为轴取一个立体角元 $\mathrm{d}\Omega$,设 $\mathrm{d}\Omega$ 内的光通量为 $\mathrm{d}\varphi$,则在沿 r 方向的发光强度为

$$I=\frac{\mathrm{d}\varphi}{\mathrm{d}\Omega} \tag{2-10}$$

发光强度的单位为 cd(坎[德拉]),1cd＝1Lm/sr。

实际中的光源总有一定的发光面积,把它称为扩展光源。扩展光源表面的每块面元 $\mathrm{d}S$ 沿某个方向 r 有一定的发光强度 $\mathrm{d}I$,如图 2.14(b)所示。设 r 与面元法线 N 夹角为 θ,如迎着 r 的方向观察时,其投影面积为 $\mathrm{d}S'=\mathrm{d}S\cos\theta$。面元 $\mathrm{d}S$ 沿 r 方向的光度学亮度(brightness,Luminance)B 定义为在此方向上单位投影面积的发光强度,或者说亮度 B 是在 r 方向上的单位投影面积在单位立体角发出的光通量:

$$B=\frac{\mathrm{d}I}{\mathrm{d}S}=\frac{\mathrm{d}I}{\mathrm{d}S\cos\theta}=\frac{\mathrm{d}\varphi}{\mathrm{d}\Omega\mathrm{d}S\cos\theta} \tag{2-11}$$

亮度的单位为 cd/m^2(坎[德拉]每平方米)。

一个被光线照射的表面上的照度(illurnination)定义为照射在单位面积上的光通量。设面元上的照度 E 为

$$E = \frac{\mathrm{d}\varphi}{\mathrm{d}S} \tag{2-12}$$

照度的单位为 Lx(勒[克斯]),$1\mathrm{Lx}=1\mathrm{Lm/m^2}$。

照度是光源对物体幅射的一种量度,而亮度是观察者对所看到的物体表面反射光强的量度。照度值要受到从光源到物体表面距离的影响,而亮度则与从物体表面到观察者的距离无关。此外,主观亮度是与亮度相关联的心理学名词,它不仅依赖于亮度,而且与眼睛适应状态、对比效应、曝光时间等有关系。

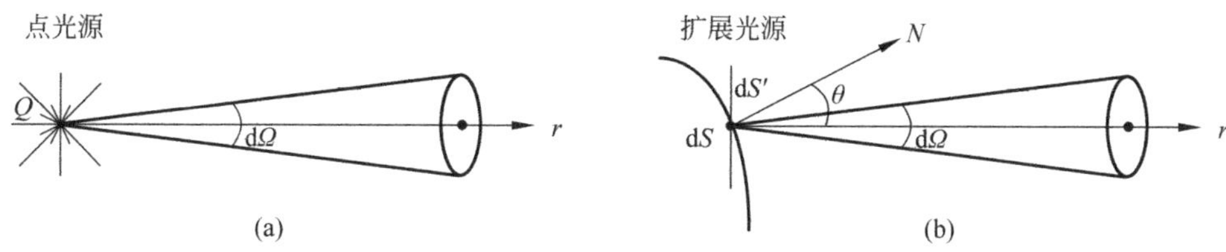

图 2.14 发光强度和光度学亮度

2.5 彩色视觉

2.5.1 物体的颜色

除了自己能发光的物体(光源)具有一定的颜色(光源色)之外,一般物体本身虽不能发光,但在光源的照射之下,仍呈现一定的颜色,这称为物体色。在日常生活中,人们往往把物体色看作是物体本身的性质。实际上,物体之所以呈现某种颜色,是由于它反射或透射了人射光谱的一部分而吸收了其余的部分。因此,眼睛所看到的颜色既与物体本身的反射光谱特性 $\rho(\lambda)$ 或透射光谱特性 $\tau(\lambda)$ 有关,也与照明光源的辐射功率波谱 $p(\lambda)$ 有关。也就是说,光源色决定于 $p(\lambda)$;物体色决定于 $p(\lambda)\cdot\rho(\lambda)$ 或 $p(\lambda)\cdot\tau(\lambda)$。概括起来一句话:物体的颜色决定于由该物体射入眼睛的光的组成情况。在黑暗中所有物体都是黑的。在光源照射下,一个反射能力很低的物体,例如,反射系数小于 5%~10%的物体,通常也被当作是黑色的。一个屏幕,称它为白色,是因为它对于不同波长的光具有几乎同样高的反射特性。这个屏幕只有在白光照射下才呈现白色,如果用红光照射,则屏幕所呈现的就是红色了。同样道理,如果一块布在白色照射下能够反射蓝光,称它为蓝布,若改用红光照明,这块布就会被看成是黑色的。这些事例说明,人眼看到的物体色是物体本身的性质与照明条件的综合效果。

2.5.2 三基色原理和混色方法

所谓三基色原理,是指自然界常见的绝大多数彩色都可以用 3 种基本色按照适当的比例混合组成的某个等效色来模拟,这个等效色与实际色作用人眼引起的彩色视觉是相同的。图 2.15 表明视锥细胞光敏色素的吸收光谱;它们分别对蓝光、绿光和红光敏感,另一特点是这些吸收曲线有相当多一部分是重叠的。这说明,一定的光辐射总是同时激励几个锥状细胞,3 种锥状细胞的存在给色觉的三基色理论提供了生理学的基础。

为说明这个原理,先来研究一个混色的情况。将红、绿、蓝三束单色光投射在一个白色屏幕上相互叠加，适当调整其亮度比例，可以得到如图 2.16 所示的现象。

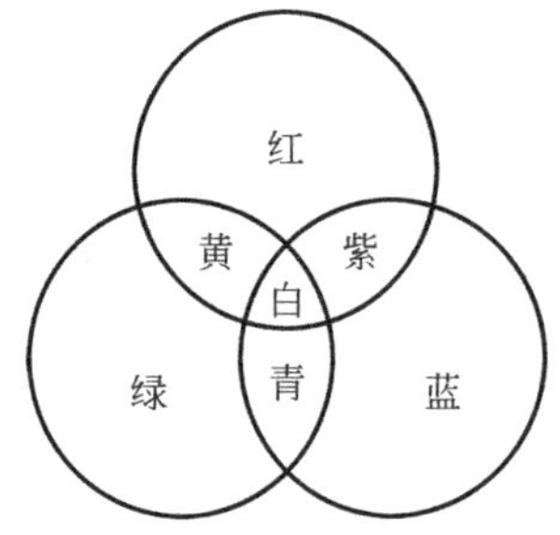

图 2.15　彩色光的混合

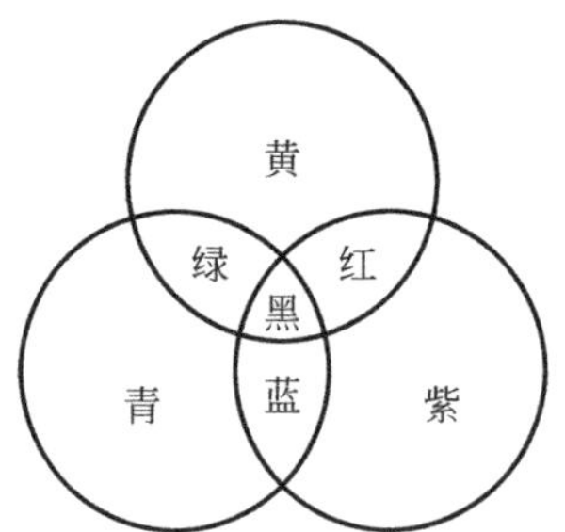

图 2.16　颜料混色

看到：

红光＋绿光＝黄光

红光＋蓝光＝品红光

绿光＋蓝光＝青光

红光＋绿光＋蓝光＝白光

适当改变混色的比例，可以得到各种颜色的光。例如，红光与绿光混合时，如果绿光比例由小逐渐增大，则依次产生橙红、橙、黄橙、黄、黄绿、草绿等各色光，当红、绿、蓝三色光以不同比例混合时，亦可得到各种较淡的颜色，如淡青、淡紫、淡绿、淡黄、粉红、浅蓝等各色光。

国际照明委员会（CIE）选择红色（$\lambda=700.00$nm），绿色（$\lambda=546.1$nm）和蓝色（$\lambda=435.8$nm）3 种单色光作为表色系统的三基色。这就是 CIE 的 R、G、B 颜色表示系统。

三基色光相加以获得各种彩色的方法通常称为相加混色。

在彩色印刷、绘画和电影中采用了颜料，白光照在颜料上后，光谱的某些部分便被吸收，而其余的部分被反射或透射，从而表现某种颜色。混合颜料时，每增加一种颜料，都要从日光中减去更多光谱成分，因此颜料混合的过程称为相减混色。采用的基色（称颜料基色）是品红（吸收绿光）、黄（吸收蓝光）、青（吸收红光）三色。可以将它们写成表达式：

品红＝白光－绿光

黄色＝白光－蓝光

青色＝白光－红光

调配颜料基色也可以得到各种颜色，如图 2.16 所示，可以看到：

黄色＋品红＝白光－蓝光－绿光＝红色

黄色＋青色＝白光－蓝光－红光＝绿色

品红＋青色＝白光－绿光－红光＝蓝色

黄色＋青色＋品红＝白光－蓝光－红光－绿光＝黑色

对于任一颜色的光而言，都存在着另一种颜色的光，当这二色光按适当比例混合时，总可以得到白光，这两种颜色就称为互补色。例如，青、品红、黄三色分别是红、绿、蓝三色的补色，反之亦然。所以，颜料三基色与彩色光三基色正好是互为补色。

无论是相加混色或相减混色，都符合三基色原理。用混合三基色的方法可以模拟实际色的现象说明：光谱成分彼此差异很大的彩色光，可以引起完全相同的彩色视觉。

前面，在讲解相加和相减混色时，所举的例子是将三基色同一时间作用于同一空间位置的直接迭加方法。实际上这是在一种光的光谱中增加或减去某些光谱成。因此，这是一种“光谱混色”。此外，由于人眼具有极限分辨率和视觉特性，所以对彩色还有空间和时间的混色效应。

空间混色法指的是当空间不同颜色的几个点靠得足够近，以至它们对人眼所张的视角小于最小分辨角（人眼黑白分辨角约为 1′，而彩色分辨率约 4′）时，人眼就不能分辨出它们各自的颜色，所感觉到的只是它们的混合色。

时间混色法利用的是人眼的视觉暂留特性，当各种色以足够快的速度轮换出现时，人眼不能辨别各自的颜色，看到的只是它们的乱合色。

另外，当两只眼睛观看不同颜色时，也会产生混色效应，例如，一只眼睛遮上绿色滤色片，另一只眼睛遮上红色滤色片，如果只睁开一只眼睛，就只会看到红色或绿色，如果同时睁开双眼，观看同一目标，所见到的正好是黄色。这就是生理混色法。

2.5.3 彩色视觉

在人眼视网膜里充满着大量能感光的圆锥细胞和圆柱细胞。圆锥细胞感受强光，主要在白光强光下起作用，能辨别颜色和图像的细节。圆锥细胞的数目约为七百万个，绝大部分分布在视网膜中部的黄斑区域。圆柱细胞的感光灵敏度很高，约比圆锥细胞高一万倍，它能在黄昏光线暗弱时起作用，使人能看得见东西，但它不能辨别颜色。因此，在光线暗弱的情况下，物体的颜色难以辨认，看到的只是一片灰色，人眼里圆柱细胞多达一亿三千万个，主要分布在视网膜周围。圆柱细胞所产生的视觉称为黄昏视觉（暗视），圆锥细胞的视觉称为白日视觉（明视）。人们早在杆状细胞里找到一种视质素，即视紫红质。它在吸收光线时褪色并通过化学反应，使细胞产生电的极化。实验表明，人眼暗视觉光谱敏感度曲线（图 2.17 虚线所示）与视杆细胞内视紫红质的吸收光谱非常一致，因而认为视紫红质就是暗视觉状态下吸收光谱引起视觉兴奋的光敏色素。对锥状细胞的研究是近二十年的事，由于新技术的发展，人们证明了在锥状细胞中确实含有 3 种对不同光谱敏感的视质素或褪色素。而且还发现，锥状细胞所含的褪色素是单一的，因面得出结论，每一种锥状细胞含有一种褪色素。

感光细胞都包含一种感光的化学物质，称为视色素。圆柱细胞只含有一种视色素而圆锥细胞分为三类，分别含有红敏、绿敏和蓝敏三种视色素。这 3 种视色素的吸收光谱灵敏度曲线分别为 $V_R(\lambda)$、$V_G(\lambda)$、$V_B(\lambda)$，如图 2.18 所示。其峰值分别在红（580nm）、绿（540nm）、

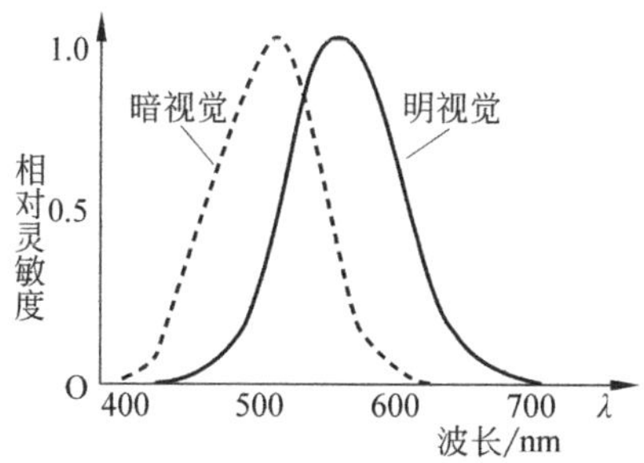

图 2.17　视觉曲线（明视觉和暗视觉）

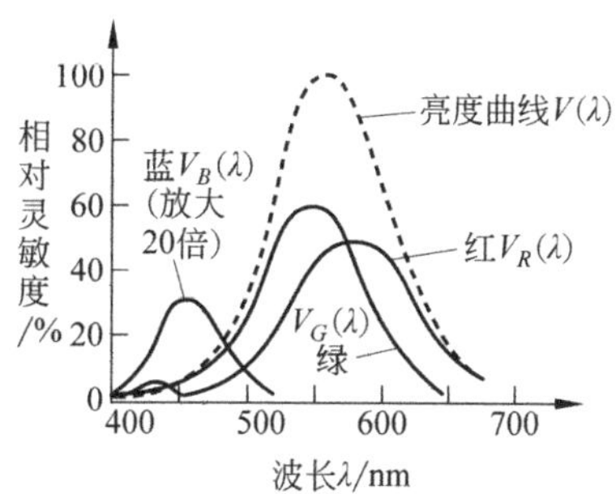

图 2.18　人眼 3 种锥状细胞的光敏曲线

蓝(440nm)波段。3条曲线在某些区域互相重迭。在明亮条件下，由于圆柱细胞的活动被抑止，此时圆锥细胞起主要作用。因此，人眼的亮度曲线 $V(\lambda)$(视敏度曲线)显然应是3种圆锥细胞光谱灵敏度曲线的总和。

当辐射功率波谱为 $P(\lambda)$ 的彩色光射入人眼时，3种圆锥细胞所受光刺激分别为

$$\begin{cases} F_R = K\sum P(\lambda)V_R(\lambda)\Delta\lambda \\ F_G = K\sum P(\lambda)V_G(\lambda)\Delta\lambda \\ F_B = K\sum P(\lambda)V_B(\lambda)\Delta\lambda \end{cases} \tag{2-13}$$

大脑根据3种圆锥细胞所受光刺激的总和产生亮度感觉。所谓彩色视觉就包含以上两方面的含义。

如果一束光线只能引起某一种光敏细胞的兴奋(其所受光刺激较强)。而另两种光敏细胞的兴奋很微弱，感觉到的便是某一种基色光，即红色、绿色或蓝色。如果红敏和绿敏细胞都兴奋，便感觉到黄色；绿敏和蓝敏细胞兴奋，便感觉到青色；红敏和蓝敏细胞都兴奋，则感觉到紫色。如果3种光敏细胞都被引起同等程度的兴奋，感觉到的便是白光了。显然，随着3种光敏细胞所受刺激程度的差异，还会产生各式各样的彩色感觉。

如果两束光线对人眼3种圆锥细胞的光刺激量相同，人就感到两束光线的亮度和颜色相同，尽管两者的物理性能(光谱分布)可能完全不同，三基色混色原理正是反映了这一视觉特点，因而，任一实际色均可用三基色混合成的光谱分布可能完全不同的等效色来代替。

2.5.4 彩色量

彩色光的度量称为彩色量，它决定了彩色光引起的彩色视觉的总效果。为了全面地描述一个彩色量，必须要有3个数据，这就是亮度、色调和饱和度(Brightness, Hue, Saturation)。亮度表示这个彩色量所引起的视觉强度，也就是明亮程度，显然，亮度与光功率有关。色调表示颜色的类别，如红、橙、黄、绿等，色调与光的波长成分有关。饱和度表示颜色的深淡(浓淡)，它与彩色光中的白光含量有关。纯光谱色的饱和度为100%；彩色中所掺白光越多，饱和度越低；白光的饱和度为0。色调和饱和度合在一起称为色度，这也就是日常人们所说的颜色。

2.6 人眼成像原理

人的眼睛是人类视觉系统的重要组成部分，它是很复杂的器官。简单说来它是一个平均直径约为20mm的球体，前端有一个晶状体(iens)，内壁有一层视网膜(retina)。从成像的角度可将眼睛和照相机比较一下。图2.19给出人眼水平横截面的示意图，其中晶状体相当于镜头而视网膜相当于胶片。当眼睛聚焦在前方物体上时，从外部射入眼睛内的光在视网膜上成像。

眼睛内晶状体和普通光学镜头的主要区别是前者要灵活得多。晶状体后曲面的曲率半径比它前部要大。晶状体的形状是由在晶状体周围的睫状体纤维内的压力控制的。当需要聚焦在远距离物体上时，用于控制压力肌肉使晶状体变得比较扁平，屈光能力减小。同样，

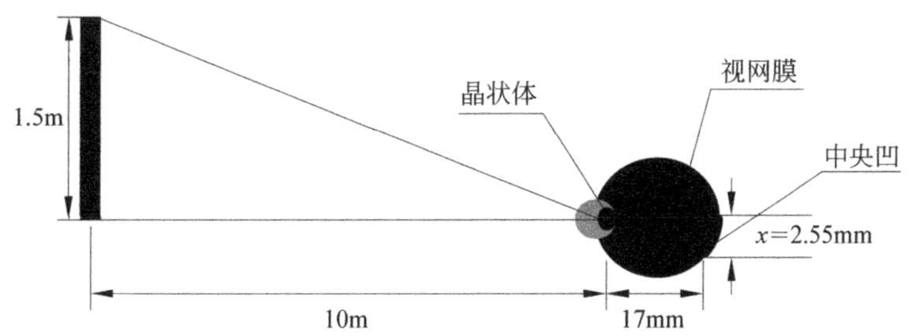

图 2.19 人眼成像水平横截面示意图

这些肌肉也能使晶状体变得比较厚，增加屈光能力以聚焦到离眼较近的物体上。

当晶状体的屈光能力从最小变到最大时，晶状体聚焦中心和视网膜间的距离可以从约 17mm 变到约 14mm，当眼睛聚焦在一个 3m 以外的物体上时晶状体具有最小的屈光能力，而当眼睛聚焦在一个很近的物体上时晶状体具有最强的屈光能力。据此可计算物体视网膜上的成像尺寸。例如，在图 2.19 中，观察者看一个相距 10m、高 1.5m 的柱状物体。如果用 x 代表以毫米为单位的视网膜上的像尺寸，根据图中的几何关系，$\frac{1.5}{10}=\frac{x}{17}$，所以 $x=$ 255(mm)。

视网膜表面分布着一个个光接受细胞，可接受光的能量并形成视觉图案。光接受细胞有两种：锥细胞和柱细胞。每个眼内约六百万至七百万个锥细胞。它们对颜色很敏感。人类能借助这些细胞区分细节，主要是因为每个细胞都连到它自己的神经末梢。锥细胞视觉称为适亮视觉(photopic vision)。柱细胞的数量要比锥细胞大得多，在视网膜表面上大约有七千五百万至一亿五千万个柱细胞。它们分布面大且几个柱细胞连到同一个神经末梢使得细胞分辨率比较低。柱细胞主要提供视野的整体视像，它们不感受颜色并对低照度较敏感。例如，在日光下鲜艳的彩色物体在月光下变得像无色的，就是由于只有柱细胞在工作。这种现象称为适暗视觉(scotopic vision)。

视网膜中心也称为中央凹(fovea)，是眼内最敏锐的区域。锥细胞在中央凹区域的密度很高。为了解释的方便可把中央凹看作一个 1.5mm×1.5mm 的方形传感器矩阵。锥细胞在这个区域的密度约是 150 000 个/平方毫米，所以近似地说，中央凹里的锥细胞数是约 337 000 个，单从原始分辨能力看，一个中等分辨率的 CCD 图像采集阵可把这么多个光电感受元件集中在一个不超过 7mm×7mm 的接收阵中。由此可见眼睛的分辨能力是目前的电子成像传感器所达到的。但这并不表明人类视觉系统的能力已能用电子器件实现。

第3章

数字图像的数据结构及基本统计特征

3.1 数字图像的基本数学模型

抽样量化后的数字图像就是一个灰度值的二维数组。该数组若用 $f(x,y)$ 来表示时，其含义是位于坐标 (x,y) 处的像素，其灰度值是 $f(x,y)$。根据灰度层次及光谱轴与时间轴上组合方式的不同，数字图像可分为表 3.1 所示各类。由表 3.1 可见，尽管不同类别的图像，其视觉效果不同，对应的实物背景不同，但在计算机内都是二维数组的集合。因此，研究数字图像处理，最基本的就是研究一个二维数组的处理。

表 3.1 数字图像的类别及基本数字模型

类　别	基本类型	说　明
二值图像	$f(x,y)=0,1$	文字、线条、指纹等
灰度图像	$0\leqslant f(x,y)\leqslant 2^n-1$	黑白照片，一般 $n=6\sim8$
彩色图像	$\{f_i(x,y)\},i=\mathrm{R,G,B}$	以三原色表示的彩色图像
多光谱图像	$\{f_i(x,y)\},i=1,2,\cdots,m$	遥感图像，一般 $m=4\sim8$
立体图像	$f_\mathrm{L},f_\mathrm{R}$	由左、右视点得到的同一物体的图像
动图像(时间序列图像)	$\{f_i(x,y)\},t=t_1,t_2,\cdots,t_n$	动态分析、动画

制作一幅 N_1 行 N_2 列像素的数字图像，其像素灰度值可用 N_1 行 N_2 列的矩阵 $\boldsymbol{F}$ 来表示，如图 3.1 所示。这样，对数字图像的各种处理就可以变成对矩阵 $\boldsymbol{F}$ 的各种运算。

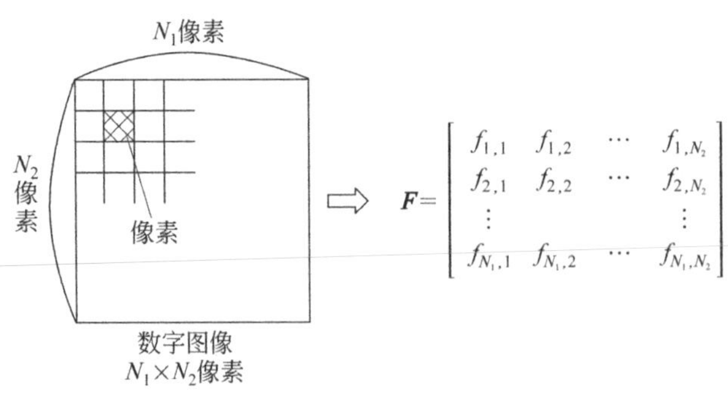

图 3.1 数字图像的矩阵表示

一幅 $M\times N$ 个像素的数字图像，在算法语言中可以用一个 $M\times N$ 的二维数组 F 来表示，如图 3.2 所示。数字图像的各像素的灰度值可按一定顺序存放在 F 数组中。习惯上把数字图像左上角的像素定为(1,1)像素，右下角的像素定为(M,N)像素。这样从左上角开始，横向第 I 列，纵向第 J 列的第(I,J)个像素值就存储到数组元素 $F(I,J)$中。数字图像中的像素与二维数组中的各元素便一一对应起来了。二维数组就是数字图像在程序中的表现形式。

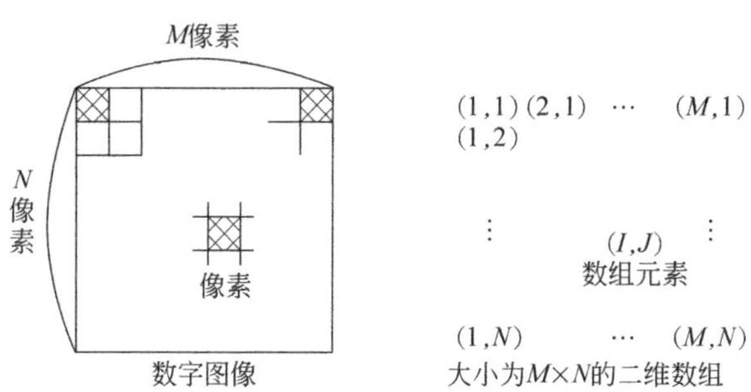

图 3.2　数字图像在二维数组中的存储方式

上述这种图像的二维数组表示方法中，其数组元素(I,J)中，第一个变量 I 是对应水平方向(即光栅扫描方向)，第二个变量 J 对应于垂直方向。这与用矩阵表示图像时，第一个变量 I 表示垂直方向，第二个变量 J 表示水平方向，正好相反。称前者为 F(即 FORTRAN)型，后者为 M(即 MATRIX)型，其含义如图 3.3 所示。从实用角度来说，图像的这两种数组表示方法没有什么优劣之分。应该注意的是，在同一系列的处理程序中勿将两者混用，以免引起混乱及差错。

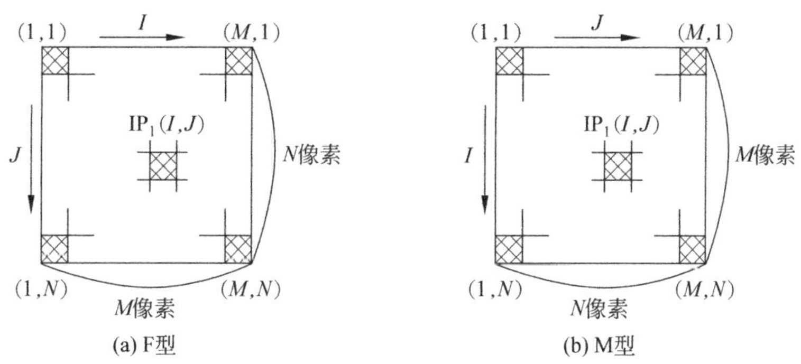

图 3.3　F 型与 M 型

3.2　数字图像的数据结构及格式文件

3.2.1　图像的数据结构

庞大的数字图像数据存储结构选择，在各种数字图像处理系统设计中，是一个很重要的问题。常用的主要数字图像数据存储结构有如下几种方式。

1. 二维数组方式

把一幅二维数字图像中各个像素的值，对应于二维数组中的各个相应的元素，以实现存储。这种存储结构方式最简单，在进行处理作业的过程中，调用数据也甚为方便。为了有效地利用存储空间，有两种存储结构方式，即组合方式和比特面方式可供选择。

1）组合方式

这里所说的组合方式是在计算机的一个字（或字节）的长度中，存储多个像素值的方式。例如，在 16bit/字的计算机中，对 8bit/像素的数据，可以把相邻的两个像素数据存储到同一字中的高 8 位和低 8 位上；对于 4bit/像素的数据，则可以把 4 个相邻像素数据存储到该同一字中；而对于一个二值图像，则该同一字可以存储连续 16 个像素的数据。

2）比特面方式

比特面方式的结构如图 3.4 所示。

对于一个灰度等级 $G=2^m$、采样点数为 $M\times N$ 的图像的数据，需要 2^m 个数据存储比特面（即数组），每个比特面上要有 $M\times N\times 1$ 个比特存储单元。

图像平面上坐标为(I,J)的像素点的灰度值，由 m 个比特面上坐标为(I,J)处像素的二进制码决定，像素灰度的最高效位与序号为 $m-1$ 的比特面相对应；同理，其最低有效位与序号为零的比特面相对应。图 3.4 给出了 $m=8$ 的比特面结构示意图。

2. 一维数组方式

这种方式就是一个二维数字图像，按光栅扫描顺序的方式，构成一个数据序列，然后把图像像素数据存储到一维数据中。其数据的排放顺序及检索方式如图 3.5 所示。图中，图像平面（见图 3.5(a)）、第 J 列像素点的数据，在一维数组（见图 3.5(b)）中的所谓映射位置（即相互对应的位置）为$(I-1)N+J$，即

$$f(I,J)=A[(I-1)N+J]$$

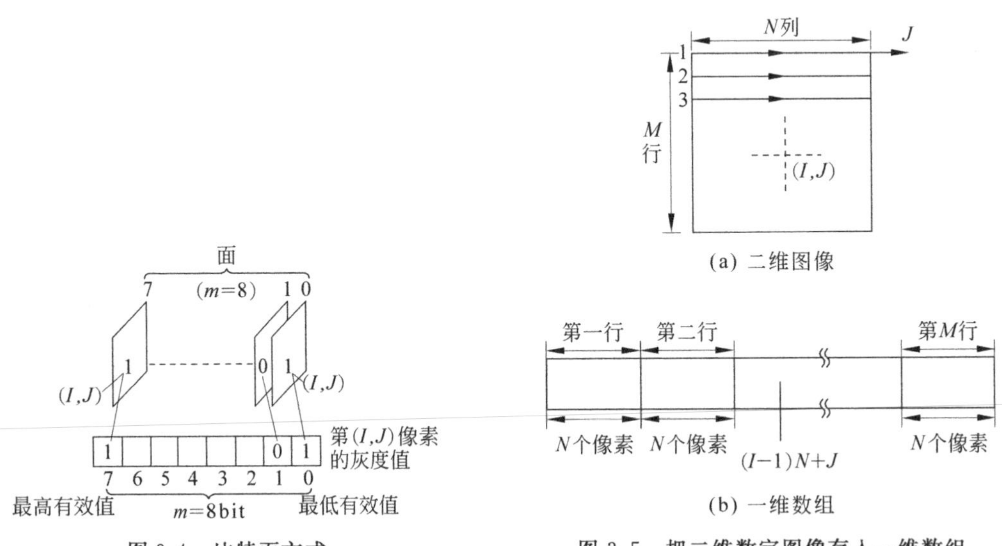

图 3.4 比特面方式

图 3.5 把二维数字图像存入一维数组

3. 分层结构方式

分层结构也称为锥形结构，如图 3.6 所示。从原始图像 $f_0(2^2\times 2^2)$开始，依次分层($f_0\to f_1\to f_2$)构成像素愈来愈少的图像 f_2。对于一个 $2^n\times 2^n$ 的数字图像来说，可以看成是各个分辨率不同($2^n\times 2^n, 2^{n-1}\times 2^{n-1}, \cdots, 2^0\times 2^0$)的共计 $n+1$ 幅分层图像集合。

一般地说，对于这种分层结构数据，可以先从分辨率较低(较粗)的图像层开始进行处理(调用)，然后，根据需要，再逐步进入到分辨率较高(较细)的图像层进行处理。这样分层处理，其效率可以提高。

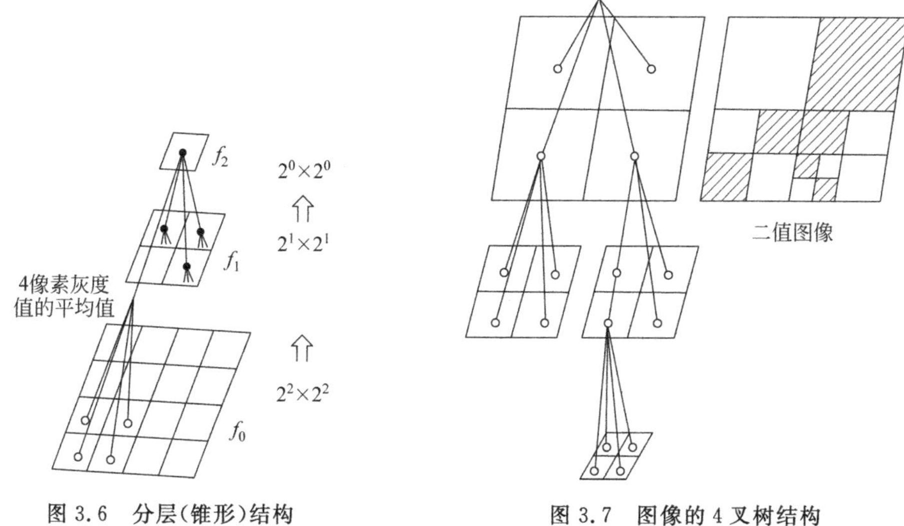

图 3.6 分层(锥形)结构

图 3.7 图像的 4 叉树结构

4. 树结构方式

数据的树结构是将数据序列组织成一棵树，从树干、树枝到树叶分割起来。图 3.7 给出了一个图像的 4 叉树结构示意图。

数据的树结构是将原始图像的行、列不断地进行二等分，当被分割的各个部分的图像的像素已全为黑(或全为白)时，即说明已分割到树叶一级，便停止分割。这种数据树结构方式，在数据压缩技术和计算机视觉处理中，有比较广泛的应用。

5. 多波段图像数据组合结构

对于多个波段图像的数据，可有多种不同的组合结构。例如，对于红、绿、蓝三基色彩色图像数据，便可有几种不同的数据结构及其存储方式：图 3.8 是一种按各个波段图像分割分别存储的方式；图 3.9 是一种按各个扫描行分割分别存储各波段数据的方式；图 3.10 是一种按各个像素存储各波段图像的方式。当然，视不同的数据采集、传输、存储、调用的需要，还可以有其他一些不同的数据组合结构方式，读者可以研究、创造。

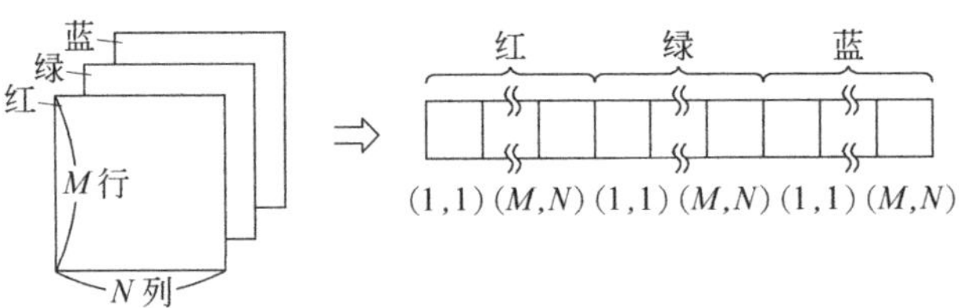

图 3.8 按各个波段存储图像

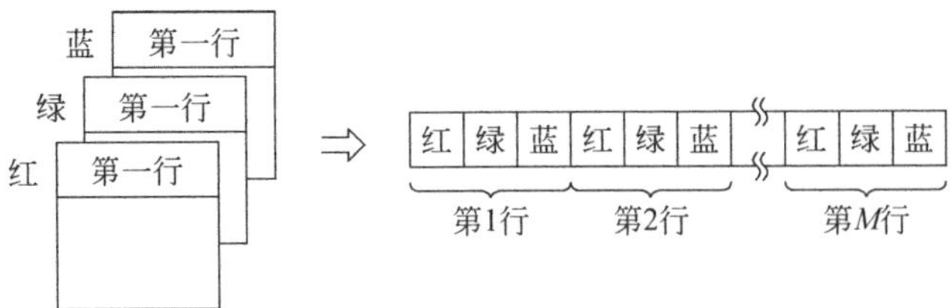

图 3.9 按扫描行存储各波段图像

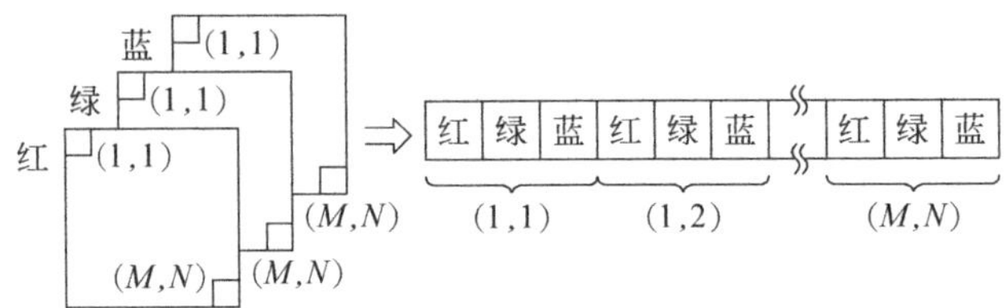

图 3.10 按各个像素存储各波段图像

3.2.2 图像的格式文件

图像数据是记录和存储在磁盘或磁带上的。图像处理系统的数据结构也称为数据组织,一般相当于多维变量的排列顺序。医学图像数据一般为二维,即样向(采样方向或像元方向)和行向所构成的二维空间,存于磁盘上形成数据文件可有以矩阵形式——无头文件,也可按特定格式存储——格式文件。本节介绍常见的几种格式文件的数据格式,这类文件由两部分组成,即头文件(头信息)和数据项。

1. BMP 图像文件

BMP 图像文件最早应用于 Microsoft 公司推出的 Microsoft Windows 窗口系统。由于 Microsoft Windows 的影响已遍及全世界,Windows 3.0、Windows 3.1、Windows 98、Windows 2000 以及 Windows NT 的先后推出,已经使 Microsoft Windows 成为 PC 环境窗口系统的事实上的工业标准。BMP 图像文件格式也越来越受到重视。由于 BMP 格式是 Windows 环境中交换与图有关的数据的一种标准,因此在 Windows 环境下运行的图形图像软件都支持 BMP 图像格式。

BMP 图像文件由以下三部分组成。

(1) 位图文件头(BITMAPHEADER)数据结构。

(2) 位图信息(BITMAPINFO)数据结构。

(3) 位图阵列。

1) 位图文件头

位图文件头数据结构包含 BMP 图像文件的类型、显示内容等信息。它的 C 语言数据结构和 Visual Basic 6.0 结构,分别如下。

C 语言结构:

```
typedef struct{
  int bfType;                /* always  "BM" */
  long bfSize;               /* file  size */
  int bfReserved1;
  int bfReserved2;
  long bfOffBits;            /* image data offset */
} BITMAPFILEHEADER;
```

Visual Basic 6.0 结构:

```
Type BITMAPFILEHEADER
bfType As integer           '文件类型字段 (BM 即等于 19778)
bfSize As Long              '文件的大小
bfReserved1 As Integer      '保留 (=0)
bfReserved2 As Integer      '保留 (=0)
bfOffBits As Long           '第一个像素的偏移量
End  Type
```

对于变量名中的大小写变化,沿用了 Windows SDK 编程风格的缘故,使用这种风格编程时,变量名采用匈牙利记号法。

这种记法的特点是第一个或前几个字母标变量的类型。后面的字母若出现单词,则单词的第一个字母大写,其余的小写。可不必理睬这些约定,而采用自己的风格。

在上面结构中,每一个变量的含义解释如下:

bfType 表明位图文件的类型,必须为 BM。

bfSize 表明位图文件的大小,以字节为单位。

bfReserved1 属于保留字,必须为 0。

bfReserved2 也是保留字,必须为 0。

bfOffBits 表示位图阵列起始位置,也就是位图阵列相对于位图文件头的偏移量,以字节为单位。

2) 位图信息

位图信息数据结构由 BITMAPINFOHEADER 和 RGBQUAD 两个数据结构组成。

其中,BITMAPINFOHEADER 数据结构包含了有关 BMP 图像的宽、高、压缩等信息,它的 C 语言和 Visual Basic 6.0 结构如下。

C 语言结构:

```
typedef struct{
long biSize;                /* size of BITMAPINFOHEADER */
```

```
long biWidth;                    /* image width */
long biHeight;                   /* image depth */
int biPlanes;                    /* must be 1 */
int biBitCount;                  /* bits per pixel,must be 1,4,8 or 24 */
long biCompress;                 /* compress method */
long biSizeImage;                /* image size */
long biXPelsPerMeter;            /* pixels per meter in herizontal direction */
long biYPelsPerMeter;            /* pixels per meter in vertical */
long biClrUsed;                  /* color number used */
long biClrImportant;             /* important colors,if all colors are
                                    important,it should be set  0 */
}BITMAPINFOHEADER;
```

Visual Basic 6.0 结构：

```
Type  BITMAPINFOHEADER
biSize As Long                   '文件信息头的长度(一般=40)
biWidth As Long                  '位图的宽度
biHeight As Long                 '位图的高度
biplanes As Integer              '平面的数目(=1)
biBitCount As Integer            '每个像素所占位数(如1、4、8、24)
biCompress As Long               '是否压缩(未压缩=0)
biSizeImage As Long              '图像大小(可选)(按字节)
biXPelsPerMeter As Long          '目标设备图像水平分辨率
biYPelsPerMeter As Long          '目标设备图像垂直分辨率
biClrUsed As Long                '位图使用颜色数(使用所有颜色=0)
biClrImportant As Long           '重要颜色数(都重要=0)
End Type
```

以上每个字段的具体含义解释如下：

biSize 指出 BITMAPINFOHEADER 结构所需要的字节数。

biBitCount 给出每个像素的位数，其值必须是 1(单色)、4(16 色)、8(256 色)、24(真彩色)之一。

biCompress 给出该图像所用的压缩类型，它必须是下列各值之一：

0(BI-RGB)说明该图像未被压缩；

1(BI-RLE8) 为每个像素需 8 位表示的图像指定行程压缩格式。此压缩格式是由计数字节和颜色索引字节组成的两字节格式，详细解释见后。

2(BI-RLE4) 为每个像素需要 4 位表示的图像指定行程压缩的格式。此压缩格式是由计数字节和颜色索引字节组成的两字节格式，详细解释见后。

biSizeImage 给出图像字节数的多少。

biXPelsPerMeter 以目标设备的每米像素给出的图像水平分辨率。

biYPelsPerMeter 以目标设备的每米像素数给出的图像的垂直分辨率。

biClrUsed 给出调色板中图像实际使用的颜色素数。如果比值为 0，则图像使用的颜色数由 biBitCount 字段的值确定；当此值不为 0 时，如果 biBitCount 字段值小于 24，则 biClrUsed 字段给出图形设备或设备驱动程序将访问的实际使用的颜色数。如果

biBitCount 等于 24，则 biClrUsed 字段给出用于优化（Windows）调色板性能的参考色彩表的大小。

biClrImportant 给出重要的颜色索引值。这些索引值对于图像显示是重要的。如果索引值为 0，则所有颜色都是重要的。

数据结构 RGBQUAD 定义一种颜色。它的 C 语言和 Visual Basic 6.0 结构如下。

C 语言结构：

```
typedef struct tagRGBQUAD{
    unsigned char rgbBlue;
    unsigned char rgbGreen;
    unsigned char rgbRed;
    unsigned char rgbReserved;
}RGBQUAD;
```

Visual Basic 6.0 结构：

```
Type RGBQUAD
    rgbBlue As Byte               '蓝色分量值
    rgbGreen As Byte              '绿色分量值
    rgbRed As Byte                '红色分量值
    rgbReserved  As Byte          '保留(=0)
End Type
```

在 RGBQUAD 定义的颜色中，蓝色的亮度由 rgbBlue 定义，绿色的亮度由 rgbGreen 定义，红色的亮度由 rgbRed 定义。rgbReserved 必须为 0。若某表项的值为"FF,00,00,00"，那么它定义的颜色为纯蓝色。

位图信息(BITMAPINFO)数据结构中的 bmiColor()是一个颜色表，用于说明图像中的颜色，相当于 PCX 图像格式中的调色板。它有若干个表项，每一个表项都由 RGBQUAD 结构定义了一种颜色。

biColor()表项的个数由 biBitCount 来定。

当 biBitCount=1、4、8 时，biColor 分别有 2、16、256 个表项。若某点的像素值为 n，则该像素的颜色为 bmiColor(n)所定义的颜色。

当 biBitCount=24 时，biColor()表项为空。位图阵列的每 3 个字节表示一个像素，这 3 个字节直接定义了像素颜色中的蓝、绿、红的相对亮度。

3）位图阵列

位图阵列记录了图像的每一个像素值。在生成图像时，Windows 从图像的左下角开始逐行扫描图像，即从左到右、从下到上将图像的像素值一一记录下来，这些记录像素值的字节组成了位图阵列。

位图阵列数据的存储格式有压缩和非压缩两种，由 biCompress 表示。

(1) 非压缩格式。

在非压缩格式中，位图中每一个点的像素值对应于位图阵列的若干位，而位图阵列的大小由图像的宽度、高度以及图像的颜色数(biBitCount)决定。

① 位图扫描行与位图阵列的关系。

设记录一个扫描行的像素值需 n 个字节，位图阵列的大小为 n=biHeight 个字节，这时，位图阵列的 0～n－1 个字节记录了图像的第一个扫描行的像素值，n～2n－1 个字节记录了图像的第二个扫描行的像素值，……，位图阵列的(i－1) * n～i * n－1 个字节记录了图像的第 i 个扫描行的像素值。

当(biWidth * biBitCount)MOD 32=0 时：

$$n=(biWidth * biBitCount)/8$$

当(biWidth * biBitCount) MOD 32!=0 时：

$$n=(biWidth * biBitCount)/8+4$$

② 位图像素值与位图阵列的关系(以第 i 扫描行为例)。

设第 i 扫描的像素值的 n 个字节分别为 b_0、b_1、b_2、…、b_{n-1}，则：

当 biBitCount=1 时，b_0 的第 7 位记录了位图的第 i 扫描行的第 1 个像素值，第 6 位记录了第 2 个像素值，……，第 0 位记录了第 8 个像素值；b_1 的第 7 位记录了第 i 扫描行的第 9 个像素值，第 6 位记录了第 10 个像素值，……。当 biBitCount=4 时，b_0 的 7～4 位记录了位图的第 i 扫描行的第 1 个像素值，b_0 的 3～0 位则为第 i 行第 2 个像素值。

当 biBitCount=8 时，b_0 记录了位图的第 i 扫描行的第 1 个像素值，b_1 记录了第 i 扫描行的第 2 个像素值，……

当 biBitCount=24 时，b_0、b_1、b_2 记录了位图的第 i 扫描行的第 1 个像素值，b_3、b_4、b_5 第 i 扫描行的第 2 个像素值，……

(2) 压缩格式。

在 BMP 格式文件中，Windows 支持 BI-RLE8 和 BI-RLE4 两种压缩类型的存储格式。

BI-RLE8

当 biCompress=1 时，图像文件采用此压缩格式。

此压缩方式由两种字节组成。第一个字节给出应画出的连续像素的数目，所用的颜色索引在第二字节中。如果第一个字节为 0，则第二个字节的含义如下。

0：行结束。

1：图像结束。

2：转义后面的两个字节，用这两个字节分别表示下一个像素从当前位置开始的水平位移和垂直位移。

n(0x03<n<0xff)：转义后面的 n 个字节，其后的 n 个像素分别用这 n 个字节所指定的颜色画出。必须保证 n 是 4 的倍数，不足的位补 0。

下面的例子给出一个 8 位压缩图的十六进制表示。

①03 04②05 06③00 03 12 34 56 00④02 78⑤00 02 03 02⑥02 78⑦00 00⑧06 1E ⑨00 01

解压缩之后的图像数据如下：

① 04 04 04

② 06 06 06 06 06

③ 12 34 56 注意原数据中后面的 0 是为了调整字节数为 4 的倍数

④ 78 78

⑤ 从当前位置向左偏移 03，向下偏移 02

⑥ 78 78

⑦ 行束

⑧ 1E 1E 1E 1E 1E 1E

⑨ 图像结束

BI-RLE4 压缩格式

当 biBitCount=4 时，图像文件采用此种压缩格式。

BI-BLE4 压缩方法与 BI-RLE8 压缩方法类似。只是 BI-RLE4 的每个字节包含了两个像素。当连续显示时，第一个像素按字节的高 4 位指定的颜色画出，第二个像素使用低 4 位指定的颜色，第三个像素再用高 4 位指定的颜色，……，直至由第一个字节所确定的像素画完为止。

下例为 4 位压缩图像的十六进制值：

①03 04②05 06③00 06 12 34 56④00 04 78⑤00 02 03 02⑥04 78⑦00 00⑧06 1E ⑨00 01

解压缩之后的数据如下：

① 0 4 0

② 0 6 0 6 0

③ 1 2 3 4 5 6

④ 7 8 7 8

⑤ 从当前位置右移 3，下移 2

⑥ 7 8 7 8

⑦ 行结束

⑧ 1 E 1 E 1 E

⑨ 图像结束。

2. DICOM 文件格式

DICOM 文件是由 DICOM 文件元信息和 DICOM 数据集组成，DICOM 文件结构如图 3.11 所示。

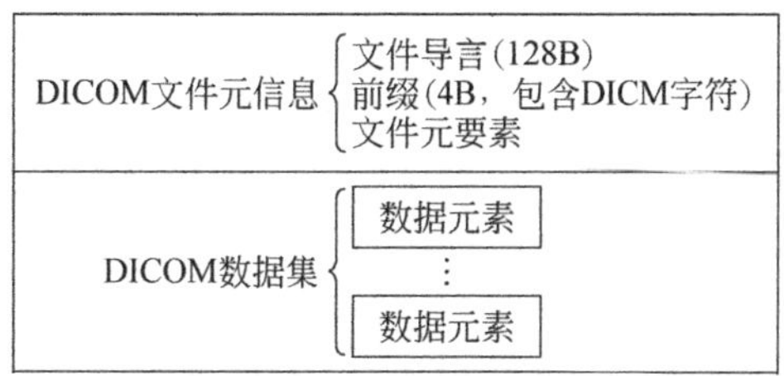

图 3.11　DICOM 文件结构

1）文件元信息

文件元信息也称为文件头，包括封装数据集的识别信息。文件头由 128B 的文件前言、紧随 4B 的 DICOM 前缀和文件元要素组成。这个文件头将在每个 DICOM 文件中出现。

文件前言可加以利用，正如应用框架或具体的操作所定义的。DICOM 标准的这部分对固定大小的前言不要求任何结构。不需要构建成具有标签和一定长度的 DICOM 数据元素。本部分通过提供与许多常使用的计算机图像文件格式的兼容性，便利于对 DICOM 文件中的图像数据和其他数据的访问。不论文件前言是否包含信息，DICOM 文件内容应该与该部分要求相符合，数据集应该与文件元信息中指定的 SOP（Service Object Pair）类相符合。

注：

（1）如果应用框架或特殊操作不使用文件前言，所有 128B 都被设置成 00H。当所有 128B 不按上述规定设置时，目的是帮助识别前言被使用过了。

（2）例如，文件前言可容纳使多介质应用能够随意访问存储在 DICOM 数据集的信息。也可通过两种方式访问同样的文件：通过运用前言的多介质应用，通过无视前言的 DICOM 应用。

4B 的 DICOM 前缀将包含字符串“DICM”，它被当作大写字母利用 ISO 8859 GO 字符指令进行编码。这 4B 前缀没有被构造为具有标记符和长度的 DICOM 数据元素。

前言和前缀之后是具有标记符和长度的一套 DICOM 元要素。DICOM 文件元信息的定义如表 3.2 所示。

表 3.2　文件元信息的定义

属性名	标签	类型	属性描述
文件前言	无标签或长度区域	1	128 个字节的固定长度区为应用框架或操作执行使用。如果不能被应用框架或特殊操作利用的话，那么所有的字节都将设置为 00H。文件集读者或升级者将不能依赖这个前言的内容以决定这个文件是或不是 DICOM 文件
DICOM 前缀	无标签或长度区域	1	4 个字节包含特征字符串"DICOM"。这个前缀用来识别这个文件是否是 DICOM 文件
文件元信息组长度	(0002,0000)	1	从这个文件元要素（值域末端）到组 2 最后的文件元要素（包含最后的文件元要素）所占用的字节数目
文件元信息版本	(0002,0001)	1	这是 2 个字节区域，在这里，每一位都表示这个文件元信息头的一种版本。在版本 1 中，第一个字节值是 00H，第二个字节值是 01H 在执行读带有元信息文件时，如果版本属性的第二字节的第 0 位被设置为 1，可能说明文件元信息如 PS 3.10 版本所规定的。所有其他位不将被检查 注：一个每位都表示一种版本的位域，允许显式表示支持以前多种版本。能够被版本 1 的读者读的文件元信息的未来版本将把第二字节的第 0 位设置为 1

续表

属 性 名	标　　签	类型	属 性 描 述
介质存储 SOP 类唯一标识符(UID)	(0002,0002)	1	唯一识别与数据集合相关的 SOP 类。介质存储的 SOP 类唯一标识符在 DICOM 标准的 PS 3.4——介质存储应用概述中有详细的说明
介质存储 SOP 示例唯一标识符(UID)	(0002,0003)	1	唯一识别与置于文件中的数据集相关的 SOP 示例,这些示例在文件中紧随文件元信息之后
传输语法 UID	(0002,0010)	1	唯一识别被用来编码随后的数据集的传输语法。这个传输语法不适用于文件元信息 注：建议使用 DICOM 传输语法中的显式值表示法编码以方便对文件元要素值的解释(参见 DICOM 标准的 PS 3.5)
执行类唯一标识符(UID)	(0002,0012)	1	唯一识别写这个文件及其内容的执行。万一互换出现问题,它提供了一个最终写出文件的明确执行类型的证明。它遵循同样的方针,正如 DICOM 标准的 PS 3.7(联合谈判)所定义的
执行版本名	(0002,0013)	3	对执行类唯一标识符使用而言,识别一个指令长达 16 个字符的版本。它遵循同样的方针,正如 DICOM 标准的 PS 3.7(联合谈判)所定义的
源应用实体名	(0002,0016)	3	AE 的 DICOM 应用实体(AE)名称,它写出了文件内容的(或最后升级过的内容)。如果使用,要是介质互换有问题的话,它允许对错误源进行追查。与 AE 名称相关联的政策与在 DICOM 标准的 PS 3.8 中定义的一样
私人信息创建者的唯一标识符(UID)	(0002,0100)	3	私人信息创建者的唯一标识符(0002,0102)
私人信息	(0002,0102)	1C	包含置于文件元信息的私人信息。创建者将在(0002,0100)中得到确认。如果私人信息创建者的唯一标识符(0002,0100)存在的话,那它肯定是必需的

为了更好地理解文件元信息的定义,需要对表中的使用的一些概念做如下解释。

SOP 的中文名称是服务对象对,是 DICOM 信息传递的基本功能单位,包括一个信息对象和一组 DICOM 消息服务元素。

UID(Unique Identifier)的中文名称是唯一标识符。这个标识符可被用在世界上不同地点的多制造商环境中。为保证每个标识符全球的唯一性,使用下面的字符串(称为唯一标识符或 UID)产生机制:<根>.<后缀>,根部分是由权威部门支持的,它保证没有其他人或机构再使用这个根标识。这个数值由标准化组织分配给公司或医院,但也必须保证在它们自己内部网络中也是唯一的。通过使用一个唯一的系统标识,每个系统在世界范围内有一个唯一的根。后缀是由系统在产生实例时动态产生的。例如,“1.2.840.113619.2.16.1.120.940 481283.2.61”是 GE 的心血管造影系统产生的一个 UID。一旦一个实例通过 UID

标识，必须一致地使用它。若制作了复件或未加修改地再生成，它必须使用相同的UID。否则相同信息的两部分将存在不同的标识，这会导致混乱。在DICOM中UID也用于标识有关的属性，如“1.2.840.10008.1.1”是验证服务类，“1.2.840.10008.1.2”是DICOM默认的隐式LittleEndian传输语法，“1.2.840.10008.5.1.4.1.1.2”是CT图像存储。

传输语法：在SOP实例数据集能被交换之前，数据集编码到字节流的编码方式是固定的，或者是网络交换中协商的，或者在介质上是与数据存储在一起的。编码方式由传输语法指明。传输语法定义了3个方面的内容：值表示法如何指定；多字节数在存储或传输时的字节顺序，是低位字节先存储或发送(Little Endian)，还是高位字节先存储或发送(Big Endian)；封装情况下的压缩格式，是采用JPEG还是RLE的压缩算法，是有损方式还是无损方式等。例如，对于一个32位无符号整数12345678H，在Little Endian方式下的字节顺序为78、56、34、12，而在Big Endian方式下的字节顺序则为12、34、56、78。传输语法的处理是服务提供方的一部分，但双方都要初始设置正确的对双方都可接受的传输语法。

传输语法是由一个UID标识的。DICOM默认的传输语法是隐式VR(数值表示法)LittleEndian传输语法，并采用无损方式的JPEG压缩算法。

除了128个字节的前言和4个字节的前缀之外，使用显式的数据值描述低位先存的传输语法(UID=1.2.840.10008.1.2.1)对文件元信息进行编码，正如DICOM PS 3.5中所定义的。如果必要的话，为了达到偶数字节的长度每个文件元要素的值都将被填补，正如它们相应值表示法在PS 3.5中所规定的。为了同这个标准的未来版本兼容，任何没有在表3.2定义的标记符(0002,××××)都将被忽视。所有标记符(0002,××××)的值都被这个标准和以后DICOM版本使用。带有组号0002的数据元素只能在文件元信息中使用，而不能在数据集中使用。

注：PS 3.5规定带有标记符(0001,××××)、(0003,××××)、(0005,××××)和(0007,××××)的元素将不被使用。

2) 数据集

数据集是由一系列数据元素组成。每个数据元素都有唯一的标记符，这些数据元素在数据集中按标记符中的组号以及元素号数值增加的方式进行存放。一个数据元素在数据集内至多只能出现一次。但是在嵌套的数据集中可以再次出现。显式和隐式数值表示法在数据集精确嵌套数据集中并不同时存在，一个数据集是否使用显式或隐式数值表示法以及其他特性，取决于传输语法的协商。数据集的结构如图3.12所示。

一个数据元素包含了数据元素标记符、值表示法、值长度和数据元素值。数据元素的值表示法是否存在决定于协商的传输语法。对隐式值表示法的传输语法，数据元素没有值表示法。而在显式值表示法的传输语法下，数据元素包括值表示法。数据元素有标准数据元素和私有数据元素两种类型。标准数据元素具有偶数值组号，私有数据元素具有奇数组号，自DICOM 3.0以后，数据组号并不传递任何语义上的含义。数据元素中值域的字节长度必须是偶数个，不足的部分填充空格。数据元素的结构如图3.13所示。

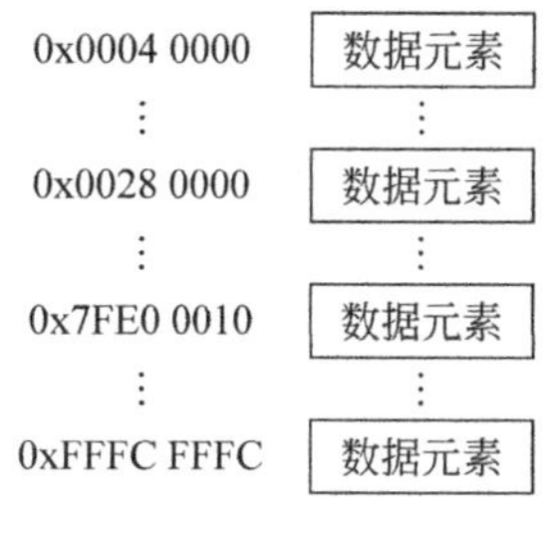

图 3.12　数据集的结构

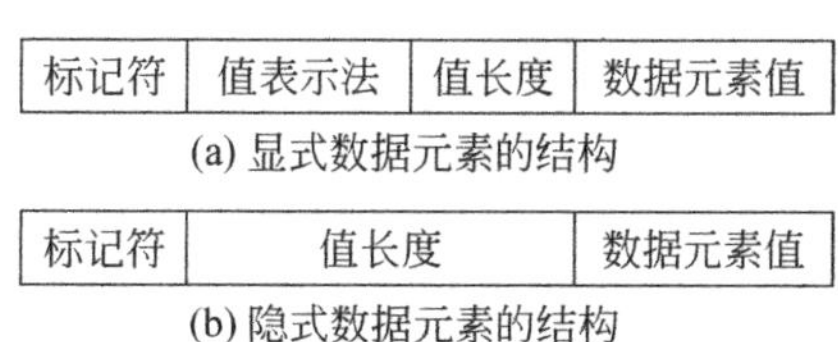

图 3.13　数据元素的结构

图 3.13 中，标记符(Tag)用 4 字节的十六进制数表示，前面 2 字节的数是数据元素的组号，后面 2 字节的数是元素号。组号为偶数的是标准数据元素，具体含义可以在 DICOM 的数据字典中查到。DICOM 的数据字典定义了许多数据元素标记符，涵盖了大多数的应用需要。组号为奇数的为私有数据元素，由用户在使用过程中自己定义。在 DICOM 标准中每个数据元素都有一个唯一的标记符，这些标记符可以在数据字典中查到。例如，(0x0028 0010)表示存储图像高度的数据元素的标记符，(0x0028 0011)表示存储图像宽度的数据元素的标记符，(0x0028 1050)表示存储图像窗位的数据元素的标记符，(0x0028 1051)表示存储图像窗宽的数据元素的标记符，(0x7FE0 0010)表示存储图像像素值的数据元素的标记符。

值表示法(Value Representation，VR)是数据元素值的表示方法，DICOM 标准中，对每个属性都定义了值表示法。值表示法具体描述了属性值如何进行编码。

值表示法有隐式和显式这两种形式。隐式就是采用预先规定的表示方法，通过标记符从数据字典中查到 DICOM 对这个属性表示方法的规定，从而正确解释属性值的内容。显式是用两个字符明确表示值的表示方法，如 AE 表示应用实体，AS 表示年龄字符串，DT 是日期和时间，FD 表示双精度浮点数等。值表示法的知识是信息交换双方所共享的。对某个属性(以标记符标识)的解码和编码过程必须仔细选择正确的值表示法。共享这个信息有两种可能的方法：共享包含所有可能属性的数据字典，或把值表示法作为数据元素的一部分。后一种方法增加了信息交换的开销，但比用共享数据字典更灵活，尤其在多制造商环境，数据字典同步更新很困难。值长度表示数据元素值所占据的字节数。数据元素值是数据元素值域中所存储的数值。图 3.14 是一个具体的数据元素示例。

0x0028 0010	US	2	0x0100

图 3.14　存储图像高度的数据元素

图 3.14 中，(0x0028 0010) 表示存储图像高度的数据元素的标记符，US 表示数据元素值是按无符号短整型数存储的，2 表示数据元素值占据两个字节，0x0100 表示图像的高度是 256。

DICOM 文件格式提供了一种封装文件中数据集的方法。数据集代表了一个与 DICOM IOD 相关的 SOP 实例。在 DICOM 文件元信息之后，数据集的位流被放置到文件中。每个文件包含一个单一的 SOP 实例。由多个 SOP 实例组成的文件集和文件结构如图 3.15 所示。

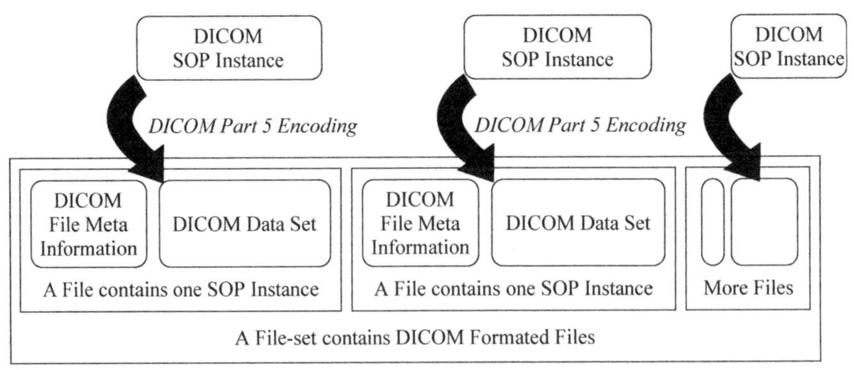

图 3.15　文件集和文件格式

3. JPEG 格式

JPEG(Joint Photographic Experts Group)格式是由 ISO 和 CCITT 两大标准组织共同推出的，定义了摄影图像通用的压缩编码方法，它是一种压缩位图格式，是目前为止用于摄影图像的最好压缩方法，是数字医学图像中常用的压缩格式。JPEG 压缩技术十分先进，它用有损压缩方式去除冗余的图像数据，在获得极高的压缩率的同时能展现十分丰富生动的图像，换句话说，就是可以用最少的磁盘空间得到较好的图像品质。而且 JPEG 是一种很灵活的格式，具有调节图像质量的功能，允许用不同的压缩比例对文件进行压缩，支持多种压缩级别，压缩比率通常在 10∶1～40∶1 之间，压缩比越大，品质就越低；相反地，压缩比越小，品质就越好。比如可以把 1.37MB 的 BMP 位图文件压缩至 20.3KB。当然也可以在图像质量和文件尺寸之间找到平衡点。JPEG 格式压缩的主要是高频信息，对色彩的信息保留较好，适合应用于互联网，可减少图像的传输时间，可以支持 24 位真彩色，也普遍应用于需要连续色调的图像。

JPEG 格式是目前网络上最流行的图像格式，是可以把文件压缩到最小的格式，在 Photoshop 软件中以 JPEG 格式储存时，提供 11 级压缩级别，以 0～10 级表示。其中 0 级压缩比最高，图像品质最差。即使采用细节几乎无损的 10 级质量保存时，压缩比也可达 5∶1。以 BMP 格式保存时得到 4.28MB 图像文件，在采用 JPEG 格式保存时，其文件仅为 178KB，压缩比达到 24∶1。经过多次比较，采用第 8 级压缩为存储空间与图像质量兼得的最佳比例。JPEG 格式的应用非常广泛，特别是在网络和光盘读物上，都能找到它的身影。目前各类浏览器均支持 JPEG 这种图像格式，因为 JPEG 格式的文件尺寸较小，下载速度快。

JPEG 格式又可分为标准 JPEG、渐进式 JPEG 及 JPEG2000 三种格式。

(1) 标准 JPEG 格式。此类型图像在网页下载时只能由上而下依序显示图片，直到图片资料全部下载完毕，才能看到全貌。

(2) 渐进式 JPEG 格式。渐进式 JPEG 为标准 JPEG 的改良格式，可以在网页下载时，先呈现出图片的粗略外观后，再慢慢地呈现出完整的内容(就像 GIF 格式的交错显示)，而且存成渐进式 JPEG 格式的文件比存成标准 JPEG 格式的文件要小，所以如果要在网页上使用图片，可以多用这种格式。

(3) JPEG2000 格式。新一代的影像压缩法，压缩品质更好，并可改善无线传输时，常因信号不稳造成马赛克及位置错乱的情况，改善传输的品质。此外，以往浏览线上地图时总要花许多时间等待全图下载，JPEG2000 格式具有 Random Access 的特性，可让浏览者先从伺服器下载 10％的图像资料，在模糊的全图中找到需要的部分后，再重新下载这部分资料即可，如此一来可以大幅缩短浏览地图的时间。

JPEG2000 作为 JPEG 的升级版，其压缩率比 JPEG 高约 30％左右，同时支持有损和无损压缩。JPEG2000 格式有一个极其重要的特征在于它能实现渐进传输，即先传输图像的轮廓，然后逐步传输数据，不断提高图像质量，让图像由朦胧到清晰显示。此外，JPEG2000 还支持所谓的“感兴趣区域”特性，可以任意指定影像上感兴趣区域的压缩质量，还可以选择指定的部分先解压缩。在有些情况下，图像中只有一小块区域对用户是有用的，对这些区域，采用低压缩比，而感兴趣区域之外采用高压缩比，在保证不丢失重要信息的同时，又能有效地压缩数据量，这就是基于感兴趣区域的编码方案所采取的压缩策略。其优点在于它结合了接收方对压缩的主观需求，实现了交互式压缩。而接收方随着观察，常常会有新的要求，可能对新的区域感兴趣，也可能希望某一区域更清晰些。

JPEG2000 和 JPEG 相比优势明显，从无损压缩到有损压缩可以兼容，而 JPEG 不行，JPEG 的有损压缩和无损压缩是完全不同的两种方法。JPEG2000 既可应用于传统的 JPEG 市场，如扫描仪、数码相机等，又可应用于新兴领域，如网路传输、无线通信等。

JPEG2000 系统分为下列 7 个部分：①JPEG2000 图像编码系统；②扩充(给①的核心定义添加更多的特征和完善度)；③运动 JPEG2000；④一致性；⑤参考软件(目前包含 Java 和 C 实现)；⑥复合图像文件格式(用于文件扫描和传真应用程序)；⑦对①的最小支持(技术报告)。

JPEG 文件大体上由标记码(Tag)和压缩数据两部分组成。标记码部分给出了 JPEG 图像的所有信息(类似于 BMP 中的头信息，但要复杂得多)，如宽度、高度、Huffman 表、量化表等信息。标记码很多，但绝大多数的 JPEG 文件只包含几种。标记码由两个字节组成，高字节为固定值 0xFF，每个标记码之前可以填上个数不限的填充字节 0xFF。标记码的主要结构如表 3.3 所示。

表 3.3　标记码的主要结构

标记码的符号	标记码的编码	标记码的含义
SOI	0xFF 0xD8	作为 JPEG 格式文件的判断
APP0	0xFF 0xE0	应用段保留
APPn	0xE1-0xEF	其他的应用数据块
DQT	0xFF 0xDB	定义量化表
SOFO	0xFF 0xC0	基本 DCT
DHT	0xFF 0xC4	定义 Huffman 码表
SOS	0xFF 0xDA	扫描开始
EOI	0xFF 0xD9	图像结束标志

标记码的结构和含义如下。

① 图像开始(Start of Image,SOI)。

任何 JPEG 文件都是以该标记开头(见表 3.4),因此可以将此标记作为一个图像是否 JPEG 格式文件的标记。

表 3.4 图像开始

标记结构	字节数/B
0xFF	1
0xD8	1

② APP0 标记(Application),如表 3.5 所示。

表 3.5 APP0 标记

标记结构	字节数/B	含义
0xFF	1	
0xE0	1	
lp	2	APP0 标记码的长度,不包括前两个字节 0xFF、0xE0
identifier	5	JFIF 识别码 0x4A、0x46、0x49、0x46、0x00
version	2	JFIF 版本号,可为 0x0101 或 0x0102
units	1	X 和 Y 的密度单位,units=0 表示无单位;units=1 表示点数/英寸;units=2 表示点数/厘米
Xdensity	2	水平分辨率
Ydensity	2	竖直分辨率
Xthumbnail	1	水平像素数目
Ythumbnail	1	竖直像素数目
RGB	3	RGB 的直

③ APPn 标记(Application),其中 n=1~15(任选)。

④ 一个或多个量化表(Define Quantization Table,DQT),如表 3.6 所示。

表 3.6 量化表

标记结构	字节数/B	含义
0xFF	1	
0xDB	1	
Lq	2	DQT 标记码的长度,不包括前两个字节 0xFF、0xDB
(Pq,Tq)	1	高 4 位 Pq 为量化表的精确度,Pq=0 时,Q0~Qn 的值为 8 位;Pq=1 时,Qt 的值为 16 位;Tq 表示量化表的编号,为 0~3。在基本系统中,Pq=0,Tq=0~1,也就是说最多有两个量化表
Q0	1 或 2	量化表的值,Pq=0 时,为一个字节;Pq=1 时,为两个字节

续表

标记结构	字节数/B	含　义
Q1	1 或 2	量化表的值，Pq=0 时，为一个字节；Pq=1 时，为两个字节。其中，n 的值为 0～63，表示量化表中的 64 个值
⋮	⋮	
Qn	1 或 2	

⑤ 帧图像开始(Start of Frame，SOF)，如表 3.7 所示。

表 3.7　帧图像开始

标记结构	字节数/B	含　义
0xFF	1	
0xC0	2	
Lf	2	SOF 标记码的长度，不包括前两个字节 0xFF、0xC0
P	1	基本系统中，为 0x08
Y	2	图像高度
X	2	图像宽度
Nf	1	Frame 中的成分个数，一般为 1 或 3；1 代表灰度图，3 代表真彩图
C1	1	成分编号 1
(H1，V1)	1	第一个水平或垂直采样因子
Tq1	1	该量化表编码
C2	1	成分编号 2
(H2，V2)	1	第二个水平或垂直采样因子
Tq2	1	该量化表编码
⋮	⋮	⋮
Cn	1	成分编号 n
(Hn，Vn)	1	第 n 个水平或垂直采样因子
Tqn	1	该量化表编码

⑥ 一个或多个哈夫曼表(Define Huffman Table，DHT)，如表 3.8 所示。

表 3.8　哈夫曼表

标记结构	字节数/B	含　义
0xFF	1	
0xC4	1	
Lh	2	DHT 标记码长度，不包括前两个字节 0xFF、0xC4

续表

标记结构	字节数/B	含　义
(Tc,Th)	1	Tc 为高 4 位,Th 为低 4 位。在基本系统中,Tc 为 0 或 1,Tc 为 0 时,指 DC 所用的 Huffman 表;Tc 为 1 时,指 AC 所用的 Huffman 表。Th 表示 Huffman 表的编号,在基本系统中,其值为 0 或 1。Th 为 1 时,在基本系统中,最多有 4 个 Huffman 表

⑦ 扫描开始(Start of Scan,SOS),如表 3.9 所示。

表 3.9　扫描开始

标记结构	字节数/B	含　义
0xFF	1	
0xDA	1	
Ls	2	SOS 标记码长度,不包括前两个字节 0xFF、0xDA
Ns	1	
Cs1	1	
(Td1,Ta1)	1	
Cs2	1	
(Td2,Ta2)	1	
⋮	⋮	
CsNs	1	
(TdNs,TaNs)	1	
Ss	1	
Se	1	
(Ah,Al)	1	

Ns 为 Scan 中成分的个数,在基本系统中,Ns=Nf(Frame 中成分的个数)。CsNs 为在 Scan 中成分的编号。TdNs 为高 4 位,TaNs 为低 4 位,分别表示 DC 和 AC 编码表的编码。在基本系统中,Ss=0,Se=63,Ah=0,Al=0。

⑧ 图像结束标志(End of Image,EOI),如表 3.10 所示。

表 3.10　图像结束标志

标记结构	字节数/B
0xFF	1
0xFF 0xD9	1

常用的图像格式文件还有 BMP、PCX、IMG、TIFF 和 GIFF 等。

3.3　数字图像的统计特征

图像数据在很大程度上可以看作是随机变量，这主要是因为图像的亮度值受到多方面随机变化的因素影响。除了在图像的形成、感测、传送、记录、量化等过程中的随机因素之外，同一种物体，由于各种自然因素的复杂多样，其亮度值也是随机变化的，具有统计性质。因而统计分析是图像数据分析的基本方法。基本统计分析是数字图像处理系统必备的功能。在图像处理过程中善于应用统计计算和分析功能，可以大大提高工作的质量和效率。

随机变量的统计分析在一般统计学教材中都有系统的论述。这里主要根据图像数据的特点及图像处理的要求重点介绍一些基本要点和实用意义。

3.3.1　图像的基本统计量

基本统计量指的是一组数值或一幅图像数据的中心趋势统计量和变化程度统计量。中心趋势或平均趋势统计量包括均值、中值和众数。

均值是一幅图像中所有像元的亮度值和算术平均值。如果图像有 M 行，每行有 N 列(像元)，则均值 $\overline{X}$ 为

$$\overline{X} = \frac{\sum_{i=1}^{M}\sum_{j=1}^{N} X_{ij}}{MN} \tag{3-1}$$

中值是指图像中所有不同亮度值的中间值。如果亮度等级的数目是偶数，则中值为中间的两个亮度值的平均值。图像中，亮度值一般为连续的整数，中值(Med)可由最小值(Min)和最大值(Max)算出，即

$$\text{Med} = (\text{Max} + \text{Min})/2 \tag{3-2}$$

众数是在图像中出现次数最多的一个亮度值，代表图像中分布较广的一个物体类型。在多数情况下，这3个统计量的值是比较接近的，少数情况下，它们之间可有显著差别。这和图像数据概率分布或直方图的特征有密切关系。

反映变化程度的统计量中，最简单的是数值域(range)，即最大和最小亮度值之间的差值。然而，最重要和最常用的是方差和标准差。方差 S^2 的一般计算公式为

$$S^2 = \frac{\sum_{i=1}^{N} (X_i - \overline{X})^2}{N} \tag{3-3}$$

由式(3-3)中可以看出，方差是由每个像元值 X_i 与均值 $\overline{X}$ 的差异所累积形成的总的离散程度。方差的平方根(取正值)就是标准差：

$$\sigma = \sqrt{\frac{\sum_{i=1}^{N} (X_i - \overline{X})^2}{N}} \tag{3-4}$$

均值和标准差是图像统计分析中最重要的统计量。一幅图像的均值和标准差在很大程度上反映了亮度分布的数值范围及信息量的多少。

上述的图像基本统计量对于图像的显示效果和判释能力有直接影响，最基本的是图像的反差(或称对比度、衬度)。反差的亮值有多种形式，例如：

$$C_1 = DN_{max}/DN_{min} \tag{3-5}$$

$$C_2 = DN_{max} - DN_{min} \tag{3-6}$$

$$C_3 = SD \tag{3-7}$$

其中，DN_{max}和DN_{min}是亮度值的最大、最小值，SD为标准差。C_1和C_2会受个别极值像元的影响而不够确切。

3.3.2 概率分布及直方图

在处理一幅图像过程中，每个波段中所有不同亮度值的概率(频数)分布是十分重要的基本信息，一般称为直方图。直方图有两种不同的形式，一种是频数直方图，即依次显示每个亮度值(见图3.16(a))；另一种是累积直方图，即把各个亮度值的频数逐次累加而构成的直方图，相当于累积密度函数(见图3.16(c))。

由于图像数据具有随机性质，在图像元数目相当大而物体类型差异不很悬殊的情况下，其概率密度分布应接近于正态分布(见图3.16(b))。

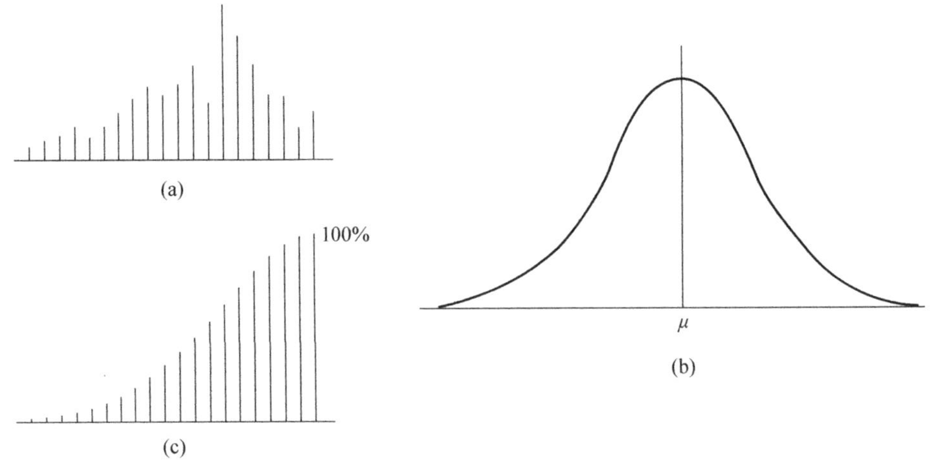

图3.16 直方图

$$F(x) = \frac{1}{\sqrt{2\pi}\sigma}\exp\left[-\frac{(x-\mu)^2}{2\sigma^2}\right] \tag{3-8}$$

其中，σ是标准差，μ为均值或数学期望。然而，实际图像的直方图总是和正态曲线之间有不同程度的差异。要估计差别的大小和性质，除了目视观察比较之外，也可用简单的计算方法从直方图的离散程度和对称程度两个方面进行分析。

在正态分布中，均值两侧取一个标准差的范围内$(X \pm S)$的样点数占总数的68.27%，两个标准差范围内$(X \pm 2S)$占95.45%，3个标准差范围内$(X \pm 3S)$为99.27%，几乎是全部了，因而，计算这3个值，和实际的直方图相比较，就可以大致看出其与正态分布偏离程度，直方图的偏斜表现为均值与众数中值的明显不一致。偏斜度S_k可用下式计算：

$$S_k = \frac{X - \text{mode}}{X} \tag{3-9}$$

$$S_k = \frac{3(X - \text{med})}{S} \tag{3-10}$$

其中，mode 为众数，med 代表中值。若 S_k 为正值，称为正偏斜或向右偏斜，这种情况下 $\text{mode} < \text{med} < X$；若 S_k 为负值，称为负偏斜或向左偏斜，这时 $\text{mode} > \text{med} > X$。

不少情况下，图像直方图中有多个峰，这是由于图像中包含着波谱特征差别显著的两个以上的更多类别。

第4章

数字图像的运算与变换

4.1 数字图像的点运算

4.1.1 数字图像的点运算概述

1. 点运算的概念

对于一幅输入图像，若输出图像的每个像素点的灰度值由输入像素来决定，则这样的图像变换称为图像的点运算(point operation)，即该点像素灰度的输出值仅是本身灰度的单一函数。

图像的点运算是图像处理中相对处理基础的技术，它主要用于改变一幅图像的灰度分布范围，点运算通过变换函数将图像的像素一一转换，最终构成一副新的图像。由于操作对象是图像的单个像素值，故得名为"点运算"。点运算的最大特点是输出像素值只与当前输入像素值有关。其处理过程可以用以下公式表示：

$$g(x,y) = T[f(x,y)]$$

其中，$f(x,y)$表示输入图像，$g(x,y)$表示输出图像。函数 T 是对 f 的一个变换操作，在这里它表示灰度变换公式。可以看到，对于点运算而言，最重要的是灰度变换公式。

2. 图像的点运算分类

图像的点运算包括线性点运算和非线性点运算。

线性点运算是输出灰度级与输入灰度级呈线性关系的点运算，即函数 $T[\cdot]$为线性函数，$g(x,y)=T[f(x,y)]=af(x,y)+b$，显然，当 $a=1,b=0$ 时，原图像不发生变化；当 $a=1,b\neq0$ 时，图像灰度值增加或降低；当 $a>1$ 时，输出图像对比度增大；当 $0<a<1$ 时，输出图像对比度减小；当 $a<0$ 时，图像亮区域变暗，暗区域变亮，即图像求补。常用的图像处理方法有灰度线性、灰度线性拉伸、灰度阈值变换等。

非线性点运算输出灰度级与输入灰度级呈非线性关系的点运算，即函数 $T[\cdot]$为非线性函数。常用的图像处理方法有灰度非线性、灰度均衡化、灰度直方图等。

3. 点运算的应用

光度学标定：对光失真光学图像的校正。例如，图像被非线性的仪器数字化，可以用点运算变换灰度级，使之反映光照强度的等步长增量。

对比度增强：使灰度级由窄变宽。

显示标定：显示校正，突出感兴趣的局部特征。例如，如果图像像素的灰度值与屏幕上点的主观亮度呈非线性，就可用点运算校正。

轮廓线：为图像加上轮廓线，对图像阈值化。例如，根据灰度线划分图像区域、等高线。

裁剪：将灰度级在 0～255 之外的那些值裁剪掉。

4.1.2 数字图像的代数运算

基本代数运算：图像像素几何位置不变图像灰度级的加、减、乘、除等运算。

设 $f(x,y)$表示输入图像，在(i,j)位置上的像素值为 f_{ij}；$g(x,y)$表示输出图像，在(i,j)位置上的像素值为 g_{ij}。例如，3×3 的图像数据：$f(i,j)=\begin{bmatrix}f_{11} & f_{12} & f_{13}\\ f_{21} & f_{22} & f_{23}\\ f_{31} & f_{32} & f_{33}\end{bmatrix}$，$g(i,j)=\begin{bmatrix}g_{11} & g_{12} & g_{13}\\ g_{21} & g_{22} & g_{23}\\ g_{31} & g_{32} & g_{33}\end{bmatrix}$，则有如下运算。

1. 一个图像与一个常数进行的代数运算

图像加法运算：f 图所有灰度加 c 级灰度可进行如下处理：$g=f+c$，即

$$g(i,j)=f(i,j)+c=\begin{bmatrix}f_{11}+c & f_{12}+c & f_{13}+c\\ f_{21}+c & f_{22}+c & f_{23}+c\\ f_{31}+c & f_{32}+c & f_{33}+c\end{bmatrix}$$

其作用是给整幅图像增加灰度级会使图像亮度得到提高，整体偏亮，若给个别像素加灰度值可以使目标景物突出。

同样，减法、乘法、除法运算分别是 $g(i,j)=f(i,j)-c$、$g(i,j)=f(i,j)\times c$、$g(i,j)=f(i,j)\div c$。

2. 两幅图像的代数运算

在数字图像处理技术中，代数运算具有非常广泛的应用和重要的意义。图像相加也可用于将一幅图像的内容叠加到另一幅图像上，从而实现二次曝光(double-exposure)。图像相减运算可用于消除一幅图像中所不需要的加性图案，加性图案可能是缓慢变化的背景阴影、周期性噪声，或在图像上每一像素点均已知的附加污染等。减法运算还可用于检测同一场景的两幅图像之间的变化。

在数字图像处理中，虽然乘、除运算应用得相对少一些，但它们也具有很重要的应用。例如，在获取数字化图像过程中，图像数字化设备对一幅图像各点的敏感程度不可能完全相同，乘、除运算可用于纠正这方面的不利影响。

此外，乘法运算在获取图像的局部图案时发挥作用，用一幅掩膜图像(mask image)乘以某一图像可遮住该图像中的某些部分，使其仅保留图像中感兴趣的部分，而除法运算还可以产生对颜色和多光谱图像分析十分重要的比率图像。

两幅图像的代数运算是指两幅输入图像之间进行点对点的加、减、乘、除运算得到输出图像的过程。如果记输入图像为 $f_1(x,y)$ 和 $f_2(x,y)$，输出图像为 $g(x,y)$，则有如下 4 种形式：

$$g(x,y)=f_1(x,y)+f_2(x,y)$$
$$g(x,y)=f_1(x,y)-f_2(x,y)$$
$$g(x,y)=f_1(x,y)\times f_2(x,y)$$
$$g(x,y)=f_1(x,y)\div f_2(x,y)$$

3. 代数运算的用途

可以对同一场景的多幅图像求平均，以降低加性零值平稳噪声；两幅图像叠加达到二次曝光的效果；减去图中不需要的加性噪声；计算两幅场景的变化；检测轮廓，确定轮廓线。

4. 医学图像的数字减影

数字减影血管造影技术(Digital Subtraction Angiography，DSA)是一种新的 X 线成像系统，是常规血管造影术和电子计算机图像处理技术相结合的产物。将受检部位没有注入造影剂和注入造影剂后的两幅图像的数字信息相减，获得的不同数值的差值信号，获得了去除骨骼、肌肉和其他软组织，只留下单纯血管影像的减影图像。图 4.1 为 DSA 血管成像实例。

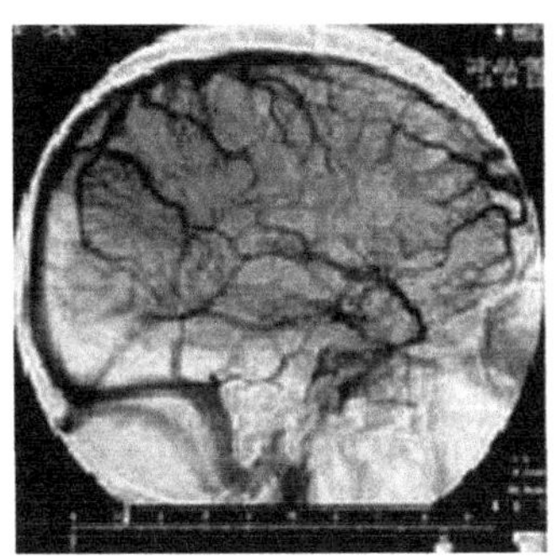
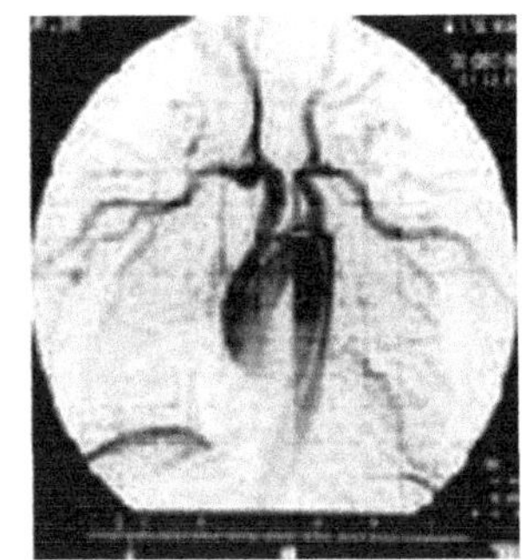

图 4.1 DSA 血管成像实例

4.2 数字图像的几何运算

4.2.1 概述

图像的几何变换是指使用户获得或设计的原始图像，按照需要产生大小、形状和位置的变化。从图像类型来分，图像的几何变换有二维平面图像的几何变换和三维图像的几何变换以及由三维向二维平面投影变换等。从变换的性质分，图像的几何变换有平移、比例缩放、旋转、反射和错切等基本变换，透视变换等复合变换，以及插值运算等。

图像几何变换的一般表达式：

$$[u,v]=[X(x,y),Y(x,y)]$$

式中$[u,v]$为变换后图像像素的笛卡儿坐标，$[x,y]$为原始图像中像素的笛卡儿坐标。这样就得到了原始图像与变换后图像的像素的对应关系。

如果 $X(x,y)=x, Y(x,y)=y$，则有$[u,v]=[x,y]$，即变换后图像仅是原图像的简单副本。

4.2.2 几何变换基础——齐次坐标

为什么引入齐次坐标？在对图像进行操作时，经常要对图像连续做几次变换。例如，做了平移后再做旋转、放缩等。因为旋转、放缩等都是线性变换，都可用矩阵表示，这样旋转和放缩就可合并成：

$$\begin{bmatrix} x' \\ y' \\ z' \end{bmatrix} = \boldsymbol{T} \begin{bmatrix} x \\ y \\ z \end{bmatrix}$$

但是，平移变换不能写成矩阵形式，也就不能合并到上式中，因为在直角坐标系中，它不是线性变换。因此引入齐次坐标。

所谓齐次坐标表示法就是用 $N+1$ 维向量表示 N 维向量。如把平面上的点 $P=[x,y]$ 放到空间去表示为$[X\ Y\ H]$，使得 $x=X/H, y=Y/H$，则称$[X\ Y\ H]$是点 P 的齐次坐标。如规定齐次坐标的第 3 个分量 H 必须是 1，则称为规范齐次坐标。$P=[X,Y]$的规范齐次坐标是$[x\ y\ 1]$。显然，二维空间中描述的点与齐次坐标空间描述的点是一对多的关系。

二维齐次坐标的一般表示形式为$[hx,hy,h]$。当 $h=1$ 时，二维坐标点的齐次坐标为$[x,y,1]$；当 $h=2$ 时，二维坐标点的齐次坐标为$[2x,2y,2]$。例如，$[2,3,1]$、$[4,6,2]$、$[6,9,3]$都表示二维空间的点$[2,3]$。所以，只有当 $h=1$ 时，二维点的齐次坐标中的 x、y 数值才与二维坐标中点的位置矢量的 x、y 值相等。

若已知一个其次坐标形式为$[hx,hy,h]$，则位置矢量：

$$x = hx/h, \quad y = hy/h$$

规范齐次坐标的几何意义相当于点(x,y)落在 3D 空间 $h=1$ 的平面上，如果将 xOy 平面内的三角形 abc 的各顶点表示成齐次坐标$(x_i, y_i, 1)(i=1,2,3)$的形式，就变成 $h=1$ 平面内的三角形 $a_1b_1c_1$ 的各顶点，如图 4.2 所示。

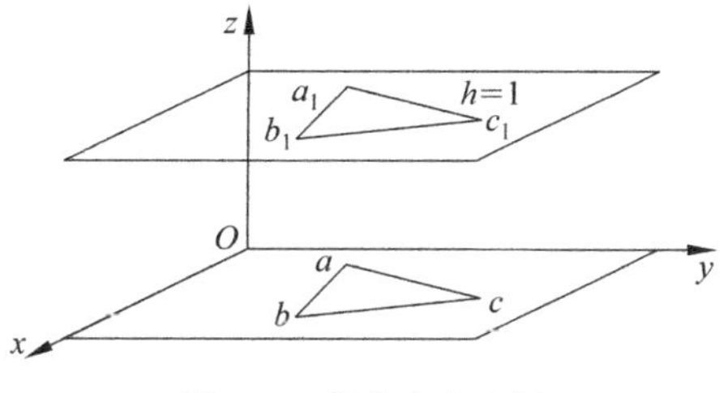

图 4.2 规范齐次坐标

齐次坐标可以表示为

$$\boldsymbol{T} = \begin{bmatrix} a & b & p \\ c & d & q \\ l & m & s \end{bmatrix}$$

其中，$\begin{bmatrix} a & b \\ c & d \end{bmatrix}$是实现图形的比例变换、对称变换、旋转变换和错切变换；$[l\ ,m]$是实现平移变换，l 和 m 分别为 x、y 方向的平移量，有正、负值之分；$[s]$使图形产生等比例的变换。$s>1$ 时，图形缩小；$s=1$ 时，图形不变；$0<s<1$ 时，图形放大；$[p,q]$的作用是实现透视变换。

4.2.3 图像的位置变换

1. 图像平移

如图 4.3 所示，设点 $P_0(x_0,y_0)$进行平移后，移到 $P(x,y)$，其中 x 方向的平移量为 Δx，y 方向的平移量为 Δy。那么，点 $P(x,y)$的坐标为

$$\begin{cases} x = x_0 + \Delta x \\ y = y_0 + \Delta y \end{cases}$$

利用齐次坐标，变换前后图像上的点 $P_0(x_0,y_0)$和 $P(x,y)$之间的关系可以用如下的矩阵变换表示为

$$\begin{bmatrix} x \\ y \\ 1 \end{bmatrix} = \begin{bmatrix} 1 & 0 & \Delta x \\ 0 & 1 & \Delta y \\ 0 & 0 & 1 \end{bmatrix} \begin{bmatrix} x_0 \\ y_0 \\ 1 \end{bmatrix}$$

2. 图像镜像

图像镜像变换不改变图像的形状。图像的镜像(Mirror)变换分为两种：一种是水平镜像，另外一种是垂直镜像。图像的水平镜像操作是将图像左半部分和右半部分以图像垂直中轴线为中心进行镜像对换；图像的垂直镜像操作是将图像上半部分和下半部分以图像水平中轴线为中心进行镜像对换，如图 4.4 所示。

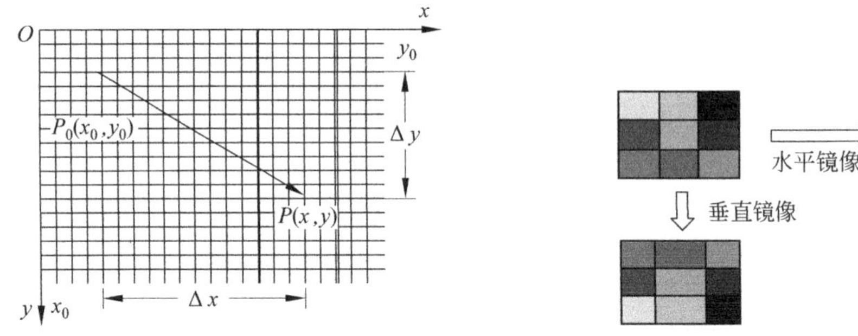

图 4.3 图像平移

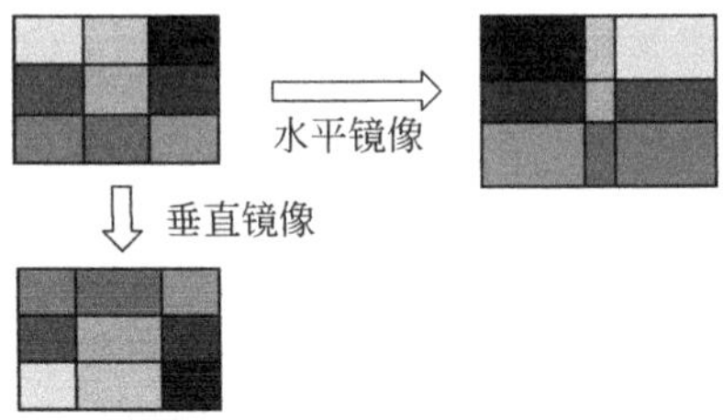

图 4.4 图像镜像示意图

图像的镜像变换也可以用矩阵变换表示。设点 $P_0(x_0,y_0)$进行镜像后的对应点为 $P(x,y)$，图像高度为 fHeight，宽度为 fWidth，原图像中 $P_0(x_0,y_0)$经过水平镜像后坐标将变为(fWidth$-x_0,y_0$)，其矩阵表达式为

$$\begin{bmatrix} x \\ y \\ 1 \end{bmatrix} = \begin{bmatrix} -1 & 0 & \text{fWidth} \\ 0 & 1 & 0 \\ 0 & 0 & 1 \end{bmatrix} \begin{bmatrix} x_0 \\ y_0 \\ 1 \end{bmatrix}$$

同样，$P_0(x_0,y_0)$经过垂直镜像后坐标将变为(x_0，fHeight$-y_0$)，其矩阵表表达式为

$$\begin{bmatrix} x \\ y \\ 1 \end{bmatrix} = \begin{bmatrix} 1 & 0 & 0 \\ 0 & -1 & \text{fHeight} \\ 0 & 0 & 1 \end{bmatrix} \begin{bmatrix} x_0 \\ y_0 \\ 1 \end{bmatrix}$$

例如，设原图像的值为

$$f(x,y)=\begin{bmatrix} f(1,1),f(1,2),\cdots,f(1,m-1),f(1,m) \\ f(2,1),f(2,2),\cdots,f(2,m-1),f(2,m) \\ \vdots \\ f(n,1),f(n,2),\cdots,f(n,m-1),f(n,m) \end{bmatrix}$$

则水平变换后的图像值为

$$g(x,y)=\begin{bmatrix} f(1,m),f(1,m-1),\cdots,f(1,2),f(1,1) \\ f(2,m),f(2,m-1),\cdots,f(2,2),f(2,1) \\ \vdots \\ f(n,m),f(n,m-1),\cdots,f(n,2),f(n,1) \end{bmatrix}$$

垂直变换后的图像值为

$$g(x,y)=\begin{bmatrix} f(n,1),f(n,2),\cdots,f(n,m-1),f(n,m) \\ \vdots \\ f(2,1),f(2,2),\cdots,f(2,m-1),f(2,m) \\ f(1,1),f(1,2),\cdots,f(1,m-1),f(1,m) \end{bmatrix}$$

3. 图像的转置变换

图像的转置变换：即将图像的行、列像素值对调。

$$g(x,y)=\begin{bmatrix} f(1,1),f(2,1),\cdots,f(n-1,1),f(n,1) \\ f(1,2),f(2,2),\cdots,f(n-1,2),f(n,2) \\ \vdots \\ f(1,m),f(2,m),\cdots,f(n-1,m),f(n,m) \end{bmatrix}$$

4. 图像旋转

本节介绍一种相对复杂的几何变换——图像的旋转。一般图像的旋转是以图像的中心为原点，将图像上的所有像素都旋转一个相同的角度。图像的旋转变换是图像的位置变换，但旋转后，图像的大小一般会改变。和图像平移一样，在图像旋转变换中既可以把转出显示区域的图像截去，也可以扩大图像范围以显示所有的图像。

图像的旋转是指以图像中的某一点为原点以逆时针或顺时针的方向旋转一定的角度。图像的旋转变换也可以用矩阵变换表示。设点 $P_0(x_0,y_0)$ 旋转 θ 角后的对应点为 $P(x,y)$，如图 4.5 所示。那么，旋转前后点 $P_0(x_0,y_0)$、$P(x,y)$的坐标分别为

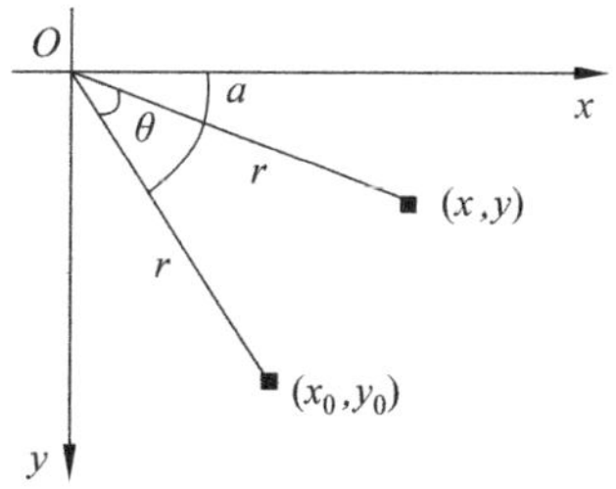

图 4.5　图像旋转 θ 角

$$\begin{cases} x_0 = r\cos\alpha \\ y_0 = r\sin\alpha \end{cases}$$

$$\begin{cases} x = r\cos(\alpha - \theta) = r\cos\alpha\cos\theta + r\sin\alpha\sin\theta = x_0\cos\theta - y_0\sin\theta \\ y = r\sin(\alpha - \theta) = r\sin\alpha\cos\theta - r\cos\alpha\sin\theta = x_0\sin\theta + y_0\cos\theta \end{cases}$$

写成矩阵表达式为

$$\begin{bmatrix} x \\ y \\ 1 \end{bmatrix} = \begin{bmatrix} \cos\theta & -\sin\theta & 0 \\ \sin\theta & \cos\theta & 0 \\ 0 & 0 & 1 \end{bmatrix} \begin{bmatrix} x_0 \\ y_0 \\ 1 \end{bmatrix}$$

注意事项：利用上述公式进行图像旋转时需要注意如下两点。

(1) 图像旋转之前，为了避免信息的丢失，一定要有坐标平移，具体的做法如图 4.6 所示。

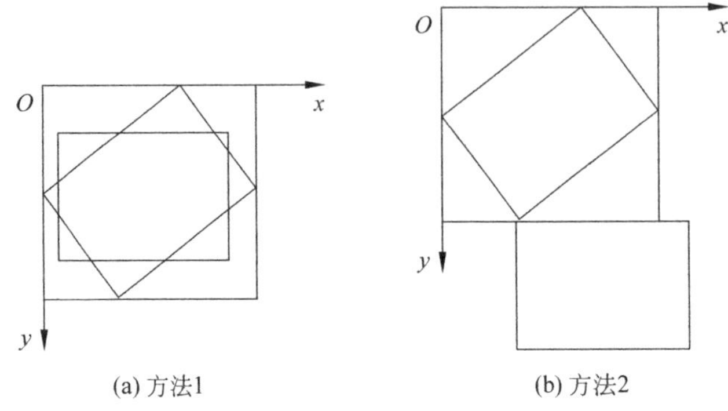

(a) 方法1　　(b) 方法2

图 4.6　图像旋转之前进行的平移

(2) 图像旋转之后，会出现许多空洞点。对这些空洞点必须进行填充处理，否则画面效果不好，一般也称这种操作为插值处理。最简单的方法是行插值方法或列插值方法。

① 找出当前行的最小和最大的非白点的坐标，记作(i,k_1)、(i,k_2)。

② 在(k_1,k_2)范围内进行插值，插值的方法是：空点的像素值等于前一点的像素值。

③ 同样的操作重复到所有行。经过如上的插值处理之后，图像效果就变得自然。

4.2.4　图像的形状变换

图像的形状变换是指图像的形状发生了变化。在这里只介绍图像的放大与缩小。

(1) 图像的缩小。分为按比例缩小和不按比例缩小两种。图像缩小之后，因为承载的信息量小了，所以画布可相应缩小。

图像缩小的实现方法：图像缩小实际上就是对原有的多个数据进行挑选或处理，获得期望缩小尺寸的数据，并且尽量保持原有的特征不丢失。最简单的方法就是等间隔地选取数据。

图像缩小的实现方法：设原图像大小为 $M\times N$，缩小为$(k_1\times M)\times(k_2\times N)$，$(k_1<1, k_2<1)$。算法步骤如下。

① 设原图像是 $f(i,j)$，$i=1,2,\cdots,M$，$j=1,2,\cdots,N$。

新图像是 $g(x,y)$，$x=1,2,\cdots,k_1\times M$，$y=1,2,\cdots,k_2\times N$。

② $g(x,y)=f(c_1\times i,c_2\times j)$

$$c_1 = 1/k_1 \quad c_2 = 1/k_2$$

(2) 图像的放大。从字面上看，图像放大是图像缩小的逆操作，但是，从信息处理的角度来看，则难易程度完全不一样。图像缩小是从多个信息中选出所需要的信息，而图像放大则是需要对多出的空位填入适当的值，是信息的估计。最简单的思想是，如果需要将原图像放大 k 倍，则将原图像中的每个像素值，填在新图像中对应的 $k\times k$ 大小的子块中。

图像放大的方法：设原图像大小为 $M\times N$，放大为 $(k_1\times M)\times(k_2\times N)$，$(k_1>1,k_2>1)$。算法步骤如下。

① 设原图像是 $f(i,j)$，$i=1,2,\cdots,M$，$j=1,2,\cdots,N$。

新图像是 $g(x,y)$，$x=1,2,\cdots,k_1\times M$，$y=1,2,\cdots,k_2\times N$。

② $g(x,y)=f(c_1\times i,c_2\times j)$

$$c_1 = 1/k_1 \quad c_2 = 1/k_2$$

4.3 数字图像的傅里叶变换

图像变换是指图像的二维正交变换，它在图像增强、复原、编码等方面有着广泛的应用。如傅里叶变换后平均值（"直流项"）正比于图像灰度的平均值，高频分量则表明了图像中目标边缘的强度和方向，利用这些性质可以从图像中提取出特征；又如在变换域中，图像能量往往集中在少数项上，或者说能量主要集中在低频分量上，这时对低频成分分配较少的比特数，即可实现图像数据的压缩编码。

傅里叶变换的研究与应用已有很长的历史，20 世纪 60 年代中期在计算机上实现了离散傅里叶变换的快速算法（即快速傅里叶变换算法 FFT），使其研究与应用取得了突破性的进展。

某些数字图像处理的算法（如后文的图像锐化平滑）经傅里叶变换后在频域上进行分析，可以得到更深入、更具体的结论，而单纯由空间域上的分析往往很难得到这些结论。在特征提取和数据压缩方面，傅里叶变换也有其独到之处。

4.3.1 1-D 连续函数的傅里叶变换

令 $f(x)$为实变量 x 的连续函数，$f(x)$的傅里叶变换定义如式(4-11)，并用 $F\{f(x)\}$表示：

$$F\{f(x)\}=F(u)=\int_{-\infty}^{+\infty}-f(x)\exp[-\mathrm{j}2\pi ux]\mathrm{d}x \tag{4-1}$$

式(4-1)中，$\mathrm{j}=\sqrt{-1}$。

若已知 $F(u)$，则利用傅里叶反变换可求得 $f(x)$：

$$F^{-1}\{f(u)\}=F(u)=\int_{-\infty}^{+\infty}F(u)\exp[\mathrm{j}2\pi ux]\mathrm{d}u \tag{4-2}$$

式(4-1)和式(4-2)称为傅里叶变换时，如果 $f(x)$是连续的和可积的，并且 $F(u)$是可积的，可以证明傅里叶变换对存在。实际上这些条件几乎总是可以满足的。

一个实函数的傅里叶变换通常是复数，即

$$F(u) = \mathrm{Re}(u) + \mathrm{jIm}(u) \tag{4-3}$$

式(4-3)中,Re(u)和 Im(u)分别是 $F(u)$的实部和虚部,将式(4-1)表示成指数形式常常是很方便的:

$$F(u) = |F(u)| e^{\mathrm{j}\varphi(u)} \tag{4-4}$$

式(4-4)中:

$$|F(u)| = [\mathrm{Re}^2(u) + \mathrm{Im}^2(u)]^{\frac{1}{2}} \tag{4-5}$$

和

$$\varphi(u) = \arctan\left[\frac{\mathrm{Im}(u)}{\mathrm{Re}(u)}\right] \tag{4-6}$$

幅度函数$|F(u)|$被称为 $f(x)$的傅里叶谱,而 $\varphi(u)$为其相角。谱的平方为

$$E(u) = |F(u)|^2 = \mathrm{Re}^2(u) + \mathrm{Im}^2(u) \tag{4-7}$$

一般称为 $f(x)$的能量谱。

傅里叶变换中出现的变量 u 通常称为频率变量。用欧拉公式可将指数 $\exp[-\mathrm{j}2\pi ux]$ 表示成下面的形式

$$\exp[-\mathrm{j}2\pi ux] = \cos 2\pi ux - \mathrm{j}\sin 2\pi ux \tag{4-8}$$

如果将式(4-1)中的积分解释为离散项的和的极限,则显然 $F(u)$是包含了正弦项和余弦项的无限项的和,而且 u 的每一个值确定了它所对应的正弦-余弦对的频率。

4.3.2 1-D 离散傅里叶变换

假定用取 N 个相互间隔单位的抽样的方法将一个连续函数 $f(x)$离散成一个序列 $\{f(x_0), f(x_0+\Delta x), f(x_0+2\Delta x), \cdots, f(x_0+[N-1]\Delta x)\}$,在以后的推导中,根据所讨论的内容,既可以将 x 用作离散变量,又可将 x 用作连续变量,这将是很方便的。可以借助于下述定义来进行:

$$f(x) = f(x_0 + x\Delta x) \tag{4-9}$$

式(4-9)中 x 假定为离散值 $0,1,2,\cdots,N-1$。换句话说,序列$\{f(0), f(1), f(2), \cdots, F(N-1)\}$将用来表示取自相应连续函数的任意 N 个等间隔抽样值。

根据上述表示法,被抽样函数的离散傅里叶变换对将由下式给出:

$$F(u) = \frac{1}{N}\sum_{x=0}^{N-1} f(x)\exp[-\mathrm{j}2\pi ux/N] \tag{4-10}$$

式(4-10)中 $u=0,1,2,\cdots,N-1$,而

$$f(x) = \frac{1}{N}\sum_{u=0}^{N-1} F(u)\exp[\mathrm{j}2\pi ux/N] \tag{4-11}$$

式(4-11)中 $x=0,1,2,\cdots,N-1$。

在式(4-10)中给出的离散傅里叶变换中,$u=0,1,2,\cdots,N-1$ 的值对应于在值 $0, \Delta u, 2\Delta u, \cdots, (N-1)\Delta u$ 处连续变换的抽样值。换句话说,正是用 $F(u)$来表示 $F(u\Delta u)$。除了 $F(u)$的抽样始于频率轴的原点之外,这个表示法和离散的 $f(x)$所用的表示法相似。可以证明 Δu 和 Δx 是由表达式

$$\Delta u = \frac{1}{N\Delta x} \tag{4-12}$$

相联系。

4.3.3　2-D 连续函数的傅里叶变换

傅里叶变换可以容易地推广到两个变量的函数 $f(x,y)$。如果 $f(x,y)$是连续的和可积的，且 $F(u,v)$是可积的，则如下的傅里叶变换对存在：

$$F\{f(x,y)\}=F(u,v)=\int_{-\infty}^{+\infty}\int f(x,y)\exp[-\mathrm{j}2\pi(ux+vy)]\mathrm{d}x\mathrm{d}y \tag{4-13}$$

和

$$F^{-1}\{f(u,v)\}=F(x,y)=\int_{-\infty}^{+\infty}\int f(u,v)\exp[-\mathrm{j}2\pi(ux+vy)]\mathrm{d}u\mathrm{d}v \tag{4-14}$$

其中 u、v 是频率分量。

与一维的情形一样，二维函数的傅里叶谱、相位和能量谱分别由下式给出：

$$|F(u,v)|=[\mathrm{Re}^2(u,v)+\mathrm{Im}^2(u,v)]^{\frac{1}{2}} \tag{4-15}$$

$$\varphi(u,v)=\arctan\left[\frac{\mathrm{Im}(u,v)}{\mathrm{Re}(u,v)}\right] \tag{4-16}$$

$$E(u,v)=\mathrm{Re}^2(u,v)+\mathrm{Im}^2(u,v) \tag{4-17}$$

4.3.4　2-D 离散傅里叶变换

在两个变量的场合，离散的傅里叶变换对由下式给出：

$$F(u,v)=\frac{1}{\sqrt{NM}}\sum_{x=0}^{M-1}\sum_{y=0}^{N-1}f(x,y)\exp[-\mathrm{j}2\pi(ux/M+vy/N)] \tag{4-18}$$

式(4-18)中，$u=0,1,2,\cdots,M-1$，$v=0,1,2,\cdots,N-1$，而

$$f(x,y)=\frac{1}{\sqrt{NM}}\sum_{u=0}^{M-1}\sum_{v=0}^{N-1}F(u,v)\exp[\mathrm{j}2\pi(ux/M+vy/N)] \tag{4-19}$$

式(4-19)中，$x=0,1,2,\cdots,M-1$ 和 $y=0,1,2,\cdots,N-1$。

现在连续函数的抽样是在二维的格子上进行，此格子在 x 轴和 y 轴上分别以宽度 Δx 和 Δy 划分。像一维的场合那样，离散函数 $f(x,y)$表示函数 $f(x_0+x\Delta x,y_0+y\Delta y)$对于 $x=0,1,2,\cdots,M-1$ 和 $y=0,1,2,\cdots,N-1$ 点的取样，对 $F(u,v)$有相似的解释。在空间域和频率域中的抽样增量由下式相联系：

$$\Delta u=\frac{1}{M\Delta x} \tag{4-20}$$

$$\Delta v=\frac{1}{N\Delta y} \tag{4-21}$$

当图像抽样成一个方形阵列时，有 $M=N$，并且

$$F(u,v)=\frac{1}{N}\sum_{x=0}^{N-1}\sum_{y=0}^{N-1}f(x,y)\exp[-\mathrm{j}2\pi(ux+vy)/N] \tag{4-22}$$

式(4-22)中，$u,v=0,1,2,\cdots,N-1$，并且

$$f(x,y)=\frac{1}{N}\sum_{u=0}^{N-1}\sum_{v=0}^{N-1}F(u,v)\exp[\mathrm{j}2\pi(ux+vy)/N] \tag{4-23}$$

式(4-23)中，$x,y=0,1,2,\cdots,N-1$。

应注意，在此情况下，在两个表达式中都已包含 $1/N$ 项。因为 $F(u,v)$ 和 $f(x,y)$ 是一个傅里叶变换时，这些常数倍乘项的组合是任意的。实际上，图像典型地被数字化为方阵时，主要考虑式(4-22)和式(4-23)给出的傅里叶变换对。式(4-18)和式(4-19)中给出的公式经常用于为强调图像尺寸普遍性的情况中。

一维和二维离散函数的傅里叶谱、相位和能量谱也分别由式(4-4)～式(4-6)和式(4-15)～式(4-17)给出。唯一的差别为独立变量是离散的。

4.3.5 2-D 傅里叶变换的性质

下面介绍 2-D 傅里叶变换的一些基本性质。

(1) 分离性质。式(4-22)和式(4-23)可以写成如下的分离形式：

$$F(u,v)=\frac{1}{N}\sum_{x=0}^{N-1}\exp\left[\frac{-\mathrm{j}2\pi ux}{N}\right]\sum_{y=0}^{N-1}f(x,y)\exp\left[\frac{-\mathrm{j}2\pi vy}{N}\right]$$

$$u,v=0,1,2,\cdots,N-1 \tag{4-24}$$

$$f(x,y)=\frac{1}{N}\sum_{u=0}^{N-1}\exp\left[\frac{\mathrm{j}2\pi ux}{N}\right]\sum_{v=0}^{N-1}F(u,v)\exp\left[\frac{\mathrm{j}2\pi vy}{N}\right]$$

$$x,y=0,1,2,\cdots,N-1 \tag{4-25}$$

由上述这些分离形式可知，一个 2-D 傅里叶变换可由连续 2 次运用 1-D 傅里叶变换来实现。例如，式(4-24)可分成下列两式：

$$F(x,v)=N\left[\frac{1}{N}\sum_{y=0}^{N-1}f(x,y)\exp\left[\frac{-\mathrm{j}2\pi vy}{N}\right]\right]$$

$$v=0,1,2,\cdots,N-1 \tag{4-26}$$

$$F(u,v)=N\left[\frac{1}{N}\sum_{x=0}^{N-1}F(x,v)\exp\left[\frac{-\mathrm{j}2\pi vx}{N}\right]\right]$$

$$u,v=0,1,2,\cdots,N-1 \tag{4-27}$$

对每个 x 值，式(4-26)方括号中是一个 1-D 傅里叶变换。所以 $F(x,v)$ 可由沿 $f(x,y)$ 的每一列变换再乘以 N 得到。在此基础上，再对 $F(x,v)$ 每一行求傅里叶变换就可得到 $F(u,v)$。这个过程可用图 4.7 表示。

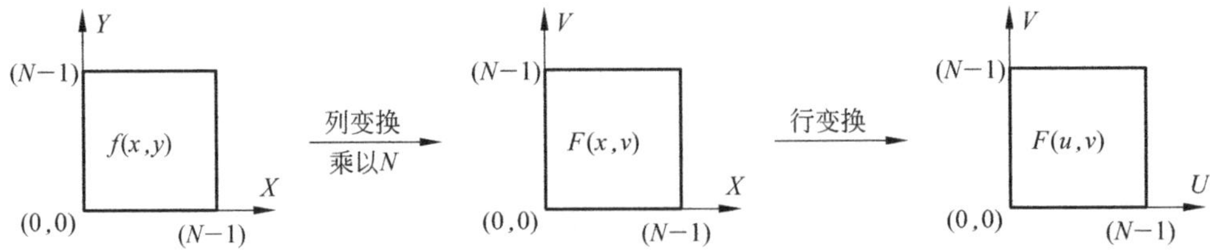

图 4.7 由两步 1-D 变换计算 2-D 变换

(2) 平移性质。傅里叶变换对的平移性质可写成(以表示函数和其傅里叶变换的对应性)：

$$f(x,y)\exp[\mathrm{j}2\pi(u_0x+v_0y)/N]\Leftrightarrow F(u-u_0,v-v_0) \tag{4-28}$$

$$f(x-x_0,y-y_0)\Leftrightarrow F(u,v)\exp[-\mathrm{j}2\pi(ux_0+vy_0)/N] \tag{4-29}$$

式(4-28)表明将 $f(x,y)$ 与一个指数项相乘就相当于把其变换后的领域中心移动到新的位置。类似地，式(4-29)表明将 $F(u,v)$ 与一个指数项相乘就相当于把其反变换后的空域中心移动到新的位置。另外，从式(4-29)可知，对 $f(x,y)$ 的平移不影响其傅里叶变换的幅值。

(3) 周期性和共扼对称性。傅里叶变换和反变换均以 N 为周期，即：

$$F(u,v)=F(u+N,v)=F(u,v+N)=F(u+N,v+N) \tag{4-30}$$

式(4-30)可通过将右边几项分别代入式(4-22)来验证。它表明，尽管 $F(u,v)$ 对无穷多个 u 和 v 的值重复出现，但只需根据在任一个周期里的 N 个值就可以从 $F(u,v)$ 得到 $f(x,y)$。换句话说，只需一个周期里变换就可将 $F(u,v)$ 在频域里完全确定。同样的结论对 $f(x,y)$ 在空域也成立。

如果 $f(x,y)$ 是实函数，则它的傅里叶变换具有共扼对称性：

$$F(u,v)=F^*(-u,-v) \tag{4-31}$$

$$|F(u,v)|=|F(-u,-v)| \tag{4-32}$$

其中，$F^*(u,v)$ 为 $F(u,v)$ 的复共扼。

(4) 旋转性质。首先借助极坐标变换 $x=r\cos\theta, y=r\sin\theta, u=w\cos\varphi, v=w\sin\varphi$，将 $f(x,y)$ 和 $F(u,v)$ 转换为 $f(r,\theta)$ 和 $F(\omega,\varphi)$。直接将它们代入傅里叶变换得到：

$$f(R,\theta+\theta_0)\Leftrightarrow F(\omega,\varphi+\theta_0) \tag{4-33}$$

式(4-33)表明，对 $f(x,y)$ 旋转 θ_0 对应于将其傅里叶变换 $F(u,v)$ 也旋转 θ_0，类似地，对 $F(u,v)$ 旋转 θ_0 也对应于将其傅里叶反变换 $f(x,y)$ 旋转 θ_0。

(5) 分配律。根据傅里叶变换对的定义可得到：

$$F\{f_1(x,y)+f_2(x,y)\}=F\{f_1(x,y)\}+F\{f_2(x,y)\} \tag{4-34}$$

式(4-34)表明傅里叶变换和反变换对加法满足分配律，但对乘法则不满足，一般有：

$$F\{f_1(x,y)\cdot f_2(x,y)\}\neq F\{f_1(x,y)\}\cdot F\{f_2(x,y)\} \tag{4-35}$$

(6) 尺度变换(缩放)。给定两个标量 $\boldsymbol{a}$ 和 $\boldsymbol{b}$，可证明对傅里叶变换以下两式成立：

$$\boldsymbol{a}f(x,y)\Leftrightarrow \boldsymbol{a}F(u,v) \tag{4-36}$$

$$f(\boldsymbol{a}x,\boldsymbol{b}y)\Leftrightarrow \frac{1}{|\boldsymbol{ab}|}F\left(\frac{u}{\boldsymbol{a}},\frac{v}{\boldsymbol{b}}\right) \tag{4-37}$$

(7) 平均值。对一个 2-D 离散函数，其平均值可用下式表示：

$$\bar{f}(x,y)=\frac{1}{N^2}\sum_{x=0}^{N-1}\sum_{y=0}^{N-1}f(x,y) \tag{4-38}$$

如将 $u=v=0$ 代入式(4-13)，可以得到：

$$F(0,0)=\frac{1}{N}\sum_{x=0}^{N-1}\sum_{y=0}^{N-1}f(x,y) \tag{4-39}$$

比较以上两式可得：

$$\bar{f}(x,y)=\frac{1}{N}F(0,0) \tag{4-40}$$

(8) 卷积。先考虑 1-D 连续情况。两个函数的卷积定义为

$$f(x) * g(x) = \int_{-\infty}^{+\infty} f(z)g(x-z)\mathrm{d}z \tag{4-41}$$

根据卷积定理,如果 $f(x)$的傅里叶变换是 $F(u)$,$g(x)$的傅里叶变换是 $G(u)$,那么:

$$f(x) * g(x) \Leftrightarrow F(u)G(u) \tag{4-42}$$

$$f(x)g(x) \Leftrightarrow F(u) * G(u) \tag{4-43}$$

现考虑 $f(x)$离散采样得到长为 A 的序列$\{f(0),f(1),f(2),\cdots,f(A-1)\}$,将 $g(x)$离散采样得到长为 B 的序列$\{g(0),g(1),g(2),\cdots,g(B-1)\}$。这样可进一步推导离散卷积定理。根据傅里叶变换和反变换的周期性,假设 $f(x)$和 $g(x)$具有周期 M,则卷积结果具有相同的周期。可以证明只有当 $M \geqslant +B-1$ 时,卷积的周期才不会重迭,否则卷积结果就会产生重迭(wrap-arornd)误差。当 $M=A+B-1$ 时,周期是相邻接的;当 $M>A+B-1$ 时,周期分离且其距离与 M 和 $A+B-1$ 的差成正比。

可给上面两个序列加一些零以得到其长度为 M 的扩展序列:

$$f_e(x) = \begin{cases} f(x) & 0 \leqslant x \leqslant A-1 \\ 0 & A \leqslant x \leqslant M-1 \end{cases} \tag{4-44}$$

$$g_e(x) = \begin{cases} g(x) & 0 \leqslant x \leqslant B-1 \\ 0 & B \leqslant x \leqslant M-1 \end{cases} \tag{4-45}$$

它们的离散卷积可如下定义:

$$f_e(x) * g_e(x) = \frac{1}{M}\sum_{m=0}^{M-1} f_e(m)g_e(x-m) \quad x = 0,1,2,\cdots,M-1 \tag{4-46}$$

只要利用 $f_e(x)$和 $g_e(x)$以避免重迭误差,式(4-42)和式(4-43)对离散序列仍可成立。

两个 2-D 函数的卷积可以定义为

$$f(x,y) * g(x,y) = \int_{-\infty}^{+\infty}\int_{-\infty}^{+\infty} f(p,q)g(x-p,y-q)\mathrm{d}q\mathrm{d}p \tag{4-47}$$

式(4-42)和式(4-43)现变成:

$$f(x,y) * g(x,y) \Leftrightarrow F(u,v)G(u,v) \tag{4-48}$$

$$f(x,y)g(x,y) \Leftrightarrow F(u,v) * G(u,v) \tag{4-49}$$

为求得 2-D 的离散卷积可让 $f(x,y)$和 $g(x,y)$分别用尺寸为 $A \times B$ 和 $C \times D$,周期为 M 和 N 的离散数组表示。这里需要选择 $M \geqslant A+C-1$ 和 $N \geqslant B+D-1$ 以避免重叠误差,周期性扩展序列可如下构造:

$$f_e(x,y) = \begin{cases} f(x,y) & 0 \leqslant x \leqslant A-1 \text{ 和 } 0 \leqslant y \leqslant B-1 \\ 0 & A \leqslant x \leqslant M-1 \text{ 或 } B \leqslant y \leqslant N-1 \end{cases} \tag{4-50}$$

$$g_e(x,y) = \begin{cases} g(x,y) & 0 \leqslant x \leqslant C-1 \text{ 和 } 0 \leqslant y \leqslant D-1 \\ 0 & C \leqslant x \leqslant M-1 \text{ 或 } D \leqslant y \leqslant N-1 \end{cases} \tag{4-51}$$

它们的离散卷积可如下定义:

$$f_e(x,y) * g_e(x,y) = \frac{1}{MN}\sum_{m=0}^{M-1}\sum_{n=0}^{N-1} f_e(m,n)g_e(x-m,y-n)$$
$$x = 0,1,2,\cdots,M-1; \quad y = 0,1,\cdots,N-1 \tag{4-52}$$

同样,只要利用 $f_e(x,y)$和 $g_e(x,y)$以避免重叠误差,式(4-48)和式(4-49)仍成立。

(9) 相关。

先考虑 1-D 连续情况。两个函数的相关定义为

$$f(x)\cdot g(x)=\int_{-\infty}^{+\infty}f^{*}(z)g(x+z)\mathrm{d}z \tag{4-53}$$

其中，$f^{*}(z)$为 $f(z)$的复共扼。

如果 $f(x)$和 $g(x)$是同一个函数，式(4-53)算得的结果常称为自相关。而如果 $f(x)$和 $g(x)$不是同一个函数，式(4-53)算得的结果常称为互相关。参照对离散卷积的推导，可如下定义 1-D 离散相关：

$$f_e(x)\cdot g_e(x)=\frac{1}{M}\sum_{m=0}^{M-1}f_e^{*}(m)g_e(x+m)\quad x=0,1,2,\cdots,M-1 \tag{4-54}$$

进一步可对 2-D 连续和离散相关分别定义如下：

$$f(x,y)\cdot g(x,y)=\int_{-\infty}^{+\infty}\int_{-\infty}^{+\infty}f^{*}(p,q)g(x+p,y+q)\mathrm{d}q\mathrm{d}p \tag{4-55}$$

$$f_e(x,y)\cdot g_e(x,y)=\frac{1}{MN}\sum_{m=0}^{M-1}\sum_{n=0}^{N-1}f_e^{*}(m,n)g_e(x+m,y+n)$$
$$x=0,1,2,\cdots,M-1;\quad y=0,1,\cdots,N-1 \tag{4-56}$$

对连续和离散相关都有下列相关定理成立：

$$f(x,y)\cdot g(x,y)\Leftrightarrow F^{*}(u,v)G(u,v) \tag{4-57}$$

$$f^{*}(x,y)g(x,y)\Leftrightarrow F(u,v)\cdot G(u,v) \tag{4-58}$$

以上两式保证了在空域和频域中都可以由 $N\times N$ 均匀分布的采样来重建完整的 2-D 周期。最后应当指出，以上讨论都是围绕图像处理进行的，在图像分析中不能仅根据采样定理来确定采样密度。

4.3.6 快速傅里叶变换

对于有限长序列的离散傅里叶变换，有

$$X(m)=\sum_{n=0}^{N-1}x(n)e^{-\mathrm{j}2\pi mn/N}\quad m=0,1,\cdots,N-1$$

$$x(n)=\frac{1}{N}\sum_{m=0}^{N-1}X(m)e^{\mathrm{j}2\pi mn/N}\quad n=0,1,\cdots,N-1$$

令 $W=e^{-\mathrm{j}2\pi/N}$和 $W^{-1}=e^{\mathrm{j}2\pi/N}$可以简写为

$$X(m)=\sum_{n=0}^{N-1}x(n)W^{mn}\quad x(n)=\frac{1}{N}\sum_{m=0}^{N-1}X(m)W^{-mn}$$

快速傅里叶变换的算法也就是在研究离散傅里叶变换计算的基础上，节省它的计算量，达到快速计算的目的，可以把以上变换的公式写成矩阵相乘的形式

$$\begin{bmatrix}X(0)\\X(1)\\\vdots\\X(N-1)\end{bmatrix}=\begin{bmatrix}W^{00}&W^{01}&\cdots&W^{0(N-1)}\\W^{10}&W^{11}&\cdots&W^{1(N-1)}\\\vdots&\vdots&\vdots&\\W^{(N-1)0}&W^{(N-1)1}&\cdots&W^{(N-1)(N-1)}\end{bmatrix}\begin{bmatrix}x(0)\\x(1)\\\vdots\\x(N-1)\end{bmatrix}$$

从以上矩阵的计算中可以看出，每得到一个频率分量，必须进行 N 次乘法和 $N-1$ 次

加法的运算，要完成整个变换必须有 N^2 次乘法和 $N(N-1)$次加法的运算，计算量比较大。

下面利用库利-图基计算方法设法减少乘法运算。

设

$$x_1(n) = x(2n) \quad n = 0,1,\cdots,N/2-1 \text{ 为偶数}$$

$$x_2(n) = x(2n+1) \quad n = 0,1,\cdots,N/2-1 \text{ 为奇数}$$

为此傅里叶变换对可以写成如下形式：

$$\begin{aligned} X(m) &= \sum_{n=0}^{N-1} x(n) W_N^{mn} = \sum_{n=0}^{\frac{N}{2}-1} x_1(n) W_N^{mn} + \sum_{n=0}^{\frac{N}{2}-1} x_2(n) W_N^{mn} \\ &= \sum_{n=0}^{\frac{N}{2}-1} x(2n) W_N^{m(2n)} + \sum_{n=0}^{\frac{N}{2}-1} x(2n+1) W_N^{m(2n+1)} \end{aligned}$$

其中第一项为偶部，第二项为奇部。因为

$$W_{2N}^{k} = W_N^{k/2}$$

所以

$$\begin{aligned} X(m) &= \sum_{n=0}^{\frac{N}{2}-1} x(2n) W_{N/2}^{mn} + \sum_{n=0}^{\frac{N}{2}-1} x(2n+1) W_{N/2}^{mn} W_N^{mn} \\ &= \sum_{n=0}^{\frac{N}{2}-1} x(2n) W_{N/2}^{mn} + W_N^{m} \sum_{n=0}^{\frac{N}{2}-1} x(2n+1) W_{N/2}^{mn} \\ &= X_1(m) + W_N^m X_2(m) \end{aligned}$$

上式中，$X_1(m)$和 $X_2(m)$分别是 $x_1(n)$和 $x_2(n)$的 $N/2$ 点的傅里叶变换。$X_1(m)$和 $X_2(m)$是以 $N/2$ 为周期的，即

$$X_1\left(m+\frac{N}{2}\right) = X_1(m) \quad X_2\left(m+\frac{N}{2}\right) = X_2(m)$$

这说明当 $m \geqslant N/2$ 时，上式也是重复的。

$$X(m) = X_1(m) + W_N^m X_2(m) \quad m = 1,2,\cdots,N-1$$

同样可以成立，可见一个 N 点的离散傅里叶变换可以由两个 $N/2$ 点的傅里叶变换得到。这样分解之后乘法次数大大减少，总共需要 $2\times(N/2)^2+N$ 次乘法运算即可，原来需要 N^2 次运算。可见分解以后乘法的计算次数减少了近一半。注意原来的计算区间是 $k \leqslant N-1$，而现在的计算区间是 $k \leqslant N/2-1$。当 N 是 2 的整数幂时，则上式中的 $X_1(m)$和$X_2(m)$还可以分成更短的序列，因此计算时间会更短。

下面以基数为 2，$N=8$ 的按时间分解的算法为例，请看图 4.8 的流程图。其输入是顺序的从 0 到 7，而输出是乱序的 0，4，2，6，1，5，3，7。

先看：

$$\begin{aligned} X(1) &= x_2(4) + x_2(5) W^1 \\ &= x_1(4) + x_1(6) W^2 + [x_1(5) + x_1(7) W^2] W^1 \\ &= x(0) + x(4) W^4 + [x(2) + x(6) W^4] W^2 + [x(1) + x(5) W^4] W^1 \\ &\quad + [x(3) + x(7) W^4] W^2 W^1 \end{aligned}$$

$$= x(0) + x(4)W^4 + x(2)W^2 + x(6)W^4W^2 + x(1)W^1 + x(5)W^4W^1 + x(3)W^2W^1 + x(7)W^4W^2W^1$$

$$= x(0) + x(4)W^4 + x(2)W^2 + x(6)W^6 + x(1)W^1 + x(5)W^5 + x(3)W^3 + x(7)W^7$$

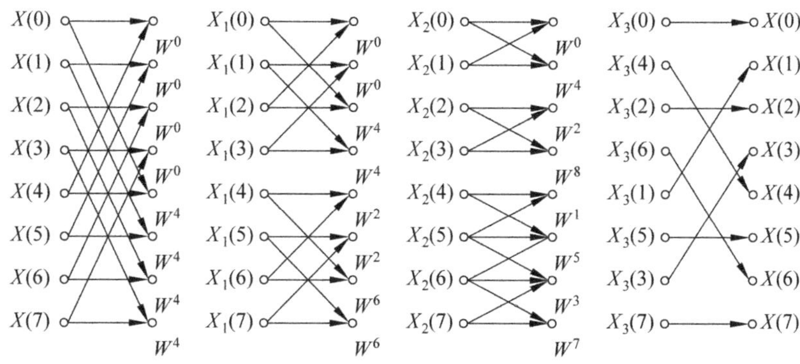

图 4.8　FFT 蝶式运算流程图(按时间分解)

而用计算公式所得的结果为

$$X(m) = \sum_{n=0}^{N-1} x(n) W_N^{mn}$$

其中：

$$x(1) = x(0) + x(1)W^1 + x(2)W^2 + x(3)W^3 + x(4)W^4 + x(5)W^5 + x(6)W^6 + x(7)W^7$$

与前面用流程图计算的结果一致。以上是时间域的抽取法，将 $x(n)$进行分解，也还有将频域序列 $X(m)$进行分解的方法，这里不再详细谈了。

下面再谈一下用 FFT 进行傅里叶变换的过程。

用 FFT 进行傅里叶计算，需要解决以下 4 个问题，迭代次数 r 的确定；对偶节点的计算；加权系数 $W_N{}^P$ 的计算以及重新排序问题。

从以上计算可得二维离散傅里叶变换公式：

$$F(u,v) = \frac{1}{N^2} \sum_{x=0}^{N-1} \sum_{y=0}^{N-1} f(x,y) e^{[-j2\pi(ux+vy)/N]} \quad u,v = 0,1,\cdots,N-1$$

$$f(x,y) = \sum_{u=0}^{N-1} \sum_{v=0}^{N-1} F(u,v) e^{[j2\pi(ux+vy)/N]} \quad x,y = 0,1,\cdots,N-1$$

(1) 迭代次数 r 的确定：$r=\log_2 N$，其中，N 为序列的长度，它是以 2^N 为基数的数，如果 $N=8$，则 $r=\log_2 8=3$，需要 3 次迭代计算。

(2) 对偶点的计算：对偶节点的计算就是设法求出每次迭代中对偶节点间隔或节距。在流程图中，把标有 $X_e(k)$的点称为节点，k 为该点的序号，e 为第 e 代迭代。在图中可见第一次迭代的节距为 $N/2$，第二次迭代的节距为 $N/4$，第三次迭代的节距为 $N/2^3$ 等，给出以下对偶节点的计算公式。

如果某节点为 $x_e(k)$，它的对偶节点为

$$x_e\left(k+\frac{N}{2^e}\right)$$

其中，e 是迭代的次数，k 为序列的号数，N 是序列的长度。

例如，如果序列长度 $N=8$，求 $x_2(1)$ 的对偶节点 $x_2\left(k+\frac{N}{2^e}\right)=x_2\left(1+\frac{8}{2^2}\right)=X_2(3)$。

从前面的流程图也可以验证这一点。

(3) 加权系数 W_N^P 的计算：在蝶形计算的过程中，有加权系数的计算，以 $x_2(2)$ 加权系数 W_8^P 为例，其步骤如下。

① 把 k 值写成 r 位的二进制数，k 是序列的序号数，e 是迭代的次数，由 $x_2(2)$ 和 W_8^P 可知 $e=2$，$k=2$，$N=8$，则 $r=\log_2 8=3$。故 $k=2$ 时写成三位的二进制数为 010。

② 把此二进制数右移 $r-e$ 位，并把左边的空位补零，如把以上计算得的 010 向右称移动 3—2 位，则结果为 001。

③ 把此右移的二进制数进行比特倒转，以上的 001 则倒转为 100。

④ 把比特倒转后的二进制数翻成十进制数则为 p，以上 100 的十进制数为 4，则 $p=4$，结果 $x_2(2)$ 的加权值为 W_8^4。

(4) 重新排序：从前面的流程图可以看到，如果 $x(n)$ 是按顺序排列的，经过蝶形计算，其变换结果序列是非顺序的，即乱序的。反之，如果 $x(n)$ 是乱序的，则 $X(m)$ 是顺序的，为了更好地输出，需要将以上得到的变换序列再重新整序，此重新整序的过程如下。

① 将最后一次迭代的结果 $X_e(k)$ 中的序号数 k 写成二进制数，即 $X_e(k)=X_e(k_r-1, k_r-2,\cdots,k_1,k_0)$。

② 将 r 位的二进制数比特倒置，即 $X_e(k_0,k_1,\cdots,k_r-2,k_r-1)$。

③ 求出倒置后的二进制数代表的十进制数，就可以得到与 $X(k)$ 相对应 $X(m)$ 的序号数。例如，

$$X_3(0)\to X_3(000)\to X(000)\to X(0)$$
$$X_3(1)\to X_3(001)\to X(100)\to X(4)$$
$$\vdots$$
$$X_3(7)\to X_3(111)\to X(111)\to X(7)$$

由以上蝶形计算可见，顺序可以变成倒序，倒序可以变成顺序。所以在迭代运算全部完成后，使用比特倒转法就可以得到正确的变换系数的顺序。

在编制整个计算程序时应当注意以下几点。

(1) 由于 DFT 的计算都是复数运算，为此对于每个 $F(u,v)$ 的数都有实部和虚部两部分，为此计算过程中将求出其模(实部的平方与虚部平方和之开方)，其角(虚部与实部比之反正切)。最后以其幅模与频率量 (u,v) 的关系画出其幅谱图。

(2) 由于幅谱是强度函数的显示，而图像的幅度强度函数衰减得很快，为此高频分量变得愈来愈不清楚，为解决此问题，常用 $D(u,v)$ 来代替 $F(u,v)$：

$$D(u,v)=\lg[1+|F(u,v)|]$$

注意：此处 $D(u,v)$ 为非负的函数，当 $|F(u,v)|=0$ 时，$D(u,v)=0$。而 $F(u,v)$ 很高时，由于取对数之后，其高频与低频之差就变得很小，这样减少了高低频的幅度之差，使低频

信息亦能够显示出来，便于人们的视觉理解。

(3) 在具体实现二维离散 DFT 时，根据 DFT 的可分离性，可以对二维数组先进行列变换，然后再进行行变换。也可以先对行进行变换，再进行列变换，然而这样做将给程序设计带来麻烦和浪费。为此可以在编程时，把第一次变换的结果进行转置，这是变动二维数组，而不是变动程序，仍按原程序进行变换，这样方便了运算。

(4) 在进行二维傅里叶反变换时，只需将 $F(u,v)$ 共轭之后的 $F^*(u,v)$ 代入正变换的公式就得到了所求的 $f(x,y)$，请读者根据已学知识验证以上道理。注意在证明过程中，必须有 $f(x,y)$ 为实函数的假定，而这种假定往往是符合实际的。

有关二维 DFT 的计算实验，请注意如何设计出最后的灰度图像，相应的程序请参考有关文献。

4.4　数字图像的沃尔什变换

离散傅里叶变换和余弦变换在快速算法中都要用复数乘法，占用的时间仍然比较多。在某些应用领域中，需要更为有效的变换方法，沃尔什变换就是其中的一种。

沃尔什函数是在 1923 年由美国数学家沃尔什(Walsh)提出来的。在沃尔什的原始论文中，给出了沃尔什函数的递推公式，这个公式是按照函数的序数由正交区间内过零点平均数定义的。不久以后，这种规定函数序数的方法也被波兰数学家卡兹马兹(Kaczmarz)采用了，所以，通常将这种规定函数序数的方法称为沃尔什-卡兹马兹(Walsh-Kaczmarz)定序法。

1931 年，美国数学家佩利(Paley)又给沃尔什函数提出了一个新的定义。他指出，沃尔什函数可以用有限个拉德梅克(Rademacher)函数的乘积来表示。这样得到的函数的序数与沃尔什得到的函数的序数完全不同。这种定序方法是用二进制来定，所以称为二进制序数或自然序数。

利用只包含+1 和−1 阵元的正交矩阵可以将沃尔什函数表示为矩阵形式。早在 1867 年，英国数学家希尔威斯特(Sylvester)已经研究过这种矩阵。后来，法国数学家哈达玛(Hadamard)在 1893 年将这种矩阵加以普遍化，建立了哈达玛矩阵。利用克罗内克乘积算子(Kronecker Porduct Operator)不难把沃尔什函数表示为哈达玛矩阵形式。利用这种形式定义的沃尔什函数称为克罗内克序数。这就是沃尔什函数的第 3 种定序法。

由上述历史可见，沃尔什函数及其有关函数的数学基础早已奠定了。但是，这些函数在工程中得到应用却是近几十年的事情。主要原因是由于半导体器件和计算机在近几十年得到迅速发展，它们的发展为沃尔什函数的实用解决了手段问题，因此，也使沃尔什函数得到了进一步发展。与傅里叶变换相比，沃尔什变换的主要优点在于存储空间少和运算速度高，这一点对图像处理来说是至关重要的，特别是在大量数据需要进行实时处理时，沃尔什函数就更加显示出它的优越性。

4.4.1　正交函数的概念

一组实值的连续函数 $\{S_n(t)\}=\{s_0(t),s_1(t),s_2(t),\cdots,\}$ 在 $0\leqslant t\leqslant T$ 区间内，如果满足下式：

$$\int_0^T ks_n(t)\cdot s_m(t)\mathrm{d}t=\begin{cases}k & m=n\\0 & m\neq n\end{cases} \tag{4-59}$$

则称$\{S_n(t)\}$在区间 $0\leqslant t\leqslant T$ 内是正交的，m、n 是正实数，k 是与 m、n 无关的非负常数。如果 $k=1$，称为归一化正交。任一组非归化一化的正交函数总可以变换为归一化正交函数。

如果 $f(t)$是定义在$(0,T)$区间上的实值信号，利用正交函数可表示为下式：

$$f(t)=\sum_{n=0}^{\infty}C_n s_n(t) \tag{4-60}$$

式(4-60)中，C_n 是第 n 项系数。

一组完备的正交函数必然是一组闭合函数。完备的正交函数组必须满足下述两个条件。第一，不存在这样一个函数 $x(t)$，它满足：

$$0<\int_T x^2(t)\mathrm{d}t<\infty \tag{4-61}$$

而且也满足：

$$\int_T x(t)S_n(t)\mathrm{d}t=0 \quad n=0,1,2,\cdots \tag{4-62}$$

这个条件的意思是说，再也没有不属于$\{S_n(t)\}$的某个非零的函数 $x(t)$，它与$\{S_n(t)\}$的每一个函数正交。也就是说，所有互相正交的函数都包括在$\{S_n(t)\}$里面。

第二，对于任何满足$\int_T f^2(t)\mathrm{d}t<\infty$的函数，对于给定的任意微小正数 $\varepsilon>0$，总存在一个正整数 N 与有限展开式：

$$\bar{f}(t)=\sum_{n=0}^{\infty}C_n s_n(t) \tag{4-63}$$

使得

$$\int_T |f(t)-\bar{f}(t)|^2\mathrm{d}t<\varepsilon \tag{4-64}$$

这一条件的意思是，任一个能量有限的信号 $f(t)$总可以用有限级数来逼近它。对于给定的误差来说，总可以找到一个 N 值，使这种逼近的精确度满足要求。

完备性的必要和充分条件是在正交区间内各分量函数的平方之和存在，并且应该完全满足帕斯维尔定理。这个条件的物理意义是：一组完备的正交函数所包含的能量，无论是在时域中还是在变换域中都是相同的。完备性的重要意义在于：只有当正交函数是完备的，才能将一个满足一定条件的函数展开成此正交函数系的级数，否则将不能保证能量等。

正交性、完备性、归一化的定义适用于一组函数中的所有函数。它所规定的区间可以是半无限区间$(0,+\infty)$，也可以是全无限区间$(-\infty,+\infty)$，当然也可以是有限区间$\left(-\frac{T}{2},+\frac{T}{2}\right)$、$(0,T)$等。沃尔什函数的一个有用的特点是由有限多个沃尔什函数组成的时间受限信号在变换域中只占据有限区间。而对于圆函数来说则不然，一般来说，时间受限，其频谱区间则是无限的，反之，频域受限信号，在时间域上则是无限的。

4.4.2 拉格尔函数

拉格尔函数集是一个不完备的正交函数集。由它可以构成完备的沃尔什函数。拉格尔

函数包括 n 和 t 两个自变量，用 $R(n,t)$ 来表示。把一个正弦函数作无限限幅就可以得到拉格尔函数。

它可用下式来表示：

$$R(n,t) = \mathrm{sgn}(\sin 2^n \pi t)$$
$$\mathrm{sgn}(x) = \begin{cases} 1 & x > 0 \\ -1 & x < 0 \end{cases} \tag{4-65}$$

当 $x=0$ 时，$\mathrm{sgn}(x)$ 无定义。

由 sin 函数的周期性知道 $R(n,t)$ 也是周期性函数。由上式可见，当 $n=1$ 时，$R(n,t)$ 的周期为 1；$n=2$ 时，$R(2,t)$ 的周期为 1/2；当 $n=3$ 时，$R(3,t)$ 的周期为 $1/2^2$；一般情况下可用下式表示：

$$R(n,t) = R\left(n, t + \frac{1}{2^{n-1}}\right) \quad n = 1,2,\cdots$$

拉格尔函数的波形如图 4.9 所示，由图 4.9 可见，拉格尔函数有如下一些规律。

(1) $R(n,t)$ 的取值只有 +1 和 −1。

(2) $R(n,t)$ 是 $R(n-1,t)$ 的二倍频。因此最高次数 $m=n$，则其他拉格尔函数可用脉冲分频器来产生。

(3) 如果已知 n，那么 $R(n,t)$ 有 2^{n-1} 个周期，其中 $0<t<1$，如果在 $t=k+\frac{1}{2}\left(\frac{1}{2^n}\right)$ 处进行取样，则可得到一数据序列 $R(n,k)$。

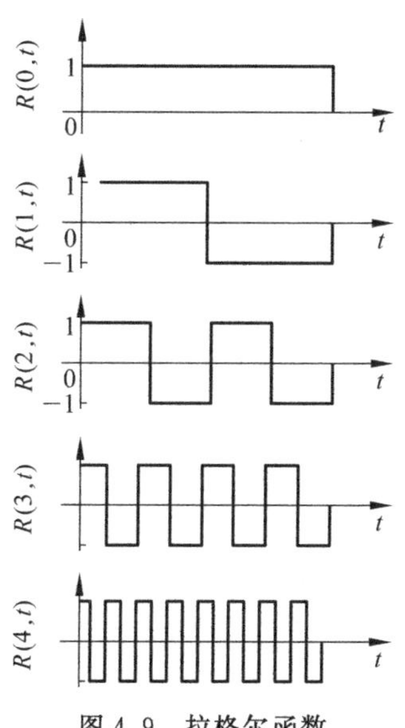

图 4.9　拉格尔函数

$k=0,1,2\cdots,2^{n-1}$，每一采样序列将与下述矩阵相对应。这里取 $n=3,k=0,1,2,\cdots,7$，得

$$\begin{bmatrix} R(0,k) \\ R(1,k) \\ R(2,k) \\ R(3,k) \end{bmatrix} = \begin{bmatrix} 1 & 1 & 1 & 1 & 1 & 1 & 1 & 1 \\ 1 & 1 & 1 & 1 & -1 & -1 & -1 & -1 \\ 1 & 1 & -1 & -1 & 1 & 1 & -1 & -1 \\ 1 & -1 & 1 & -1 & 1 & -1 & 1 & -1 \end{bmatrix} \tag{4-66}$$

采用上述离散矩阵形式就可以用计算机进行灵活处理。

4.4.3　沃尔什函数

沃尔什函数是完备的正交函数集，它的值也只取 +1 和 −1。从排队次序来定义有 3 种：一种是按沃尔什排列或按列排队来定义；第二种是按佩利排队或称自然排列来定义；第三种是按哈达玛排列来定义。还可用其他方式来定义，但至今尚未统一。下面仅讨论第一种排列方法定义的沃尔什函数。

按沃尔什排列的沃尔什函数用 $\mathrm{wal}(i,t)$ 表示，函数波形如图 4.10 所示。此沃尔什函数实际上就是按列率排列的。通常把正交区间内的波形变号次数的 1/2 称为列率。如果令 i 为波形在正交区间内的变号次数，那么按照 i 为奇数或偶数，函数 $\mathrm{wal}(i,t)$ 的列率将分别由下式决定。

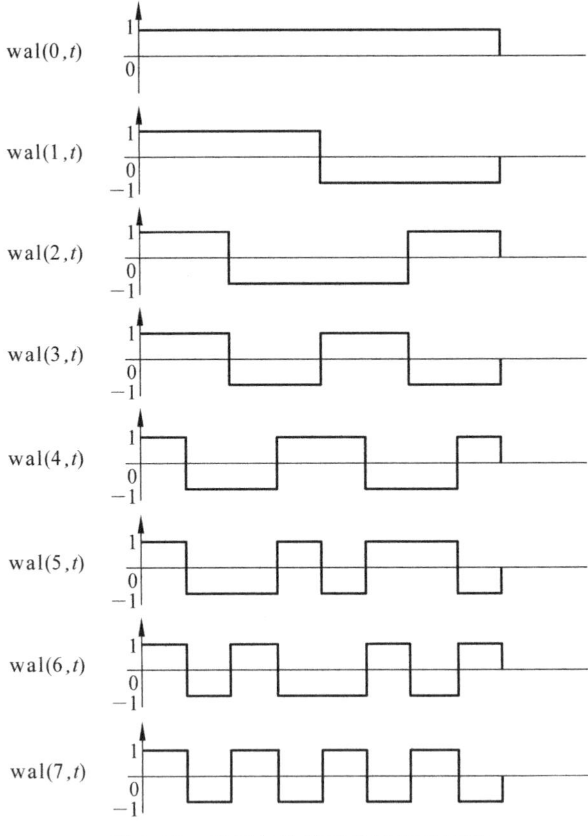

图 4.10 按沃尔什排列的沃尔什函数

$$S_i = \begin{cases} 0 & i = 0 \\ \dfrac{i+1}{2} & i = \text{奇数} \\ \dfrac{i}{2} & i = \text{偶数} \end{cases} \tag{4-67}$$

按沃尔什排列的沃尔什函数可由拉格尔函数构成，它的表达式如下：

$$\mathrm{wal}(i,t) = \prod_{k=0}^{p+1} [R(k+1,t)]^{g(i)_k} \tag{4-68}$$

式中 $R(k+1,t)$是拉格尔函数，$g(i)$为 i 的格雷码，$g(i)_k$ 是此格雷码的第 k 位数字，p 为正整数。

一个正整数可以编成自然二进码，也可以编成格雷码。格雷码的特点：两个相邻数的格雷码只有一个码位数值不同。例如，2 的格雷码是(0011)，3 的格雷码是(0010)。这两个相邻的数字的格雷码只有第 4 个码位数值不同。在脉冲编码技术中，常常采用这种码，以便得到较好的误差特性。一个正整数的自然二进码和格雷码之间是可以互相转换的。从自然二进码转成格雷码的方法如下：设一个十进制数 n 的自然二进码为($n_{p-1},n_{p-2},\cdots,n_2,n_1,n_0$)，设 n 的格雷码为($g_{p-1},g_{p-2},\cdots,g_2,g_1,g_0$)。其中，$n_k$ 和 g_k 分别为二进码和格雷码内的码位数字，并且 $n_k,g_k \in \{0,1\}$。它们之间的关系可用下式表示：

$$g_{p-1} = n_{p-1}$$
$$g_{p-2} = n_{p-1} \oplus n_{p-2}$$
$$g_{p-3} = n_{p-2} \oplus n_{p-3}$$
$$g_k = n_{k+1} \oplus n_k$$
$$g_1 = n_2 \oplus n_1$$
$$g_0 = n_1 \oplus n_0$$

式中，$\oplus$代表模 2 加。

例如，$n(2)=(0010)_{二进}$，其中 $n_3=0, n_2=0, n_1=1, n_0=0$，所以

$$g_3 = n_3 = 0$$
$$g_2 = n_3 \oplus n_2 = 0 \oplus 0 = 0$$
$$g_1 = n_2 \oplus n_1 = 0 \oplus 1 = 1$$
$$g_0 = n_1 \oplus n_0 = 1 \oplus 0 = 1$$

其格雷码为 $g(2)=(0011)_{格雷}$。

同理，若 $n(3)=(0011)_{二进}$，则其格雷码为

$$g(3) = (0010)_{格雷}$$

在格雷码中，有如下关系存在：

$$g(m) + g(n) = g(m \oplus n)$$

下面再根据式(4-68)写出沃尔什函数。现求 $p=4$ 时的 $\mathrm{wal}(5,t)$，由于 $i=5$，所以 5 的二进码为(0101)，由前面叙述的转换规律，可知道其格雷码为(0111)。

$$(0 \quad\quad 1 \quad\quad 1 \quad\quad 1)_{格雷}$$

第 3 位　第 2 位　第 1 位　第 0 位

$$g(5)_3 \quad g(5)_2 \quad g(5)_1 \quad g(5)_0$$

即

$$g(5)_0=1,\quad g(5)_1=1,\quad g(5)_2=1,\quad g(5)_3=0$$

将以上结果代入式(4-68)得

$$\begin{aligned}\mathrm{wal}(5,t) &= [R(1,t)]^1[R(2,t)]^1[R(3,t)]^1[R(4,t)]^0 \\ &= R(1,t) \cdot R(2,t) \cdot R(3,t)\end{aligned}$$

例如，当 $p=4, i=9$s 时，求 $\mathrm{wal}(9,t)$，即 $g(9)_3=1, g(9)_2=1, g(9)_1=0, g(9)_0=1$，代入式(4-68)得：

$$\begin{aligned}\mathrm{wal}(9,t) &= [R(1,t)]^1[R(2,t)]^0[R(3,t)]^1[R(4,t)]^1 \\ &= R(1,t) \cdot R(3,t) \cdot R(4,t)\end{aligned}$$

4.4.4　沃尔什变换

离散沃尔什变换可由下列二式表达：

$$w(i) = \frac{1}{N}\sum_{t=0}^{N-1} f(t) \cdot \mathrm{wal}(i,t)$$

$$f(t) = \sum_{i=0}^{N-1} w(i) \cdot \mathrm{wal}(i,t)$$

离散沃尔什变换亦可写成矩阵的形式。

$$\begin{bmatrix} w(0) \\ \vdots \\ w(N-1) \end{bmatrix} = \frac{1}{N}[\mathrm{wal}(N)]$$

$$\begin{bmatrix} f(0) \\ f(1) \\ \vdots \\ f(N-1) \end{bmatrix} = [\mathrm{wal}(N)] \begin{bmatrix} w(0) \\ w(1) \\ \vdots \\ w(N-1) \end{bmatrix}$$

式中 wal(N)代表 N 阶沃尔什矩阵。

4.5 数字图像的哈达玛变换

哈达玛变换与沃尔什变换相似，所以有些书上把两者统称为沃尔什-哈达玛变换。

哈达玛变换与沃尔什变换相比，没有本质上的不同，只是排列顺序的不同。但由于哈达玛矩阵具有最简单的递推关系，也就是高阶矩阵可以用低阶矩阵直接得到，这一特点使人们更愿意采用哈达玛变换。

4.5.1 1-D 离散哈达玛变换

当 $N=2^n$，一维哈达玛正变换核和反变换核相同，为

$$g(x,u) = h(x,u) = \frac{1}{\sqrt{N}}(-1)\sum_{i=0}^{N-1} b_i(x)b_i(u) \tag{4-69}$$

因此，一维哈达玛变换对可表示为

$$H(u) = \frac{1}{\sqrt{N}}\sum_{x=0}^{N-1} f(x)(-1)\sum_{i=0}^{N-1} b_i(x)b_i(u) \quad u = 0,1,2,\cdots,N-1$$

$$f(x) = \frac{1}{\sqrt{N}}\sum_{u=0}^{N-1} H(u)(-1)\sum_{i=0}^{N-1} b_i(x)b_i(u) \quad x = 0,1,2,\cdots,N-1$$

哈达玛变换是由哈达玛矩阵引出的。这种矩阵是用+1 和−1 作为阵元的 $N\times N$ 阶方阵，它的行与列是正交的，即：哈达玛变换核除了因子之外，由一系列的+1 和−1 组成，如 $N=6$ 时的哈达玛变换核用矩阵表示为

$$\boldsymbol{H}_6 = \frac{1}{\sqrt{6}}\begin{bmatrix} 1 & 1 & 1 & 1 & 1 & 1 \\ 1 & -1 & 1 & -1 & 1 & -1 \\ 1 & 1 & -1 & -1 & 1 & 1 \\ 1 & -1 & -1 & 1 & 1 & -1 \\ 1 & 1 & 1 & 1 & -1 & -1 \\ 1 & -1 & 1 & -1 & -1 & 1 \end{bmatrix}$$

由此矩阵可得出一个非常有用的结论，即 $2N$ 阶的哈达玛变换矩阵可由 N 阶的变换矩阵按下述规律形成：

$$H_{2N}=\frac{1}{\sqrt{2}}\begin{bmatrix}H_N & H_N\\ H_N & -H_N\end{bmatrix}$$

而最低阶($N=2$)的哈达玛变换矩阵为

$$H_2=\frac{1}{\sqrt{2}}\begin{bmatrix}1 & -1\\ 1 & -1\end{bmatrix}$$

最小尺寸的正交哈达玛矩阵是 2×2 的,可表示为

$$H_2=\frac{1}{\sqrt{2}}\begin{bmatrix}1 & 1\\ 1 & -1\end{bmatrix}=\frac{1}{\sqrt{2}}\begin{bmatrix}h_{00} & h_{01}\\ h_{10} & h_{11}\end{bmatrix}=\frac{1}{\sqrt{2}}\{h_{ij}\}\quad (i,j=0,1) \tag{4-70}$$

矩阵中的阵元

$$h_{ij}=(-1)^{i,j} \tag{4-71}$$

目前,N 可超过 200,$N=2^n$,n 是整数。此时尺寸为 $2N$ 的 $\boldsymbol{H}$ 矩阵为

$$H_{2N}=\frac{1}{\sqrt{2}}\begin{bmatrix}H_N & | & H_N\\ - & | & -\\ H_N & | & H_N\end{bmatrix}=H_N\oplus H_N \tag{4-72}$$

例如:

$$H_4=H_2\oplus H_2=\frac{1}{\sqrt{4}}\begin{bmatrix}1 & 1 & 1 & 1\\ 1 & -1 & 1 & -1\\ 1 & 1 & -1 & -1\\ 1 & -1 & -1 & 1\end{bmatrix} \tag{4-73}$$

列内符号变化的次数分别为 0、3、1、2。这里矩阵中的阵元 h_{ij},可用下式表达:

$$h_{ij}=(-1)^{i,j}=(-1)^{i_0,j_0\oplus i_1,j_1} \tag{4-74}$$

式中的行 $i(i=0,1,2,3)$ 列 $j(j=0,1,2,3)$ 用二进制数码表达为

$$i=i_1,i_0;\quad j=j_1,j_0$$

其中,h_{22},由于 $i=10$,$j=10$,故 $i_1=j_1=1$,$i_0=j_0=0$,因此得

$$h_{22}=(-1)^{(0,0)\oplus(1,1)}=-1$$

其中 h_{21},由于 $i=10$,$j=01$,故 $i_1=1$,$i_0=0$,$j_1=0$,$j_0=1$,因此得

$$h_{21}=(-1)^{(0,1)\oplus(1,0)}=1$$

推而广之,当 $N=2^n$ 时,行 i 和列 j 可表达为

$$i=i_{n-1}i_{n-2}\cdots i_2i_1i_0$$

$$j=j_{n-1}j_{n-2}\cdots j_2j_1j_0$$

对应的 $\boldsymbol{H}$ 中的矩阵阵元为

$$\begin{cases}H_{ij}=(-1)p\\ P=\sum\limits_{k=0}^{p-1}i_kj_k\end{cases} \tag{4-75}$$

上式中的加法是模 2 加,即$\oplus$。由此可以看出,哈达玛矩阵中的阵元,在计算使用中不必预先存储起来,它可以由计算机很容易地生成出来。

哈达玛矩阵中的$+1$、-1 可以看作是从某种连续矩形波中采样出来的样本,其采样周

期为 $1/N$。这种连续矩形波函数就是沃尔什函数。哈达玛变换就是用一组矩形波来实施函数的分解，而傅里叶变换则用一组正弦波来实施函数的分解。令 $N=2^n$，则使用 $N^2\times N^2$ 的对称 $\boldsymbol{H}$ 矩阵做变换时，可得矢量矩阵变换关系式为

$$g=\boldsymbol{H}f \quad \boldsymbol{H}=\boldsymbol{H}_N \oplus \boldsymbol{H}_N \tag{4-76}$$

由于 $\boldsymbol{H}$ 矩阵是正交、可分离的，而且是对称的，因此可得哈达玛变换的矩阵表达式为

$$\boldsymbol{G}=\boldsymbol{H}_N\boldsymbol{F}\boldsymbol{H}_N \tag{4-77}$$

而其逆变换由于 $\boldsymbol{H}_N$ 的正交及对称性质，可得

$$\boldsymbol{F}=\boldsymbol{H}_N\boldsymbol{G}\boldsymbol{H}_N \tag{4-78}$$

哈达玛变换可以写成级数的表达形式如下：

$$G(u,v)=\frac{1}{N}\sum_{j=0}^{N-1}\sum_{k=0}^{N-1}F(j,k)(-1)p^{(j,k,u,v)} \tag{4-79}$$

式(4-79)中 $p^{(j,k,u,v)}=\sum_{i=0}^{N-1}(u_ij_i+v_ik_i)$，这里的 u_i、v_i、j_i、k_i 是 u、v、j、k 值的二进制数码表达式中第 i 位的状态值。求和式的操作是模 2 加。

采用哈达玛变换，可以在计算中只做变号及加减法运算，而避开了傅里叶变换中使用的复数乘法运算。这种变换的运算也有快速算法，下面举例说明。

例如，若 $\boldsymbol{f}$ 为(4×1)的矢量，则变换式为

$$\boldsymbol{F}=\boldsymbol{H}_4\boldsymbol{f} \tag{4-80}$$

展开后可得

$$\begin{bmatrix}F_0\\F_1\\F_2\\F_3\end{bmatrix}=\frac{1}{2}\begin{bmatrix}1&1&1&1\\1&-1&1&-1\\1&1&-1&-1\\1&-1&-1&1\end{bmatrix}\begin{bmatrix}f_0\\f_1\\f_2\\f_3\end{bmatrix} \tag{4-81}$$

直接计算以上变换式需要 $N(N-1)$次加减运算，即

$$F_0=\frac{1}{2}[f_0+f_1+f_2+f_3]$$

$$F_1=\frac{1}{2}[f_0-f_1+f_2-f_3]$$

$$F_2=\frac{1}{2}[f_0+f_1-f_2-f_3]$$

$$F_3=\frac{1}{2}[f_0-f_1-f_2+f_3]$$

如果序贯分步地做变换计算，可以节省运算次数，如先做 $a_0=f_0+f_2$，$a_1=f_0-f_2$，$a_2=f_1+f_3$，$a_3=f_1-f_3$，然后做下一步运算可得

$$\begin{cases}F_0=\frac{1}{2}[a_0+a_2], & F_1=\frac{1}{2}[a_0-a_2]\\ F_2=\frac{1}{2}[a_1+a_3], & F_3=\frac{1}{2}[a_1-a_3]\end{cases} \tag{4-82}$$

这种序贯分布的变换运算只需要 $N\log_2 N$ 次，即 8 次加减法运算，显然这样可以节省运

算量。对于 $N=2^n$，它可以分成几步运算，变换运算量只需要 $N\log_2 N$ 次即可。因此，哈达玛运算具有与快速傅里叶变换类似的快速算法。图 4.11 示出 $N=4$ 的快速算法流程图。

利用这个性质求 N 阶（$N=2^n$ 的哈达玛变换矩阵要比直接用式(4-69)求此矩阵速度快得多，此结论提供了一种快速哈达玛变换(FHT)。

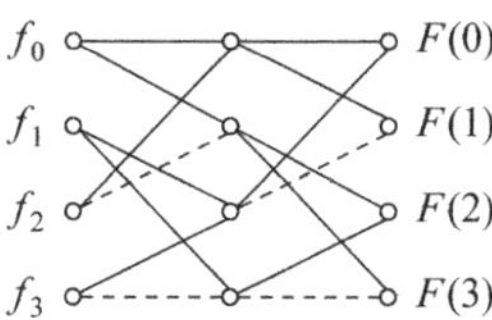

图 4.11　快速算法流程图

除了上面介绍的哈达玛变换之外，常用的另外一种哈达玛变换称为定序的哈达玛变换。定序的哈达玛变换是由前面介绍的哈达玛变换演变而得到。

在哈达玛变换矩阵中，通常把沿某列符号改变的次数称为这个列的列率。则前面给出的 $N=6$ 时的变换矩阵的 6 个列的列率分别为 0、5、2、3、1、4，而下面要介绍的定序哈达玛变换的变换矩阵的列率是随 u 的增加而递增的。例如，$N=6$ 时定序哈达玛变换矩阵的列率从第 1 列到第 6 列分别为 0、1、1、2、3、4。

$N=2^n$ 时定序哈达玛正变换核和反变换核相同，为

$$g(x,u)=h(x,u)=\frac{1}{\sqrt{N}}(-1)\sum_{i=0}^{N-1}b_i(x)p_i(u)$$

其中，$p_i(u)$存在以下递推关系：

$$\begin{aligned}p_0(u)&=b_{n-1}(u)\\p_1(u)&=b_{n-1}(u)+b_{n-2}(u)\\p_2(u)&=b_{n-2}(u)+b_{n-3}(u)\\&\vdots\\p_{n-1}(u)&=b_1(u)+b_0(u)\end{aligned}$$

如 $N=6$ 时的定序哈达玛变换核矩阵为

$$\boldsymbol{H}_6=\frac{1}{\sqrt{6}}\begin{bmatrix}1&1&1&1&1&1\\1&1&1&1&-1&-1\\1&1&-1&-1&-1&-1\\1&1&-1&-1&1&1\\1&-1&-1&1&1&-1\\1&-1&-1&1&-1&1\end{bmatrix}$$

定序哈达玛变换对显然为

$$H(u)=\frac{1}{\sqrt{N}}\sum_{x=0}^{N-1}f(x)(-1)\sum_{i=0}^{N-1}b_i(x)p_i(u)\quad u=0,1,2,\cdots,N-1$$

$$f(x)=\frac{1}{\sqrt{N}}H(u)(-1)\sum_{i=0}^{N-1}b_i(x)p(u)\sum_{i=0}^{N-1}b_i(u)\quad x=0,1,2,\cdots,N-1$$

4.5.2　2-D 离散哈达玛变换

二维离散哈达玛变换的正变换核和反变换核相同，为

$$g(x,u,y,v)=h(x,u,y,v)=\frac{1}{\sqrt{MN}}(-1)\sum_{i=0}^{M-1}b_i(x)b_i(u)+\sum_{j=0}^{N-1}b_j(y)b_j(v)$$

这里 $M=2^m$，$N=2^n$。则对应的二维哈达玛变换对可表示为

$$H(u,v)=\frac{1}{\sqrt{MN}}\sum_{x=0}^{M-1}\sum_{y=0}^{N-1}f(x,y)(-1)\sum_{i=0}^{M-1}b_i(x)b_i(u)+\sum_{j=0}^{N-1}b_j(y)b_j(v)$$

$$u=0,1,2,\cdots,M-1;\quad v=0,1,2,\cdots,N-1$$

$$f(x,y)=\frac{1}{\sqrt{MN}}\sum_{u=0}^{M-1}\sum_{v=0}^{N-1}H(u,v)(-1)\sum_{i=0}^{M-1}b_i(x)b_i(u)+\sum_{i=0}^{N-1}b_j(y)\,b_j(v)$$

$$x=0,1,2,\cdots,M-1;\quad y=0,1,2,\cdots,N-1$$

可以看出，二维离散哈达玛变换的正反变换核具有可分离性，因此可以通过两次一维变换来实现一个二维变换。

4.6 数字图像的离散余弦变换

离散余弦变换在数字图像压缩中得到了有效的应用，在计算机上它可以利用现成的FFT 算法得以实现，是值得注意的一种变换手段。

4.6.1 1-D 离散余弦变换

一维离散余弦变换(简称 DCT)的定义如下：

$$C(0)=\frac{1}{\sqrt{N}}\sum_{x=0}^{N-1}f(x) \tag{4-83}$$

$$C(u)=\sqrt{\frac{2}{N}}\sum_{x=0}^{N-1}f(x)\cos\frac{(2x+1)u\pi}{2N} \tag{4-84}$$

其中，$C(u)(u=0,1,2,\cdots,N-1)$是一维连续函数 $f(x)$的离散余弦变换。离散余弦逆变换的定义为

$$f(x)=\frac{1}{\sqrt{N}}C(0)+\sqrt{\frac{2}{N}}\sum_{u=0}^{N-1}C(u)\cos\frac{(2x+1)u\pi}{2N} \tag{4-85}$$

其中，$x=0,1,2,\cdots,N-1$。

4.6.2 2-D 离散余弦变换

二维函数 $f(x,y)$的离散余弦变换如下：

$$C(0,0)=\frac{1}{N}\sum_{x=0}^{N-1}\sum_{y=0}^{N-1}f(x,y) \tag{4-86}$$

$$C(u,v)=\frac{1}{2N^3}\sum_{x=0}^{N-1}\sum_{y=0}^{N-1}f(x,y)[\cos(2x+1)u\pi][\cos(2y+1)v\pi] \tag{4-87}$$

其中，$u,v=1,2,\cdots,N-1$。

二维离散余弦反变换如下：

$$f(x,y)=\frac{1}{N}C(0,0)+\frac{1}{2N^3}\sum_{u=1}^{N-1}\sum_{v=1}^{N-1}C(u,v)[\cos(2x+1)u\pi][\cos(2y+1)v\pi] \tag{4-88}$$

其中，$x,y=0,1,\cdots,N-1$。

二维正向或反向离散余弦变换能够逐次应用一维 DCT 算法加以计算。事实上，DCT 的一个有趣的性质是它能够直接从 FFT 算法中求得。将式(4-84)变成等价的形式即可看出

$$C(0)=\frac{1}{\sqrt{N}}\sum_{x=0}^{n-1}f(x) \tag{4-89}$$

以及

$$C(u)=\sqrt{\frac{2}{N}}R_e\left[\exp\left(\frac{-\mathrm{j}2\pi}{2N}\right)\sum_{x=0}^{2N-1}f(x)\exp\left(\frac{-\mathrm{j}2\pi ux}{N}\right)\right]\quad u=1,2,\cdots,N-1 \tag{4-90}$$

其中，对 $x=N,N+1,\cdots,2N-1$ 有 $f(x)=0$，$R_e\{\cdot\}$代表括号内的项的实部。求和的项就是 $2N$ 个点上的离散傅里叶变换。类似地，$2N$ 个点上的反 FFT 能用来从 $C(u)$中求得 $f(x)$。

4.7　数字图像的霍特林变换

霍特林(Hotelling)变换又称为 K-L(Karhumen-Loeve)变换，它和前面介绍的其他变换不同，它是建立在统计特征基础上的一种变换，突出优点是去相关性好，主要用于数据压缩和图像的旋转上。

设给定一组 M 个以如下形式表示的随机矢量：

$$\boldsymbol{x}^k=[\boldsymbol{x}_1^k\quad \boldsymbol{x}_2^k\quad \cdots\quad \boldsymbol{x}_N^k]^{\mathrm{T}}\quad k=1,2,\cdots,M \tag{4-91}$$

这组随机矢量的均值矢量为

$$\boldsymbol{m}_x=E\{x\} \tag{4-92}$$

其中，$E\{\cdot\}$代表期望值，下标 x 表示 m 所对应的一组随机矢量。这组随机矢量的协方差矩阵可定义为

$$\boldsymbol{C}_x=E\{(x-m_x)(x-m_x)^{\mathrm{T}}\} \tag{4-93}$$

因为 x 是 N 阶的，所以 $\boldsymbol{C}_x$ 是 $N\times N$ 阶矩阵。$\boldsymbol{C}_x$ 的元素 $\boldsymbol{C}_{ii}$ 是各矢量的第 i 个分量组成的矢量 $\boldsymbol{x}_i$ 的方差，$\boldsymbol{C}_x$ 的元素 C_{ij} 是第 i 个分量组成的矢量 $\boldsymbol{x}_i$ 和第 j 个分量组成的矢量 $\boldsymbol{x}_j$ 之间的协方差。矩阵 $\boldsymbol{C}_x$ 是实对称矩阵。如果上述矢量 $\boldsymbol{x}_i$ 和矢量 $\boldsymbol{x}_j$ 不相关，则它们的协方差为零，即 $c_{ij}=C_{ji}=0$。设从同一个随机母体得到了 M 个矢量采样，则其均值矢量和协方差矩阵可分别由以下两式利用采样来近似：

$$\boldsymbol{m}_x=\frac{1}{M}\sum_{k=1}^{M}x_k \tag{4-94}$$

$$\boldsymbol{C}_x=\frac{1}{M}\sum_{k=1}^{M}x_kx_k^{\mathrm{T}}-m_km_k^{\mathrm{T}} \tag{4-95}$$

协方差矩阵计算示例：设有 4 个矢量 $\boldsymbol{X}^1=[0\quad 0\quad 0]^{\mathrm{T}}$，$\boldsymbol{X}^2=[1\quad 0\quad 0]^{\mathrm{T}}$，$\boldsymbol{X}^3=[1\quad 1\quad 0]^{\mathrm{T}}$，$\boldsymbol{X}^4=[1\quad 0\quad 1]^{\mathrm{T}}$，根据式(4-94)可得均值矢量为

$$\boldsymbol{m}_x=\frac{1}{4}[3\quad 1\quad 1]^{\mathrm{T}}$$

根据式(4-95)可得协方差矩阵为

$$C_x = \frac{1}{16}\begin{bmatrix} 3 & 1 & 1 \\ 1 & 3 & -1 \\ 1 & -1 & 3 \end{bmatrix}$$

注意：这里协方差矩阵主对角线上的各项都相等，这说明由各矢量的对应 3 个分量组成的 3 个新矢量有相同的方差。另外，新矢量 $\boldsymbol{x}_1$ 和 $\boldsymbol{x}_2$，$\boldsymbol{x}_1$ 和 $\boldsymbol{x}_3$ 都是正相关的，新矢量 $\boldsymbol{x}_2$ 和 $\boldsymbol{x}_3$ 是负相关的。

因为矩阵 $\boldsymbol{C}_x$ 是一个实对称矩阵，所以总可以找到它的一组 N 个正交特征值。现令 $\boldsymbol{e}_i$ 和 $\lambda_i(i=1,2,\cdots,N)$ 分别为 $\boldsymbol{C}_x$ 的特征矢量和对应的特征量，并且这些特征值单调排列，即 $\lambda_i \geqslant \lambda_{i+1}(i=1,2,\cdots,N-1)$。再令 $\boldsymbol{A}$ 为由 $\boldsymbol{C}_x$ 的特征矢量组成其各行的矩阵，并且 $\boldsymbol{A}$ 的第一行为对应最大特征值的特征矢量，$\boldsymbol{A}$ 的最后一行为对应最小特征值的特征矢量。如果设 $\boldsymbol{A}$ 是将 $\boldsymbol{x}$ 转换为 $\boldsymbol{y}$ 的变换矩阵，则

$$\boldsymbol{y} = \boldsymbol{A}(\boldsymbol{x} - \boldsymbol{m}_x) \tag{4-96}$$

式(4-96)就称为霍特林变换，由这个换得到的 $\boldsymbol{y}$ 矢量的均值是零，即

$$\boldsymbol{m}_y = 0 \tag{4-97}$$

而且 $\boldsymbol{y}$ 矢量的协方差矩阵可由 $\boldsymbol{A}$ 和 $\boldsymbol{C}_x$ 得到

$$\boldsymbol{C}_y = \boldsymbol{A}\boldsymbol{C}_x\boldsymbol{A}^{\mathrm{T}} \tag{4-98}$$

$\boldsymbol{C}_y$ 是一个对角矩阵，它的主对角线上的元素正是 $\boldsymbol{C}_x$ 的特征，即

$$\boldsymbol{C}_y = \begin{bmatrix} \lambda_i & & & \\ & \lambda_i & & \\ & & \ddots & \\ & & & \lambda_N \end{bmatrix} \tag{4-99}$$

它的主对角线以外的元素均为零，即 $\boldsymbol{y}$ 矢量的各元素是不相关的。考虑到 λ_i 也是 $\boldsymbol{C}_x$ 的特征值，并且沿对角矩阵的主对角线上的元素是它的特征值，所以 $\boldsymbol{C}_x$ 和 $\boldsymbol{C}_y$ 具有相同的特征值和相同的特征矢量。

图 4.12 给出一个利用霍特林变换对角化的例子。如果将图 4.12(a)的物体看作一个 2-D 分布，则其上每个点都用一个 2-D 矢量表示为 $x=[a,b]^{\mathrm{T}}$，其中 a 和 b 是物体上该点对应 x_1 和 x_2 轴的坐标值。进一步，可用表示物体上各点的矢量计算物体的均值矢量和协方差矩阵。

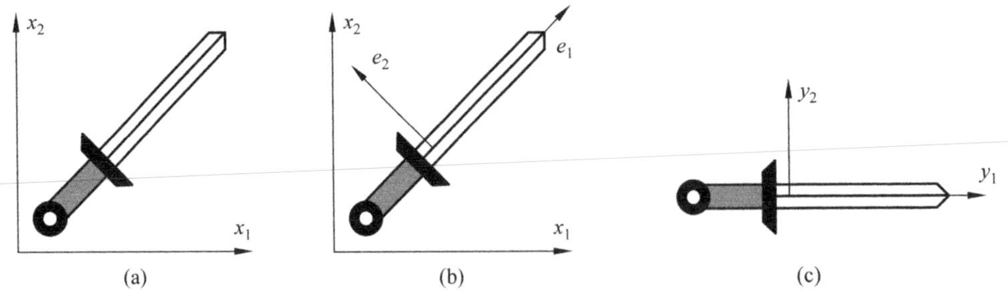

图 4.12 霍特林变换示例

用霍特林变换将 x 映射到 y 实际上是建立了一个新的坐标系，其坐标轴在 $\boldsymbol{C}_x$ 的特征矢量方向上(见图 4.12)借助这个坐标系可看出，式(4-96)的变换是一个物体沿特征矢量对齐的旋转变换(见图 4.12(c))，这个变换将数据解除了相关。另外，特征值是沿 $\boldsymbol{C}_y$ 的主对角线的，所以 λ_i 是沿特征矢量 $\boldsymbol{e}_i$ 的 y_i 分量的方差。

霍特林变换另一个有用的重要性质是与从 y 重建 x 有关的。因为 $\boldsymbol{A}$ 的各行都是正交归一化矢量，$\boldsymbol{A}^{-1}=\boldsymbol{A}^{\mathrm{T}}$，所以任一个矢量 $\boldsymbol{x}$ 都可由下式从对应的 $\boldsymbol{y}$ 得到：

$$\boldsymbol{x} = \boldsymbol{A}^{\mathrm{T}}\boldsymbol{y} + \boldsymbol{m}_x \tag{4-100}$$

设用对应 $\boldsymbol{C}_x$ 中 K 个最大特征值的 K 个特征矢量构造矩阵 $\boldsymbol{A}_k$，得到的变换矩阵是 $K\times N$ 阶的。因为这样得到的 $\boldsymbol{y}$ 矢量是 K 阶的，由式(4-100)重建的 $\boldsymbol{x}$ 就只是一个近似而不再精确了。用 $\boldsymbol{A}_K$ 重建的矢量为

$$\hat{\boldsymbol{X}} = \boldsymbol{A}_K^{\mathrm{T}} y + \boldsymbol{m}_x \tag{4-101}$$

可以证明 $\boldsymbol{x}$ 和 $\hat{\boldsymbol{X}}$ 之间的均方误差是：

$$\boldsymbol{e}_{\mathrm{ms}} = \sum_{j=1}^{N}\lambda_j - \sum_{j=1}^{K}\lambda_j = \sum_{j=K+1}^{N}\lambda_j \tag{4-102}$$

式(4-102)表明，如果 $K=N$(即如果在变换中利用所有特征矢量)则误差为零。因为 λ_i 是单调减小的，所以式(4-102)也表明，通过选择对应最大特征值的 K 个特征矢量可以使得 $\boldsymbol{x}$ 和 $\hat{\boldsymbol{X}}$ 之间的均方误差最小。这说明在最小矢量 $\boldsymbol{x}$ 和它的近似 $\hat{\boldsymbol{X}}$ 之间的均方误差的意义上霍特林变化是最优的。可以证明在连续域中 K-L 变换也有对应的性质。

4.8　数字图像的小波变换

小波变换是当前应用数学中一个迅速发展的领域，是分析和处理非平稳信号的一种有力工具。它是以局部化函数所形成的小波基底而展开的，具有许多特殊的性能和优点。小波分析是一种更合理的时频表示和子带多分辨分析，对它的研究开始于 20 世纪 80 年代初，理论基础奠基于 20 世纪 80 年代末。经过十几年的发展，它已在信号处理与分析、地震信号处理、信号奇异性监测和谱估计、计算机视觉、语言信号处理、图像处理与分析，尤其是图像编码等领域取得了突破性进展，成为一个研究开发的前沿热点。

小波变换是一种窗口大小固定不变但其形状可改变的时频局部化分析方法。小波变换在信号的高频部分，可以取得较好的时间分辨率；在信号的低频部分，可以取得较好的频率分辨率，从而能有效地从信号(如语音、图像等)中提取信息。

4.8.1　离散小波变换

1. 离散小波的定义

在连续小波变换中，伸缩参数和平移参数连续取值，连续小波变换主要用于理论分析，在实际应用中离散小波变换更适于计算机处理。离散小波的定义可由下式表示：

$$\psi_{m,n}(t) = \frac{1}{\sqrt{a_0^m}}\psi\left(\frac{t-nb_0a_0^m}{a_0^m}\right) = a_0^{-\frac{m}{2}}\psi(a_0^{-m}t-nb_0) \tag{4-103}$$

相应的离散小波变换可由下式定义：

$$\begin{aligned}< f,\psi_{m,n} > &= a_0^{-\frac{m}{2}}\int_{-\infty}^{+\infty} f(t)\psi_{m,n}(t)\mathrm{d}t \\ &= a_0^{-\frac{m}{2}}\int_{-\infty}^{+\infty} f(t)\psi(a_0{}^{-m}t - nb_0)\mathrm{d}t \end{aligned}\tag{4-104}$$

2. 正交小波变换

连续小波可以刻画函数 $f(t)$的性质和变化过程，用离散小波也可以刻画 $f(t)$。按调和分析方法，把 $f(t)$写成级数展开形式，就构成了 n 维空间中函数逼近问题。

在数学中，“空间”是用公理确定了元素之间的关系的集合，例如，距离空间是定义了元素间距离的集合；定义了元素范数的线性空间称为线性赋范空间等，在离散小波变换中赋范空间和内积空间的概念是很重要的。

在$[a,b]$内 p 次可积的函数空间定义范数为

$$\| f(t) \| = \left\{\int_a^b | f(t) |^p \mathrm{d}t\right\}^{\frac{1}{p}} \tag{4-105}$$

由离散小波的定义，如果把 t 也离散化，并选择 $a_0=2,b_0=1$，则可得到二进小波：

$$\psi_{m,n}(t) = \frac{1}{\sqrt{2^m}}\psi\left(\frac{t-n2^m}{2^m}\right) = 2^{-\frac{m}{2}}\psi(2^{-m}t-n) \tag{4-106}$$

设 $\psi_{0,0}\equiv\psi(t)$可构造出正交小波 $\psi_{m,n}(t)$，即：

$$\int\psi_{m,n}(t)\psi_{m',n'}(t)\mathrm{d}t = \begin{cases}1 & m=m',\quad n=n' \\ 0 & \text{其他}\end{cases} \tag{4-107}$$

所以

$$\psi_{m,n}(t) = \frac{1}{\sqrt{2^m}}\psi\left(\frac{t-n2^m}{2^m}\right) = 2^{-\frac{m}{2}}\psi(2^{-m}t-n) \tag{4-108}$$

这就是二进正交小波。由二进正交小波可得到信号 $f(t)$的任意精度的近似表示。由此：

$$f(t) = \sum_{m=-\infty}^{+\infty}\sum_{n=-\infty}^{+\infty} < f,\psi_{m,n} > \psi_{5m,n}(t) \tag{4-109}$$

3. 非正交小波变换

如果存在两个称为框架界的常数 A 和 B，且 $0<A\leqslant B<\infty$，使得对于所有的 Hilbert 空间 H 中的函数 $f(t)$满足下列关系：

$$A\| f \|^2 \leqslant \sum_{t=-\infty}^{+\infty} |< f,\varphi_t >|^2 \leqslant B\| f \|^2 \tag{4-110}$$

把 Hilbert 空间的一族函数$\{\varphi_l\in H:l\in Z\}$称为框架，其中常数 $B<\infty$保证了变换 $f\rightarrow\{<f,\varphi_n>\}$是连续的；常数 $A>0$ 保证了变换是可逆的，并有连续的逆变换。这样就可以用框架$\{\varphi_l\}$完全刻画函数 $f(t)$，也可完全重构 $f(t)$。一般情况下框架不是正交基，它提供了对函数 $f(t)$的一种冗余表示。这种表示使得恢复信号 $f(t)$的数值计算十分稳定，而且对噪声也具有鲁棒性(Robustness)。

当 $A=B$ 时的框架称为紧框架(Tight frame)。此时，$f(t)$的简单展开式如下：

$$f(t)=\frac{1}{A}\sum_{l}<f,\varphi_l>\varphi_l(t) \tag{4-111}$$

如果 $A=B=1$，且$||\varphi_l||=1$，则$\{\varphi_l\}$形成规范正交基，于是可得到通常的展开式。当$\{\varphi_{m,n}\}$构成紧框架时，则有 $A=B=C_\varphi/b_0\lg a_0$。其中，C_φ是容许条件，即：

$$C_\varphi=\int_{-\infty}^{+\infty}\frac{|\psi(\omega)|^2}{\omega}\mathrm{d}\omega<\infty \tag{4-112}$$

实际上，A 严格等于 B 很困难，只能 A 接近 B，即 $\varepsilon=\frac{B}{A}-1<<1$，这种框架称为几乎紧框架(Snug Frame)，此时，展开式可由下式给出：

$$f(t)=\frac{2}{A+B}\sum_{l}<f,\varphi_l>\varphi_l+\gamma \tag{4-113}$$

其中，γ 是误差。

令 L 表示一种映射关系，即 $L:f(t)\rightarrow\{<f,\psi_{m,n}>\}$。
其中：

$$\psi_{m,n}=\frac{1}{\sqrt{a_0^m}}\psi\left(\frac{t-nb_0a_0^m}{a_0^m}\right)=a_0^{-\frac{m}{2}}\psi(a_0^{-m}t-nb_0) \tag{4-114}$$

如果映射满足

$$A\|f\|^2\leqslant\sum_{m}\sum_{nr}|<f,\psi_{m,n}>|^2\leqslant B\|f\|^2$$

则可通过小波系数$\{<f,\psi_{m,n}>\}$刻画函数 $f(t)$。

如果$\{\psi_{m,n}\}$是一个紧框架，则有：

$$f(t)=\frac{2}{A}\leqslant\sum_{m}\sum_{ny}<f,\psi_{m,n}>\psi_{m,n}(t) \tag{4-115}$$

如果$\{\psi_{m,n}\}$是一个几乎紧框架，则：

$$f(t)=\frac{2}{A+B}\leqslant\sum_{m}\sum_{ny}<f,\psi_{m,n}>\psi_{m,n}(t)+\gamma \tag{4-116}$$

只要 $\psi(t)$满足 $\int_{-\infty}^{+\infty}\psi(t)\mathrm{d}t=0$ 成立，且为紧支集或速降的，那么适当地选择 a_0、b_0 就可构造这样的框架。

Daubechies 给出了选择 a_0 和 b_0 的关系式：

$$A\leqslant\frac{\pi}{b_0\ln a_0}\int_{-\infty}^{+\infty}|\psi(\omega)|^2\ |\omega|^{-1}\mathrm{d}\omega\leqslant B \tag{4-117}$$

其中，a_0、b_0 的选择条件很宽。例如，Mexico Hat 小波，当 $a_0=2$，$b_0=1$ 时，框架界 $A=3.223$，$B=3.596$，$\frac{B}{A}=1.116$。

4.8.2　2-D 小波

由于图像和计算机视觉信息一般是二维或多维信息，因此，小波理论向二维或多维推广是十分重要的研究课题。目前，高维小波理论还远不如一维小波理论那样完整，而且，高维紧支集小波的构造也还没有形成通用的方法，所以，从应用出发，主要讨论二维小波。

1. 2-D 连续小波

1）二维连续小波变换的定义

二维连续小波变换的定义如下：

$$\begin{aligned}< f,\varphi_{a,b} > &\equiv W_f(a,b_1,b_2)\\ &= \int_{-\infty}^{+\infty}\int_{-\infty}^{+\infty} f(t_1,t_2)\varphi_{a,b}(t_1,t_2)\mathrm{d}t_1\mathrm{d}t_2 \quad a>0\\ &= \int_{-\infty}^{+\infty}\int_{-\infty}^{+\infty} f(t_1,t_2)\ \frac{1}{a}\varphi_{a,b}\left(\frac{(t_1,t_2)-(b_1,b_2)}{a}\right)\mathrm{d}t_1\mathrm{d}t_2\end{aligned} \tag{4-118}$$

逆变换为

$$f(t_1,t_2) = \frac{1}{C_\varphi}\int_{-\infty}^{+\infty}\int_{-\infty}^{+\infty}\int_{-\infty}^{+\infty} a^{-3}W_f(a,b_1,b_2)\varphi_{a,b}(t_1,t_2)\mathrm{d}a\mathrm{d}b_1\mathrm{d}b_2 \tag{4-119}$$

2）二维小波的容许条件

(1) 紧支撑集。

(2) 均值为零，即$\int_{-\infty}^{+\infty}\int_{-\infty}^{+\infty}\varphi(t_1,t_2)\mathrm{d}t_1\mathrm{d}t_2 = 0$。

(3) 二维 Morlet 小波。

在二维平面上定义矢量 $\boldsymbol{t}=(t_1,t_2)$，且 $|\boldsymbol{t}| = \sqrt{{t_1}^2+{t_2}^2}$，则 Morlet 小波定义为

$$\varphi^\theta(\boldsymbol{t}) = \frac{1}{\sqrt{\pi}}\mathrm{e}^{-\mathrm{j}\Omega^0 t}\mathrm{e}^{\frac{|t|^2}{2}} \quad |\Omega^0| \geqslant 5 \tag{4-120}$$

其 Fourier 变换为

$$\varphi^\theta(\Omega) = \frac{1}{\sqrt{\pi}}\mathrm{e}^{\frac{-|\Omega-\Omega^0|^2}{2}} \tag{4-121}$$

式(4-121)中，$\Omega=(\omega_1,\omega_2)$，$\Omega^0=(\omega_1^0,\omega_2^0)$为常数，上角标 θ 代表小波的方向：

$$\theta = \arctan\frac{\omega_2^0}{\omega_1^0} \tag{4-122}$$

2. 2-D 离散正交小波

由一维 $L^2(R)$正交小波基推广到二维 $L^2(R^2)$是很自然的思路，这种推广有 3 种不同的方法。

(1) 由尺度函数 $\varphi(t)$出发建立多分辨分析。

定义下式为二维尺度函数：

$$\Phi(t_1,t_2) = \sum_{n_1,n_2} h_{n_1,n_2}\Phi(2t_1-n_1,2t_2-n_2) \quad (n_1,n_2\in Z^2) \tag{4-123}$$

则有滤波函数为

$$H_0(\omega_1,\omega_2) = \frac{1}{2}\sum_{n_1,n_2} h_{n_1,n_2}\mathrm{e}^{-\mathrm{j}(n_1\omega_1+n_2\omega_2)} \tag{4-124}$$

该滤波函数应满足正交条件：

$$\begin{aligned}&|H_0(\omega_1,\omega_2)|^2+|H_0(\omega_1+\pi,\omega_2)|^2+|H_0(\omega_1,\omega_2+\pi)|^2\\ &\quad +|H_0(\omega_1+\pi,\omega_2+\pi)|^2 = 1\end{aligned} \tag{4-125}$$

然后求相应的尺度函数 $\Phi(t_1,t_2)$ 下的正交小波基：

$$\Psi^{\lambda}(\omega_1,\omega_2)=H_{\lambda}\left(\frac{\omega_1}{2}+\frac{\omega_2}{2}\right)\hat{\Phi}\left(\frac{\omega_1}{2}+\frac{\omega_2}{2}\right)\quad \lambda=1,2,3$$

当 $\lambda=1,2,3$ 时：

$$H_{\lambda}\left(\frac{\omega_1}{2}+\frac{\omega_2}{2}\right)=$$

$$\begin{bmatrix} H_0(\omega_1,\omega_2) & H_1(\omega_1,\omega_2) & H_2(\omega_1,\omega_2) & H_3(\omega_1,\omega_2) \\ H_0(\omega_1+\pi,\omega_2) & H_1(\omega_1+\pi,\omega_2) & H_2(\omega_1+\pi,\omega_2) & H_3(\omega_1+\pi,\omega_2) \\ H_0(\omega_1,\omega_2+\pi) & H_1(\omega_1,\omega_2+\pi) & H_2(\omega_1,\omega_2+\pi) & H_3(\omega_1,\omega_2+\pi) \\ H_0(\omega_1+\pi,\omega_2+\pi) & H_1(\omega_1+\pi,\omega_2+\pi) & H_2(\omega_1+\pi,\omega_2+\pi) & H_3(\omega_1+\pi,\omega_2+\pi) \end{bmatrix} \tag{4-126}$$

(2) 由一维小波 $\varphi(t)$ 出发定义二维正交小波：

$$\varphi_{m_1,n_1,m_2,n_2}(t_1,t_2)=\varphi_{m_1,n_1}(t_1)\varphi_{m_2,n_2}(t_2)\quad (m_1,n_1,m_2,m_2)\in Z \tag{4-127}$$

(3) 由一维多分辨率分析出发：设有空间 $V_{m,m}\in Z$，引入一维多分辨分析张量积$\otimes$，

$$\begin{cases} V_0=V_0\otimes V_0=\overline{\text{span}\{F(t_1,t_2)=f(t_1)y(t_2);f_1y\in V_0\}} \\ F\in V_m\Leftrightarrow F(2^{-m}\cdot 2^{-m})\in V_0\otimes V_0 \end{cases} \tag{4-128}$$

V_m 应满足如下条件：

$$\cdots V_2\subset V_1\subset V_0\subset V_{-1}\subset V_{-2}\cdots$$

$$\bigcap_{m\in Z}V_m=\{0\}\quad \overline{\bigcup_{m\in Z}V_m}=L^2(R^2) \tag{4-129}$$

二维尺度函数可定义为

$$\Phi_{0,n_1,n_2}(t_1,t_2)=\varphi(t_1-n_1)\varphi(t_2-n_2)\quad (n_1,n_2)\in Z \tag{4-130}$$

它是 V_0 的正交基，V_0 是由函数 Φ 的 Z^2 平移生成的。

对于尺度 $m\neq 0$ 的情况下：

$$\begin{aligned} \varphi_{m,n_1,n_2}(t_1,t_2) &= \psi_{m,n_1}(t_1)\psi_{m,n_2}(t_2) \\ &= 2^{-m}\varphi(2^{-m}t_1-n_1)\varphi(2^{-m}t_2-n_2)\quad (n_1,n_2)\in Z \end{aligned} \tag{4-131}$$

由此，可生成空间 V_m，如果用 W_m 表示 V_{m+1} 正交补空间，则有

$$\begin{aligned} V_{m-1} &= V_{m-1}\otimes V_{m-1}=(V_m\oplus W_m)\otimes(V_m\oplus W_m) \\ &= (V_m\otimes V_m)\oplus[(W_m\otimes V_m)\oplus(W_m\otimes V_m)\oplus(W_m\otimes W_m)] \\ &= V_m\oplus W_m \end{aligned} \tag{4-132}$$

正交补空间 W_m 由 3 个子空间的直和组成，其中 $W_m\otimes V_m$ 由正交基 $\psi_{m,n_1}(t_1)\psi_{m,n_2}(t_2)$ 生成，$V_m\otimes W_m$ 由 $\varphi_{m,n_1}(t_1)\psi_{m,n_2}(t_2)$)给出，而 $W_m\otimes W_m$ 则对应 $\Psi_{m,n_1}(t_1)\Psi_{m,n_2}(t_2)$。

通常可定义 3 个小波，即

$$\Psi^h(t_1,t_2)=\varphi(t_1)\psi(t_2) \tag{4-133}$$

$$\Psi^v(t_1,t_2)=\psi(t_1)\varphi(t_2) \tag{4-134}$$

$$\Psi^d(t_1,t_2)=\psi(t_1)\psi(t_2) \tag{4-135}$$

当 $\Psi^{\lambda}_{m,n},m\in Z,n\in Z^2,\lambda=\{h,v,d\}$ 时，是 $\bigoplus_{m\in Z}W_m=L^2(R^2)$ 的规范正交基，当 m 固定时是 W_m 的规范正交基。

二维离散正交小波以主要解决二维多分辨分析问题。如果一个二维函数 $f(t_1, t_2) \in L^2(R^2)$，当分辨率为 m 时，函数 $f(t_1, t_2)$ 的二维小波离散化逼近可以通过内积运算得到，即

$$P_m^D f = \{< f, \Phi_{m,n_1,n_2} > \quad (n_1, n_2) \in Z^2\} \tag{4-136}$$

函数的离散化细化逼近可通过 $f(t_1, t_2)$ 与 V_m 补空间 W_m 的规范化正交基向量的内积得到，即

$$\begin{aligned} Q_m^{D_1} f &= \{< f, \Psi_{m,n_1,n_2}^h >, (n_1, n_2) \in Z^2\} \\ &= \{< f, \Psi_{m,n_1,n_2}^1 >, (n_1, n_2) \in Z^2\} \end{aligned} \tag{4-137}$$

$$\begin{aligned} Q_m^{D_2} f &= \{< f, \Psi_{m,n_1,n_2}^v >, (n_1, n_2) \in Z^2\} \\ &= \{< f, \Psi_{m,n_1,n_2}^2 >, (n_1, n_2) \in Z^2\} \end{aligned} \tag{4-138}$$

$$\begin{aligned} Q_m^{D_3} f &= \{< f, \Psi_{m,n_1,n_2}^d >, (n_1, n_2) \in Z^2\} \\ &= \{< f, \Psi_{m,n_1,n_2}^3 >, (n_1, n_2) \in Z^2\} \end{aligned} \tag{4-139}$$

这种逼近过程如图 4.13 所示。

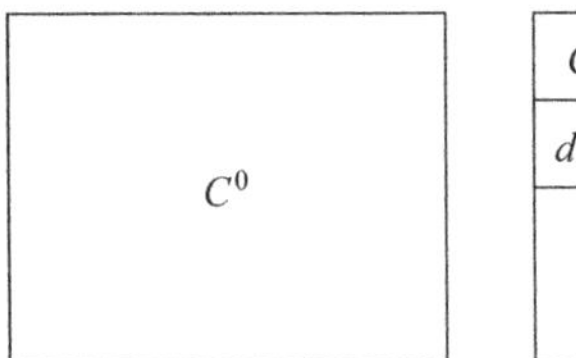

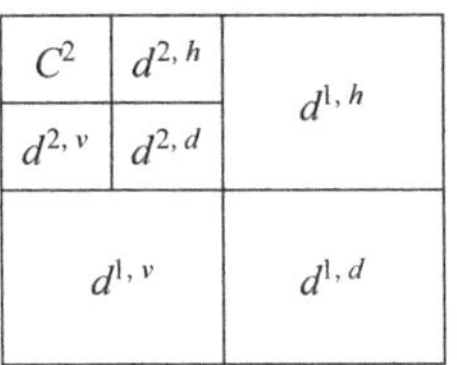

图 4.13　二维离散小波逼近函数 $f(t_1, t_2)$ 原理图

这里把 C^0 看成是原始图像数据，由 $N \times N$ 矩阵组成，第一层为 $\frac{N}{2} \times \frac{N}{2}$，第二层为 $\frac{N}{4} \times \frac{N}{4}$ 等。

在广义的情形下，可以把 C^0 看成是一幅图像采样后的二维离散数据，在小波级数展开中，$f(t_1, t_2)$ 到 V_m 上的投影 $P_m f$ 是 $f(t_1, t_2)$ 的一个逼近，它给出了图像的轮廓，$f(t_1, t_2)$ 到 V_m 上的投影 $Q_m f$ 是 $P_m f$ 到 $P_{m-1} f$ 的细节补充，因此，二维小波基中，公式

$$\{\Psi_{m,n}^h\}_{(n_1,n_2)\in Z^2} = \{\varphi_{m,n_1}(t_1)\psi_{m,n_2}(t_2)\}_{(n_1,n_2)\in Z^2} \tag{4-140}$$

反映图像水平方向的信息。

$$\{\Psi_{m,n}^v\}_{(n_1,n_2)\in Z^2} = \{\psi_{m,n_1}(t_1)\varphi_{m,n_2}(t_2)\}_{(n_1,n_2)\in Z^2} \tag{4-141}$$

反映图像垂直方向的信息。

$$\{\Psi_{m,n}^d\}_{(n_1,n_2)\in Z^2} = \{\psi_{m,n_1}(t_1)\psi_{m,n_2}(t_2)\}_{(n_1,n_2)\in Z^2} \tag{4-142}$$

反映图像对角线方向的信息。

4.8.3　小波包

任一函数可以表示为小波展开，但小波函数 $\psi(t)$ 并不是唯一的，由于研究对象是多种多样的，究竟选择哪一种小波作为分解和重构的基函数是学者们关注的问题。因此，希望针对不同的处理信号能有一个选择基函数的准则。正像 Meyer 在 1990 年日本东京国际数学大会上指出的那样，小波分析固然是研究突变信号的有力工具，但在处理渐变信号时却不如

Gabor 分析，而在实际处理中两种信号总是交替出现的。因此，人们往往交替使用小波分析和窗口 Fourier 分析。正交小波包是建立选择“最好基”准则，并给出具体运算方法的数学工具，它对小波分析与综合应用是至关重要的。

一般来说，小波包分析包括小波基包和小波框架包，通俗地说就是从多分辨分析出发采用滤波的思路建立小波基库。在数据压缩方面，Coifman 和 Meye 等人建立了一个广泛的函数目录库，称为小波包(WaveletPacket)，由此构成了一个可数的无穷多正交基。该小波包将 Gabor 函数和小波函数统一为一个集，这个集通过尺度参数(频数参数)q、空间参数 k、振荡参数 n 控制零平均的局部化振荡函数，其中 k 对应中心位置，q 对应空间支撑宽度，n 对应空间振荡次数，于是通过一个“母小波”的伸缩和平移就可以产生一个小波包族，对于给定的信号可选择最合适的函数来分解它。选择的准则可以是信息熵最小或其他。

小波包的基本数学模型可进行如下分析。

令 $w_n(t)$ 满足双尺度方程，即

$$\omega_{2n}(t) = \sqrt{2}\sum_k h_k\omega_n(2t-k) \tag{4-143}$$

$$\omega_{2n+1}(t) = \sqrt{2}\sum_k g_k\omega_n(2t-k) \tag{4-144}$$

其中，h_k 与 g_k 间存在正交关系。

显然，$w_n(t)$ 当 $n=0$ 时就是尺度函数 $\varphi(t)$；当 $n=1$ 时就是小波函数 $\psi(t)$：

$$\omega_0(t) = \sqrt{2}\sum_k h_k\omega_0(2t-k) \tag{4-145}$$

$$\omega_1(t) = \sqrt{2}\sum_k g_k\omega_0(2t-k) \tag{4-146}$$

这里，$w_0(t)$ 为尺度函数 $\varphi(t)$，$w_1(t)$ 为小波函数 $\psi(t)$。

所以，函数集 $\{w_n(t)\}$ 可以看成是 $w_1(t)=\psi(t)$ 的推广，用来统一表征尺度函数 $\varphi(t)$ 与小波函数 $\psi(t)$。如果 $w_{2n}(t)$ 对应尺度函数方程，$w_{2n+1}(t)$ 对应在小波函数方程，并引入下列符号：

$$U_j^0 = V_j \quad j \in Z \tag{4-147}$$

$$V_j^1 = W_j \quad j \in Z \tag{4-148}$$

这样，Hilbert 空间的正交分解 $V_{j+1}=V_j \oplus W_j$ 可用 U_{j+1} 分解统一表示，即

$$U_{j+1}^0 = U_j^0 \oplus U_j^1 \quad j \in Z \tag{4-149}$$

推广到一般情形：

$$U_{j+1}^n = U_j^{2n} \oplus U_j{}^{2n+1} \quad j \in Z \tag{4-150}$$

这样，把 n 分解成 $2n$ 与 $2n+1$ 两部分，而 U_j^{2n} 和 U_j^{2n+1} 是 U_{j+1}^n 的子空间，U_j^{2n} 对应于 W_{2n}，U_j^{2n+1} 对应于 W_{2n+1}，可以用 W_{j+1}^n 记 U_{j+1}^n，得到小波空间 W_{j+1}^n 的分解：

$$W_{j+1}^n = U_{j+1}^n = U_j^{2n} \oplus U_j^{2n+1} \quad j \in Z \tag{4-151}$$

由 $L^2(R)=\bigoplus_{j\in Z} W_j$ 可知，多分辨分析按不同的尺度 j 把 Hibert 空间 $L^2(R)$ 分解为子空间 $\{W_j\}_{j\in Z}$，针对式(4-151)，令 $n=1,2,\cdots$；$j=1,2,\cdots$；反复迭代可得到小波包如下：

$$\begin{cases} W_j = U_{j-1}^2 \oplus U_{j-1}^3 \\ W_j = U_{j-2}^4 \oplus U_{j-2}^5 \oplus U_{j-2}^6 \oplus U_{j-2}^7 \\ \vdots \\ W_j = U_{j-k}^{2k} \oplus U_{j-k}^{2k-1} \oplus \cdots \oplus U_{j-k}^{2^{k+1}-1} \\ \vdots \\ W_j = U_0^{2j} \oplus U_0^{2j+1} \oplus \cdots \oplus U_0^{2^{j+1}-1} \end{cases} \tag{4-152}$$

这种 W_j 空间分解的任意子空间序列表达式为

$$U_{j-k}^{2^k+m},\quad m=1,2,\cdots,2^k-1,\quad k=1,2,\cdots,\quad j=1,2,\cdots$$

与此相对应的是规范正交基：

$$\left\{2^{\frac{(j-k)}{2}}W_{2^k+m}(2^{j-k}t-l);l\in Z\right\} \tag{4-153}$$

通常把 W_n 或 $\left\{2^{\frac{(j-k)}{2}}W_{2^k+m}(2^{j-k}t-l);l\in Z\right\}$ 称为小波包。

显然，尺度函数 $\Psi(t)$ 和小波函数 $\psi(t)$ 都是它的最简单形式。小波包与小波函数相比较它具有划分较高频率倍频程的能力，从而提高了频率的分辨率，能获得更好的频域局部化。

由上面的分析可见，对于小波 $\psi_{j,k}(t)$ 来说，按尺度 j 的二进分频方式，在 W_j 子空间的第 j 个频带内是提取局部信息的频率窗口：

$$H_j \equiv (2^{j+1}\sigma_\psi, 2^{j+2}\sigma_\psi) \tag{4-154}$$

σ_ψ 是小波的均方根带宽。

对于小波包 $U_{j-k}^{2^k+m}$ 来说，把第 j 个频带 H_j 进一步用二进划分方式细致分割为 2^k 个"子频带"$H_j^{k,m}$，$m=1,2,\cdots,2k-1$，以便获得子频带内的局部化信息，尺度为 j 时，所有子带频 $H_j^{k,m}$ 就是整个第 j 个频带 H_j，即

$$\bigcup_{m=0}^{2k-1} H_j^{k,m} = H_j \quad k=1,2,\cdots,j \tag{4-155}$$

成立。

这意味着把 Hilbert 空间 $L^2(R)$ 正交分解为 W 子空间和 U 子空间两部分，即

$$L^2(R)=\bigoplus_{j\in Z} W_j = \cdots \oplus W_{-2} \oplus W_{-1} \oplus W_0 \oplus U_0^2 \cdots \oplus U_0^3 \cdots \oplus \tag{4-156}$$

容易看出，小波包分解比小波分解增加了 $U_0^2, U_0^3\cdots$ 成分。由于 $\psi_{j,k(k)}=2^{\frac{1}{2}}\psi(2^jt-k)$，说明小波基函数涉及尺度参数 j 和平移参数 k，也就是小波基函数由这两个参数来刻画，而小波包涉及 3 个参数，即尺度参数 j、平移参数 k 和频率参数 f，小波包基一般表示为 $2^{\frac{j}{2}}\psi_f(2^jt-k)$。

研究小波包的目的在于建立小波包基库，以便从中选择最合适的基来分解信号或逼近被分析函数。这里便有一个选择准则问题，利用熵的概念，设 H 是 Hilbert 空间，$\gamma\in H$，且 $\|v\|=1$，如果假设 $H=\bigoplus_j H_j$ 是空间 H 的正交值和，则有熵的定义为

$$E^2(v,\{H_j\}) = -\sum_i \|v_i\|^2 \ln \|v_i\|^2 \tag{4-157}$$

用熵作为判据的理由是正交基的可加性可以用熵的可加性度量。

假定 E 预先给定，$x=(x_i)$ 是可分空间 V 中的数据序列或矢量。若从小波包基库中选出某一正交基为 B，而 B_x 表示以基 B 展开 x 时的系数序列 $\langle x,B\rangle$。如果 $E(B_x)$ 是最小

的，则 B 是熵值最小意义下的最优基。B 选择算法比较简单，它是一种搜索算法。搜索步骤可按下式进行：

$$A_{k-1,n}=\begin{cases}A_{k,2n}\oplus A_{k,2n+1} & M_A<M_B\\ B_{k-1,n} & \text{其他}\end{cases} \tag{4-158}$$

这里，$B_{k-1,n}$表示按二进间隔划分的标准正交基。对于某一 k 值，假如对所有的 $0\leqslant n<2^k$ 选取 A_{km}；对于 $0\leqslant n<2^{k-1}$选取 A_{k-1}，令熵 E 最小。其中：$M_B\equiv M(B^*_{k-1,n},x)$，$M_A\equiv M(A^*_{k,2n},x)+M(A^*_{k,2n+1},x)$，分别表示 x 以基 $B^*_{k-1,n}$展开和以基$(A^*_{k,2n},A^*_{k,2n+1})$展开的熵值。

4.8.4　Mallat 算法

Mallat 在 1988 年提出 Mallat 算法，用于计算离散小波变换。其基本思想如下：假定已经计算出一函数或信号 $f(t)\in L^2(R)$在分辨率 2^{-j}下的离散逼近 $A_jf(t)$，则 $f(t)$在分辨率 $2^{-(j+1)}$的离散逼近 $A_{j+1}f(t)$可通过用离散低通滤波器对 $A_jf(t)$滤波获得。

令 $\phi(t)$和 $\varphi(t)$分别是信号 $f(t)$在分辨率 2^{-j}逼近下的尺度函数和小波函数，则其离散逼近 $A_jf(t)$和细节部分 $D_jf(t)$可分别表示为

$$\begin{cases}A_jf(t)=\sum\limits_{k=-\infty}^{+\infty}C_{j,k}\phi_{j,k}(t)\\ D_jf(t)=\sum\limits_{k=-\infty}^{+\infty}D_{j,k}\varphi_{j,k}(t)\end{cases} \tag{4-159}$$

式(4-159)中，$C_{j,k}$和 $D_{j,k}$分别为 2^{-j}分辨率下的粗糙像系数和细节系数。$A_jf(t)$和 $D_jf(t)$分别称为逼近(粗糙)信号和细节信号。

根据 Mallat 算法的分解思想，$A_jf(t)$分解为粗糙像 $A_{j+1}f(t)$和细节 $D_{j+1}f(t)$之和：

$$A_jf(t)=A_{j+1}f(t)+D_{j+1}f(t) \tag{4-160}$$

式(4-160)中：

$$A_{j+1}f(t)=\sum_{m=-\infty}^{+\infty}C_{j+1,m}\phi_{j+1,m}(t)$$

$$D_{j+1}f(t)=\sum_{m=-\infty}^{+\infty}D_{j+1,k}\varphi_{j+1,m}(t)$$

信号相当于通过两个互补的滤波器(一个高通滤波器和一个低通滤波器)形成细节信号和逼近信号。但在实际操作时，一个 1000 点的采样信号，经过两个滤波器将分别输出 1000 个值，共 2000 个采样，是原始信号的两倍。为了减少数据量，小波分析中引入下采样，即从每两个采样点中取一个作为采样值以保持数据量不变。

分解过程可以重复进行，即逼近信号可以继续被分解，因此一个信号可以被分解为许多低分辨率分量，称之为小波分解树(wavelet decomposition tree)。

虽然理论上小波分解是可以无限进行下去的，实际中分解只能进行到细节信号为一个采样时，因此进行小波变换时应根据信号的特性选择合适的分解阶数。

第5章

数字图像的增强及应用

在图像的产生、传输和变换过程中，由于多种因素的影响，往往使图像与原始景物之间或者与原始图像之间产生某些差异，这种差异称为变劣或退化。图像的变劣使从图像中获取各种信息造成困难和不便。因此，有必要对变劣的图像进行恰当的处理，使处理后的图像更适合于人眼观察或有利用于从图像提取信息，这种处理称为图像增强处理。

实际应用中，造成图像变劣的因素非常多，但变劣图像的变劣特征常见的有：图像获得过程中对比度的降低(如照相时曝光过度和曝光不足)、信号的减弱(如电视信号的远距离传输)、图像模糊、图像上的噪声和图像几何畸变等。对每一种变劣特征的图像，有大致相似的增强处理方法。但是每一个增强处理方法具有特定的应用范围，对某一幅图像增强效果好的处理方法，对另一幅图像可能完全不适用。因此，图像增强处理的过程是一个选择、对比的过程，通过运用多种增强处理，观察效果，从中选出最适合的处理方法。

从处理手段来讲，图像增强处理可分为空域法和频率域法两种。空域法指在图像所在的空间域中直接进行处理，而频域法指先把图像进行傅里叶变换，在频率域中处理后，进行傅里叶反变换。

5.1 图像的直方图增强

对比度扩展与调整又称为灰度修改技术，灰度修改技术是一种简便而有效的提高图像对比度的方法。灰度修改也称为点运算，它不改变像素的位置，只改变像素的灰度。设输入图像为 $f(x,y)$，输出图像为 $g(x,y)$，则灰度修改技术的数学表达式可表示为

$$g(x,y) = T[f(x,y)] \tag{5-1}$$

这里 T 为灰度修改的具体映射关系。

5.1.1 对比度扩展

1. 线性变换

设图像的灰度范围为$[a,b]$，若没有充分利用显示装置所允许的最大灰度范围$[a_1,b_1]$，就会导致图像的对比度太低，使一些细节不易被观察到。例如，摄影过程中如果曝光不足或曝光过度，均会出现这种缺陷。也就是说，灰度变换前后的灰度范围必须在显示装置所允许的最大灰度范围之内，下面简单说明这类变换的实际过程。

解决上述问题的最简单的方法是进行灰度的线性变换，其数学表达式如下：

$$g(x,y)=T[f(x,y)]=\frac{b_1-a_1}{b-a}[f(x,y)-a]+a_1 \tag{5-2}$$

对灰度进行这样线性变换以后，把原始图像 $f(x,y)$ 的灰度范围 $[a,b]$，强行扩展为显示装置所允许的最大灰度范围 $[a_1,b_1]$，从而提高了整幅图像的对比度，原来观察不到的一些图像细节可能更加突出了。图 5.1 给出了这种线性灰度变换关系。

2. 分段线性变换

如果在图像处理过程中，需要突出图像中某灰度范围内的图像细节，同时又允许适当损失另外灰度范围内的图像细节，可以采用线性灰度变换的另一种形式，即分段线性变换。经过这种变换以后，可使所得图像细节的灰度范围得以扩展，增强其对比度；同时又使不感兴趣的图像细节所处的灰度范围得以压缩，降低其对比度。值得注意，这种分段线性变换，变换前后整幅图像总的灰度范围是不变的。由图 5.2 可以看出断点（或端点）O、A、B、C、D 的断点对分别为 0、a_1、z_1、a_2、z_2、a_3、z_3、a_4、z_4……

多段分段线性变换的数学表达式可写成：

$$g(x,y)=\frac{z_i-z_{i-1}}{a_i-a_{i-1}}[f(x,y)-a_{i-1}]+z_{i-1} \tag{5-3}$$

其中，$i=1,2,3,\cdots,n+1$，即对于 n 个分段性拉伸的线段，则有 $n+1$ 个断点和 $n+1$ 个断点对的数据，这 $n+1$ 个断点对数据可以建立 n 个分段性拉伸变换方程，这 n 个方程分别描述 n 条线性拉伸变换关系的直线。

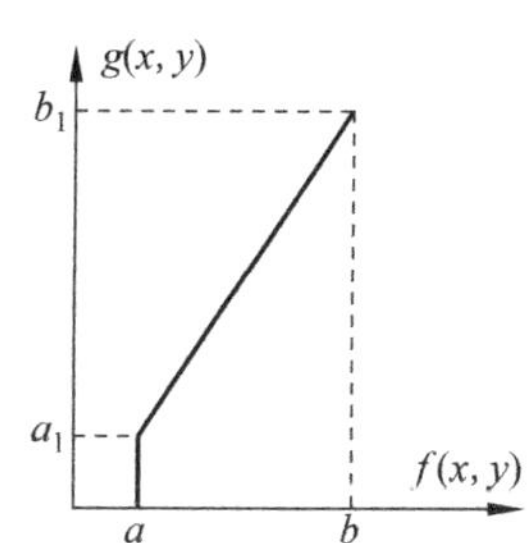

图 5.1　灰度范围的线性变换

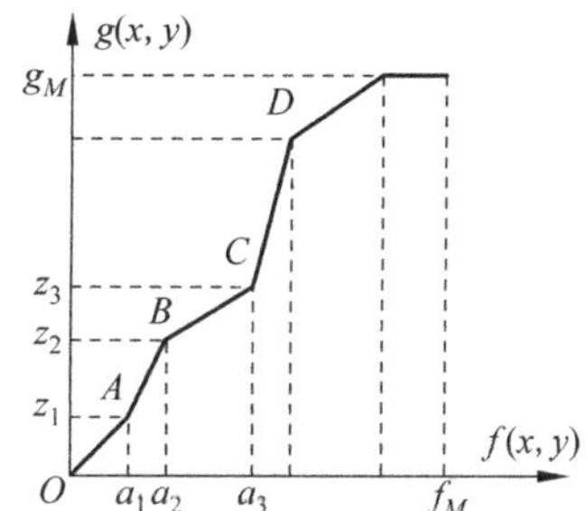

图 5.2　分段线性变换

在实际处理过程中，如果图像上灰度范围的两端区域上有噪声，比如感光胶片上有划伤和黑色感光 Ag 颗粒，则可用这种变换把灰度范围的两端区域压缩，使人眼视觉对噪声的感受不明显，而对有用细节所占据的灰度区域给于线性扩展，提高这部分的对比度。

如果图像上绝大部分像素的灰度级集中在 $[a,b]$ 范围内，比较少的像素的灰度级超出此范围，则可用以下变换增强原图像上 $[a,b]$ 范围的对比度。

$$g(x,y)=\begin{cases}\dfrac{b_1-a_1}{b-a}[f(x,y)-a]+a_1 & a\leqslant f(x,y)\leqslant b\\ a_1 & f(x,y)<a\\ b_1 & f(x,y)<b\end{cases} \tag{5-4}$$

图 5.3 表示了这种变换关系。值得注意，扩展原图像的灰度范围$[a,b]$是以完全损失灰度小于 a 和灰度大于 b 的图像细节为代价的。这种变换与分段线性变换实际上都是非线性变换。实际上，可以利用一些数学函数进行灰度变换，如平方、对数、指数等，但这种变换必须满足以下条件，即：

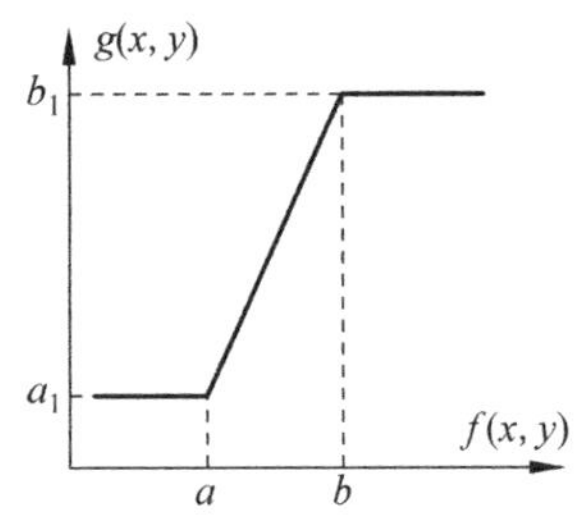

图 5.3 局部灰度线性变换

如果

$$a_1 \leqslant f(x,y) \leqslant b_1$$

则需有

$$a_1 \leqslant g(x,y) \leqslant b_1$$

5.1.2 非线性变换

1. 对数变换

对数变换可表示为

$$g(x,y) = \ln f(x,y), \quad f(x,y) > 0$$

如果

$$f(x,y) = a_1,$$

则有

$$g(x,y) = \ln a_1 = g_1$$

如果

$$f(x,y) = b_1,$$

则有

$$g(x,y) = \ln b_1 = g_2$$

显然，变换前的灰度范围$[a_1,b_1]$在 变换后成为$[g_1,g_2]$，为保证变换后的灰度范围仍然为$[a_1,b_1]$，则须用线性变换的方法把灰度范围$[g_1,g_2]$扩展为$[a_1,b_1]$，由此得出对数变换的表达式为

$$g(x,y) = \frac{b_1 - a_1}{\ln b_1 - \ln a_1}[\ln f(x,y) - \ln a_1] + a_1 \tag{5-5}$$

对数变换的功能是扩展低值灰度区域和压缩高值灰度区域，使人眼更容易看清低灰度区域内的图像细节，如图 5.4 所示。

2. 指数变换

图像的指数变换即指输出图像像素灰度值与对应的输入图像像素灰度值之间为指数变换关系，如图 5.5 所示，其一般表达式为

$$y = b^{cx} \tag{5-6}$$

式中 y 为变换后像素灰度值，也即输出图像灰度值，x 为原图像灰度值，也即输入图像灰度值 b 为底，常用 $b=e$。用于指数扩展时，作为输入图像亮度值的 x 可能达到 127 或 255，系

数 c 必须远小于 1($\ll 1$)，否则，y 值的可能非常大。

为了增加变换的动态范围，对于上面的一般公式(5-6)可以加入一些调制参数，以便可以修改变换曲线的起始位置和曲线的变化速率等。加入调制参数的公式为

$$y = b^{c(x-a)} - 1 \tag{5-7}$$

式(5-7)中，a、b、c 都是可选择的参数，当 $x=a$ 时，$y=0$，这时指数曲线交于 x 轴，可见参数 a 可以决定指数变换曲线的起始位置，而参数 c 可以决定变换曲线的陡度，即决定曲线的变化速率。如果不规定参数，该程序将按隐含规则执行公式 $y=\exp(x)-1.0$，式中的 -1 项可使该变换准确地转换到使用 $+1$ 附加偏差的对数变换。

指数扩展的效果与对数相反，即着重扩展了亮度值高的部分，同时相对压缩了亮度值低的部分。

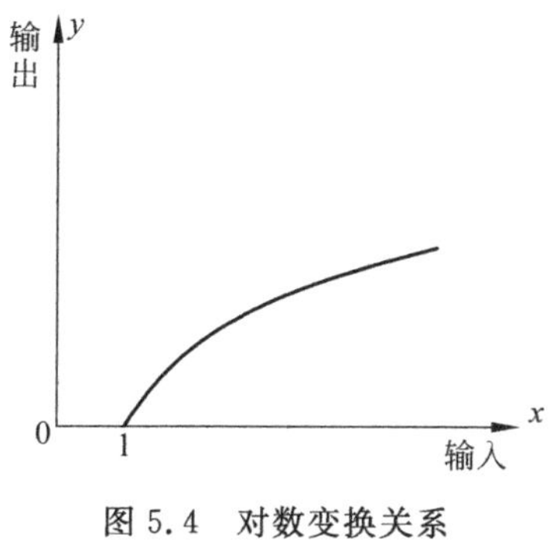

图 5.4　对数变换关系

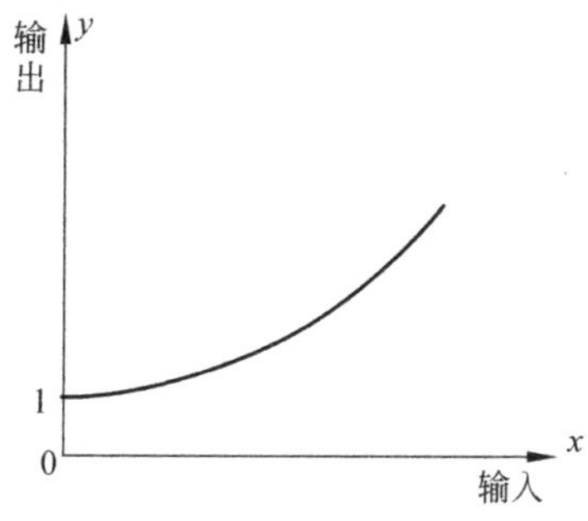

图 5.5　指数变换关系

5.1.3　直方图调整

直方图代表一个离散变量的概率密度函数(Probability Density Function，PDF)，是图像概貌总的描述。一幅数字图像的直方图反映了每一个像素的概率密度或相对频数。医学图像的像素值具有一定的随机性质，一般情况下，在直方图中靠近均值随近的像素占全部像素数的绝大部分，而直方图的两端像素数目很少。也就是说，代表图像信息主体部分的数据集中在直方图的中部，要想使图像中这种概率密度数的部分得到充分而合理的扩展，就需要应用与概率密度函数有关的扩展方法，也就是相当于对直方图进行调整。可以通过将给定的图像的直方图修改为指定形式的直方图来改善图像的外貌，达到增强的目的。这时，增强的效果取决于所指定的直方图的形式，这种形式可以是均衡的或任意所需要的形式。

1. 直方图的均衡

直方图均衡化是将原直方图通过变换函数调整为均衡直方图，然后按均衡直方图调整原图像。就是说使概率密度大(直方图上柱子高)的部分相邻像素值的间隔加大，而使概率密度小的部分(通常是直方图两端)像素值差别缩小，往往两个或几个相邻的亮度值归并为同样的值。

一幅图像的明暗分配状态或者像素灰级的空间分布，一般说是不均匀的，其灰级范围都很狭窄，其直方图多密集靠近在一起且两侧较小而中间突出一个高峰，这就说明图像绝大多

数的像素灰级过于集中，这时图像信息不丰富，图像结构不清晰。如果将直方图的高峰在水平方向压缩，向左右展开成为一个有同样高度的宽而低的新直方图，其清晰程度有明显提高，所需目标信息会被突出出来。

3	3	1	2
2	1	2	3
0	2	4	5
3	6	7	3

(a) 均衡化前的4×4图像数据

灰度级	0	1	2	3	4	5	6	7
处理前像素数	1	2	4	5	1	1	1	1
处理后像素数	2	2	2	2	2	2	2	2

(a) 均衡化图像像素统计表

3	4	0	1
2	1	2	4
3	0	6	6
5	7	7	5

(c) 均衡化后的4×4图像数据

图 5.6 图像均衡化例题

现以 4×4 的图像矩阵为例，说明图像直方图均衡化过程。图 5.6(a)为 4×4 图像的像素灰度值数据，是均衡化前的原始图像数据。对其像素和灰度进行统计，便得到图 5.6(b)图的统计表，第一行为像素灰度级值，共有 8 个灰度级；第二行为各灰度级原有的像素数，也即均衡化之前 4×4 图像各灰度级的像素数；第三行则表示均衡化处理后图像的各灰度级的像素数。可以看出各灰度级像素数都等于 2，这一数值表示各灰度级的像素数平均相等，这就是均衡化的含义，图 5.6(c)的 4×4 矩阵就是均衡化后图像数据，图像中每一个灰度级的像素数都是 2，仍然是 8 个灰度级。读者可以对照均衡化前后图像仔细比较观察，可以看出图 5.6(c)均衡化后的 4×4 图像灰度级是如何排列的，均衡化前的原始图像 0 级灰度只有一个像素，故其均衡化后仍然是 0 级，每一灰度级像素都有两个，现在均衡化后的 0 级像素还差一个，就拉下一个 1 级像素作为 0 级补充进来，而且这个 1 级像素是在扫描过程中最先遇到的像素灰度值，这样均衡化的 0 级像素位置便被填充满了，然后再考虑均衡化后的 1 级像素情况。原始图像有两个 1 级像素，其中最先扫描遇到的一个 1 级像素已经变为 0 级像素，故只有原来第二个 1 级像素均衡化后仍为 1 级，这样还差一个 1 级像素，就到 2 级像素中去找。原始图像 2 级像素共有 4 个，现将其中最先扫描遇到的 2 级像素来改变为 1 级像素，这样两个 1 级像素全有了。还剩下 3 个 2 级像素，其中最先扫描遇到的两个 2 级像素变换后仍是 2 级像素，而最后扫描遇到的那个 2 级像素则升入 3 级像素的级别。原始图像有 5 个 3 级像素，除了其中最先扫描遇到的那个 3 级像素仍为 3 级以外，其余的 4 个 3 级像素则升入更高的灰度级别，即升入均衡变换后图像的 5 级灰度级。原始图像的 4、5、6、7 各灰度级都只有一个像素，均衡化变换后，原始图像的 4 级、5 级变为 6 级，原始图像的 6 级、7 级变为 7 级，这个均衡化前后各像素灰度级变化过程如图 5.7 所示。

均衡化前 均衡化后
一个0级→0级
一个1级→0级
一个1级→1级
一个2级→1级
两个2级→2级
一个2级→3级
一个3级→3级
两个3级→4级
两个3级→5级
一个4级→6级
一个5级→6级
一个6级→7级
一个7级→7级

图 5.7 均衡化前后各像素灰度级变化统计结果

根据上述均衡化的过程，可以归纳为两条规则。

(1) 图像均衡化过程中，原始图像各像素灰度级变换后可以保持原来的灰度级别，可以升入较高的灰度级别，也可以降到较低的灰度级别，而且升入或下降情况会出现相隔好几个灰度级别的情况。

(2) 图像均衡化过程中，按照扫描的顺序最先遇到的像素根据灰度级变化的需要先变化，后扫描遇到的像素根据灰度级变化的改变要求再决定升入或下降。

总之，这种均衡化方法，按照扫描顺序，先扫描碰到的像素往均衡处理后新的灰度级位置上填入，如果这一灰度级位置没有被填满，则将较高灰度级别的像素拉下来，降低其灰度级值而填入没有被填满的灰度级别上，有时这种降级会连降好几级；如果这一灰度级位置已被填满，还剩下一些原来同一灰度级的像素，这时就将这些像素往较高灰度级位置上填入，如果仍有剩下的像素，就往更高级灰度级位置填入，有时这种升高填入也会连升好几个灰度级别。这种均衡化比较严格，要求均衡化后的像素数完全相等。

另外一种情况，不要求均衡化后各灰度级像素数完全一致，只要灰度级像素数大致差不多就可以了。这种均衡化的基本原则如下。

(1) 图像均衡化前像素数很少，而且相邻的那些灰度级值在均衡化后可以在图像中用一个灰度级来表示。

(2) 图像均衡化前具有相同灰度级值的所有像素，均衡化后仍然具有相同的灰度级值，但不一定是原来的灰度级值。

(3) 均衡化处理后的灰度级变换是按单调递增(或递减)的原则来进行的。

设 x 为图像均衡化前的灰度级变量，而 $p_x(x)$ 为均衡前图像原直方图的概率密度函数，y 为均衡化后图像的灰度级变量，而 $p_y(y)$ 为均衡化后的图像直方图的概率度函数。由于直方图的整个面积等于 1，现设均衡化后直方图的最小灰级和最大灰级分别是 $g_{\min}$ 和 $g_{\max}$，那么均衡化后直方图的长度就是 $g_{\max}-g_{\min}$，而直方图的高度就是直方图的总面积除以它的长度，同时直方图的高度恰巧就是均衡化后直方图的概率密度函数 $p_y(y)$，因此有：

$$p_y(y)=\frac{1}{g_{\max}-g_{\min}} \tag{5-8}$$

对任意 x，均衡化后存在着一个对应 y，使 $\int_0^y p_y(y)\mathrm{d}y=\int_{x_1}^{x_2} p_x(x)\mathrm{d}x$ 成立，$x\in[x_1,x_2]$，令 $x_1=0,x_2=x$，将式(5-8)代入，右边取离散化形式为

$$\frac{y-g_{\min}}{g_{\max}-g_{\min}}=\sum_{k=0}^{x} p_x(k)$$

将上式改写为

$$y=g_{\min}+[g_{\max}-g_{\min}]\sum_{k=0}^{x} p_x(k) \tag{5-9}$$

式(5-9)就是最后求得的直方图均衡化公式，其中 $\sum_{k=0}^{x} p_x(k)$ 就是均衡化变换函数的离散形式。

下面举例说明直方图均衡化的计算过程。

现有一幅 64×64 的图像，具有 0～7 的 8 个灰度级，其详细数据如表 5.1 所示。根据此表，可以计算变换函数 $\sum_{k=0}^{x} p_x(k)$，对每一个灰度级都要计算一次，每次都要计算它的累积分布。

表 5.1　64×64 图像各灰度级像素数和百分比

灰度级	0	1	2	3	4	5	6	7
像素数	790	1023	850	656	329	245	122	86
$P_x(k)/\%$	19	25	21	16	8	6	3	2

总共要计算 8 次累积分布函数，即有：

$$\sum_{k=0}^{0} p_0(k) = p_0(0) = 0.19$$

$$\sum_{k=0}^{1} p_1(k) = p_1(0) + p_1(1) = 0.19 + 0.25 = 0.44$$

$$\sum_{k=0}^{2} p_2(k) = p_2(0) + p_2(1) + p_2(2) = 0.19 + 0.25 + 0.21 = 0.65$$

以下同理计算，可得：

$$\sum_{k=0}^{3} p_3(k) = 0.81 \qquad \sum_{k=0}^{4} p_4(k) = 0.89$$

$$\sum_{k=0}^{5} p_5(k) = 0.95 \qquad \sum_{k=0}^{6} p_6(k) = 0.98$$

$$\sum_{k=0}^{7} p_7(k) = 1.00$$

上面计算的各灰度级累积分布函数统计值如表 5.2 所示。

表 5.2　64×64 图像各灰度级的累积分布函数值

灰度级	0	1	2	3	4	5	6	7
累积分布函数	0.19	0.44	0.65	0.81	0.89	0.95	0.98	1.00

由式(5-9)，当 $g_{min}=0$，$g_{max}=7$，则该式简化为

$$y = g_{max}\sum_{k=0}^{x} p_x(k) = 7 \times \sum_{k=0}^{x} p_x(k)$$

根据上面公式，就可以计算出均衡化后的新灰度级，各变换后新灰度级计算如下：

原来 0 级像素均衡化后变换为 $y=7\times0.19=1.33\approx1$ 级

原来 1 级像素均衡化后变换为 $y=7\times0.44=3.098\approx3$ 级

原来 2 级像素均衡化后变换为 $y=7\times0.65=4.55\approx5$ 级

原来 3 级像素均衡化后变换为 $y=7\times0.81=5.67\approx6$ 级

原来 4 级像素均衡化后变换为 $y=7\times0.89=6.23\approx6$ 级

原来 5 级像素均衡化后变换为 $y=7\times0.95=6.65\approx7$ 级

原来 6 级像素均衡化后变换为 $y=7\times0.98=6.86\approx7$ 级

原来 7 级像素均衡化后变换为 $y=7\times1.00=7$ 级

上面计算出来的新灰度级值绝大部分都带有小数，作为灰度级值是要取整数的，其取整数的原则是按小数点后面的尾数是否小于 0.5 而定，即凡是小数点后面的尾数小于 0.5 的

就舍去，取其整数作为灰度级别，凡是小数点后面的尾数大于 0.5 的就舍去小数而加 1 取整数作为灰度级别，也即小数点后面的尾数靠近哪个整数，就近似取哪个整数。例如上面计算过程中有 6.86，其靠近整数 7，即 0.86>0.50，故取 7 级灰度值。而 6.23 的 0.23<0.50，即 6.23 这一数字靠近 6 整数，故取 6 级灰度值，应注意这种取整的方法并不是四舍五入。

按照前面计算结果，得出均衡化后新的像素灰度级，现在就可以画出均衡化前后的直方图和累积分布直方图(见图 5.8)。将原始直方图和均衡化直方图对比一下，可以看出变换后确实起到了均衡化的作用，但均衡化以后也不是绝对均匀一致，直方图仍略有高低不平，这说明各灰度级像素数并不是严格相等的。仔细观察图 5.8(c)的均衡化直方图，其中 0、2、4 三个灰度级已没有像素了，原始图像这 3 个灰度级是有像素的，所以原始直方图中有这 3 个灰度级的直方图，但是均衡化后这 3 个灰度级却作了“牺牲”，故均衡化后的直方图没有这 3 个灰度级，这些灰度级的像素在均衡化过程中都已并入其他灰度级中了，这是均衡化的一个不足之处。但总的趋势是均衡处理后比处理前均匀得多，直观地比较两个直方图的曲线，就可明显地看出这一点。另外，图 5.8(b)的阶梯折线是图 5.8(a)原始直方图的累积分布函数，它就是进行均衡化的变换函数曲线。计算图像直方图均衡化的结果，最后将本例均衡化前后各种数据统计见表 5.3。

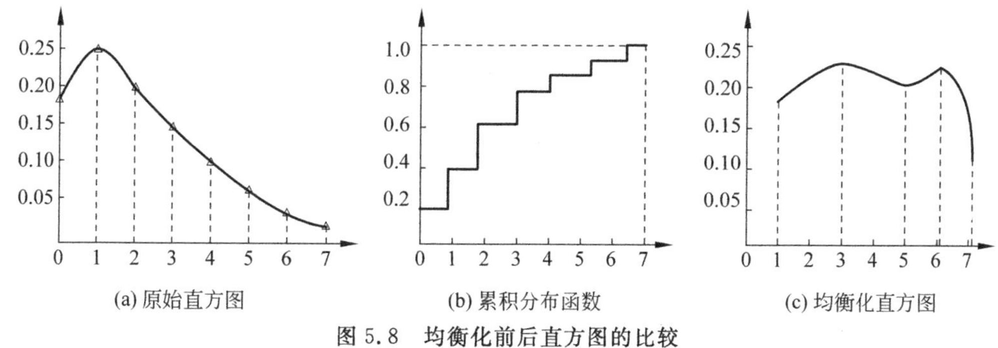

(a) 原始直方图　(b) 累积分布函数　(c) 均衡化直方图

图 5.8　均衡化前后直方图的比较

表 5.3　64×64 图像均衡化前后处理数据统计表

原始像灰度级 x	均衡化灰度级 y	像素数	原像素数百分比 $p_x(x)$	原累积百分比 $\sum_{k=0}^{x} p_x(k)$	均衡化后百分比 $p_y(y)$	均衡化后的累积百分比 $\sum_{k=0}^{x} p_x(k)$
0	1	790	0.19	0.19	0.19	0.19
1	3	1023	0.25	0.44	0.25	0.44
2	5	850	0.21	0.65	0.21	0.65
3	6	656 329 }985	0.16 0.08 }0.24	0.81		
4	6	245 122 }448 81	0.06 0.03 }0.11 0.02	0.89	0.24	0.89
5	7			0.95		
6	7			0.98	0.11	1.00
7	7			1.00		

2. 直方图匹配

在某些场合下，要求突出图像中感兴趣的灰度范围，这时，可以修改图像的直方图，使其具有所要求的形状。这种方法称为直方图匹配或直方图规定化。

下面介绍图像直方图匹配的一般方法。

设原始图像 $x(u,v)$，其经过直方图匹配后变换为图像 $z(u,v)$，而 $z(u,v)$是具有某一指定的直方图 $p_z(z)$，$p_z(z)$在连续情况下就是匹配变换后图像的概率密度函数，对于离散的数字图像来说，它就是变换后图像各灰级像素数百分比的变量。但这一匹配的变换过程并不是直接进行转换，而是在这一过程中，首先要将原始图像进行均衡化，设均衡化后的图像为 $y(u,v)$，其直方图设为 $p_y(y)$，然后进行比较均衡化后的累积直方图 $\sum_{k=0}^{y} p_y(k)$ 和指定变换目标图像 $z(u,v)$ 的累积直方图，从两个累积直方图的某些相等之处，就可以找出原图像和其对应的指定直方图的灰级，然后再将原图像的这些灰级变换为与其匹配的指定直方图的灰级，最后原始图像 $x(u,v)$，经过处理变换后就变为直方图匹配图像 $z(u,v)$，这就是直方图匹配处理的基本过程。利用式(5-8)，原图像均衡化灰级的最小值 $g_{\min}=0$，则有：

$$p_y(y) = \frac{1}{g_{\max}} \tag{5-10}$$

前面的直方图均衡化公式(5-9)变为

$$y = g_{\max} \sum_{k=0}^{x} p_x(k) \tag{5-11}$$

应用式(5-10)和式(5-11)可以计算均衡化后的直方图，即各灰级像素数的百分比以及各直方图，也即各灰级像素数的百分比以及各直方图的灰级值 $p_y(y)$ 和 y。由于标准图像 $z(u,v)$ 的 $p_z(z)$ 是已知的，然后可进一步算出它的累积直方图的 $\sum_{k=0}^{z} p_z(z)$。

现在，对于均衡化后的图像 $y(u,v)$和指定直方图图像 $z(u,v)$，总能找到某一对应的 y 和 z 的灰级值，使得下式成立：

$$\sum_{k=0}^{y} p_y(k) \approx \sum_{k=0}^{z} p_z(k) \tag{5-12}$$

式(5-12)表示离散的分布函数相近，它意味着在这些相近的数值之处，其对应的灰级对 y 和 z 就是要找的灰级变换对。这样，就可以把原图像灰级 x 先均衡化为 y 灰级，然后根据式(5-12)的条件找出相对应的 y 和 z，再把均衡化为 y 灰级变换为指定匹配的灰级 z，最后得出指定直方图的匹配图像。

下面通过一个例子再来看一下图像直方图匹配的过程和做法。仍选用前面 64×64 的 0～7 级灰级图像块作为例子，图像的基本数据见表 5.1，根据基本数据做出原始直方图和均衡直方图 5.8。现在要求 64×64 的原始图像块按下列指定直方图数据进行处理，即用指定直方图数据来匹配原始图像，指定直方图的数据列在表 5.4 中，根据表 5.4 的数据进一步计算统计可以算出累积百分比数据(见表 5.5)。根据表 5.4 和表 5.5 可以作出指定直方图和它的累积直方图。

表 5.4 指定直方图数据表

灰级(z)	像素数百分比($p_z(z)$)	灰级(z)	像素数百分比($p_z(z)$)
0	0.00	4	0.20
1	0.00	5	0.30
2	0.00	6	0.20
3	0.15	7	0.15

表 5.5 根据指定直方图数据计算出累积直方图数据

灰级(z)	累积百分比 $\sum_{k=0}^{z} p_z(k)$	灰级(z)	累积百分比 $\sum_{k=0}^{z} p_z(k)$
0	0.00	4	0.35
1	0.00	5	0.65
2	0.00	6	0.85
3	0.15	7	1.00

为了把原始图像用指定直方图的参数进行匹配,就必须比较指定直方图的累积百分比和均衡化后的累积百分比,也即比较两个累积直方图。两个累积直方图数据相等之处的对应灰级对,就是匹配转换的对应灰级,这些对应的灰级就是原始图像均衡化后的灰级及所对应转换的指定直方图灰级。因此就有:

均衡累积百分比 $\sum_{k=0}^{y} p_y(k)$	进行比较(近似的相等)	指定直方图累积百分比 $\sum_{k=0}^{z} p_z(z)$
—	—	—
0.19	≈	0.15
0.44	≈	0.35
0.65	≈	0.65
0.89	≈	0.85
1.00	≈	1.00

由上面的比较可以看出,近似号(≈)两边的数据有的是真正相等,有的相差不多,例如 0.89 和 0.85。有的相差稍微大了些,例如 0.44 和 0.35。但在匹配过程中却认为是相等的,这样就进一步认为这些匹配相等的两边累积百分比数据所代表的灰级也应该匹配,即有下面的比较结果:

原图像		均衡化		指定直方图	
灰级	变换为	灰级	变换为	灰级	像素数
0	→	1	→	3	790
1	→	3	→	4	1023
2	→	5	→	5	850
3 4	→	6	→	6	985
5 6 7	→	7	→	7	448

通过这个匹配过程，最后可以得出匹配直方图(见图 5.9(d))。为了统一比较起见，现将 64×64 的图像匹配前后的各个直方图均列于图 5.9 中以便读者对比分析。可以看出，匹配后的直方图其灰级和指定直方图一样，但匹配直方图的形式仍保持和均衡化直方图基本一致，这说明匹配后的图像其像素灰级有所变化，但各灰级的像素数仍基本没有变化。

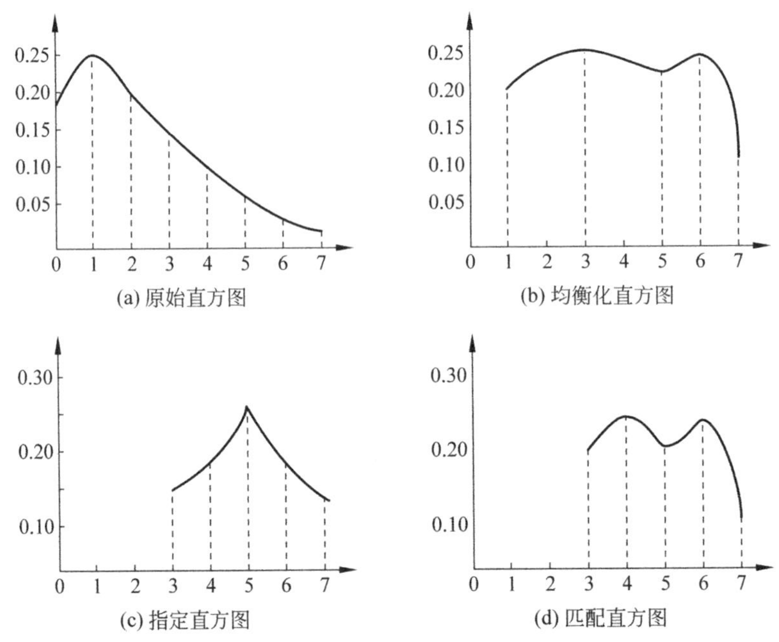

(a) 原始直方图　(b) 均衡化直方图

(c) 指定直方图　(d) 匹配直方图

图 5.9　64×64 图像直方图匹配前后各个直方图

直方图匹配(修正)在医学方面有广泛的应用。例如，为了改善操作 X 射线医务人员的工作条件，减少对身体的危害，可以应用低强度 X 射线曝光，但这样获得的 X 线照片灰度级集中在暗区，许多图像细节无法看清而引起读片困难，通过修正使灰度级分布在人眼合适的亮度区域，就可以使 X 片中的细节如骨骼、关节等清晰可见。

5.2　图像的平滑处理

降低图像噪声的工作称为图像平滑或滤波。平滑的目的有两种：消除噪声，改善图像质量；另外，也可以平滑图像一些细致的纹理结构，从而突出图像的基本骨架结构。由于噪声源众多（如光栅扫描、胶片颗粒、机械元件、信道传输等），噪声种类复杂（如加性噪声、乘性噪声、量化噪声等），所以平滑方法也多种多样。平滑可以在空间域进行，也可以在频率进行。本节介绍空间域常用方法和频率域平滑。

5.2.1　局部平均法

局部平均法是简单的空域处理方法。这种方法的基本思想是用几个像素灰度的平均值来代替每个像素的灰度。假定有一幅 $N\times N$ 个像素的图像 $f(x,y)$，平滑处理后得到一幅图像 $g(x,y)$。$g(x,y)$ 由式(5-13)决定：

$$g(x,y)=\frac{1}{M}\sum_{(m,n)\in S}f(m,n) \tag{5-13}$$

式(5-13)中，$x,y=0,1,2\cdots,N-1$，S 是 (x,y) 点邻域中点的坐标的集合，但其中不包括 (x,y) 点，M 是集合内坐标点的总数。式(5-13)说明，平滑化的图像 $g(x,y)$ 中的每个像素灰度值均由包含在 (x,y) 预定邻域中的 $f(x,y)$ 的几个像素的灰度值的平均值来决定。例如，可以以 (x,y) 点为中心，取单位距离构成一个领域，其中点的坐标集合为

$$S=\{(x,y+1),(x,y-1),(x+1,y),(x-1,y)\}$$

图 5.10 给出了两种从图像阵列中选取邻域的方法。图 5.10(a)的方法是一个点的邻域，定义为以该点为中心的一个圆的内部或边界上的点的集合。图中像素间的距离为 Δx，选取 Δx 为半径作圆，那么，点 R 的灰度值就是圆周上 4 个像素灰度值的平均值。图 5.10(b)是选 $\sqrt{2}\Delta x$ 为半径的情况下构成的点 R 的邻域，选择在圆的边界上的点和在圆内的点为 S 的集合。

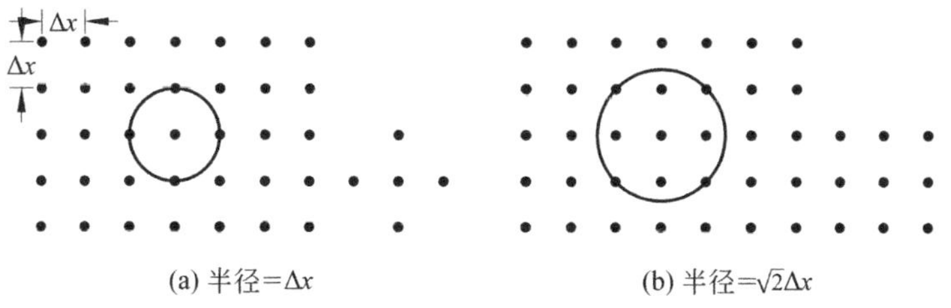

(a) 半径 $=\Delta x$　　(b) 半径 $=\sqrt{2}\Delta x$

图 5.10　在数字图像中选取邻域的方法

但是随着邻域的加大，图像的模糊程度也愈加严重。为克服这一缺点，可以采用阈值法减少由于邻域平均所产生的模糊效应。

5.2.2　阈值法

公式如下：

$$g(x,y)=\begin{cases}\dfrac{1}{M}\sum\limits_{(m,n)\in S}f(m,n) & \left|f(x,y)-\dfrac{1}{M}\sum\limits_{(m,n)\in S}f(m,n)\right|>T\\ f(x,y) & \text{其他}\end{cases} \tag{5-14}$$

式(5-14)中，T 就是规定的非负阈值。这个表达式的物理概念是：当一些点和它的领域内的点的灰度的平均值的差不超过规定的阈值 T 时，就仍然保留其原灰度值不变，如果大于阈值 T 时，就用它们的平均值来代替该点的灰度值。这样就可以大大减少模糊的程度。

5.2.3 空间域低通滤波

由于图像中噪声空间相关性弱的性质，它们的频谱一般位于空间频率较高的区域，而图像本身的频率分量则处于较低的空间频率区域之内，因此可以用低通滤波的方法来实现平滑。采用离散卷积可以实现滤波作用，这时：

$$g(m,n)=\sum_{(i,j)\in S}\sum f(i,j)\boldsymbol{H}(m-i+1,n-j+1) \tag{5-15}$$

式(5-15)中，$g(m,n)$为输出的平滑图像，$f(i,j)$为输入图像，而 $\boldsymbol{H}$ 为 $L\times L$ 脉冲响应阵列，下面列出几种用于平滑噪声的低通形式的算子阵列 $\boldsymbol{H}$：

$$\boldsymbol{H}_1=\frac{1}{9}\begin{bmatrix}1&1&1\\1&1&1\\1&1&1\end{bmatrix}\quad \boldsymbol{H}_2=\frac{1}{10}\begin{bmatrix}1&1&1\\1&2&1\\1&1&1\end{bmatrix}\quad \boldsymbol{H}_3=\begin{bmatrix}1&2&1\\2&4&2\\1&2&1\end{bmatrix} \tag{5-16}$$

这些阵列被称为抑制噪声的脉冲响应阵列，都归一化到单位加权，以免在处理后的图像中引起亮度出现偏置的现象。

5.2.4 频域低通滤波法

在一幅图像的灰度级中，边缘和其他尖锐的跳跃（例如噪声）对傅里叶变换的高频分量有很大贡献。由此得出在一给定的图像变换中，通过频域对一定范围的高频分量的衰减能够达到平滑化。关系式如下：

$$G(u,v)=H(u,v)=F(u,v) \tag{5-17}$$

式(5-17)中，$F(u,v)$是希望平滑图像 $f(m,n)$的变换。问题是选择一个函数 $H(u,v)$，利用这个函数使 $F(u,v)$的高频分量衰减，从而得到 $G(u,v)$。然后，$G(u,v)$的反变换将得到所希望的平滑图像 $g(m,n)$。因为"滤去"了高频分量，低频信息无损地"通过"，所以通常称这种方法为低通滤波法。函数 $H(u,v)$称为滤波器传递函数。

这种低通滤波平滑处理流程图如图 5.11 所示。

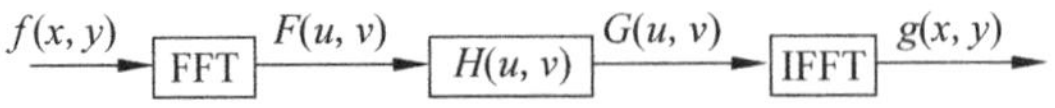

$f(x,y)$ → FFT → $F(u,v)$ → $H(u,v)$ → $G(u,v)$ → IFFT → $g(x,y)$

图 5.11 线性滤波器处理流程图

常用的 4 种低通滤波器有下面几种形式，它们的特性曲线如图 5.12 所示。

1. 理想低通滤波器

其特性曲线如图 5.12(a)所示。

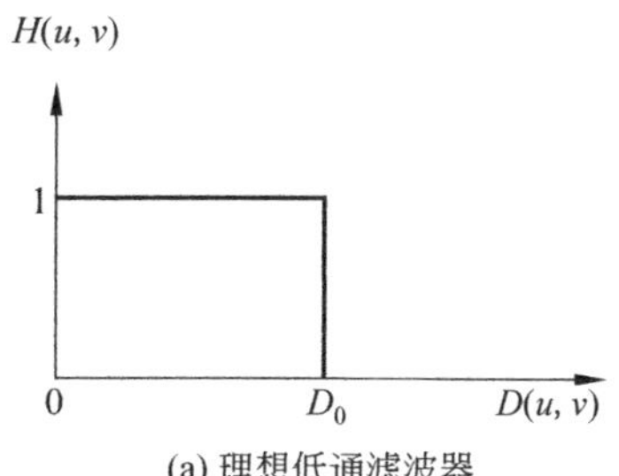

(a) 理想低通滤波器

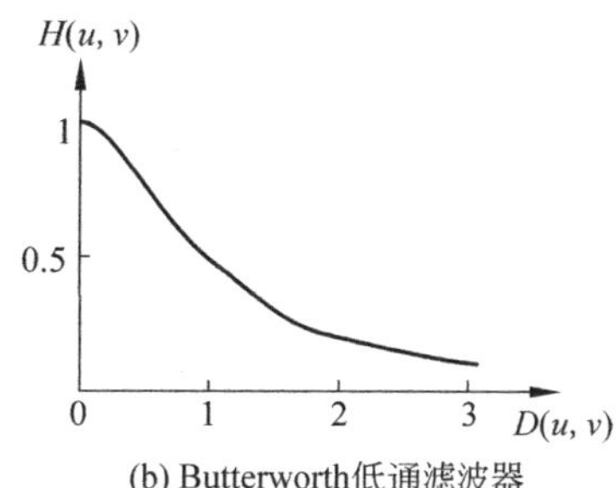

(b) Butterworth低通滤波器

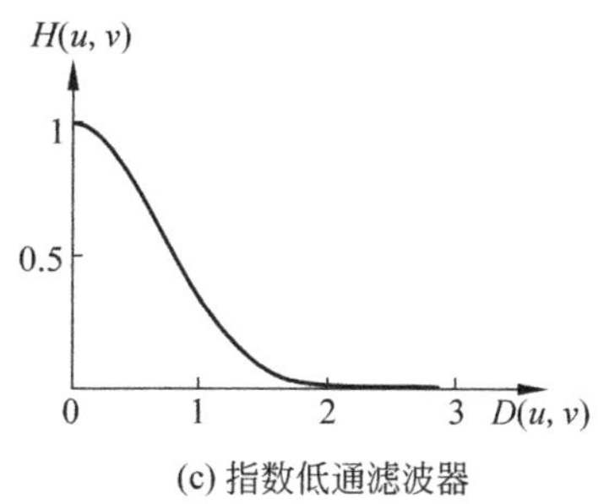

(c) 指数低通滤波器

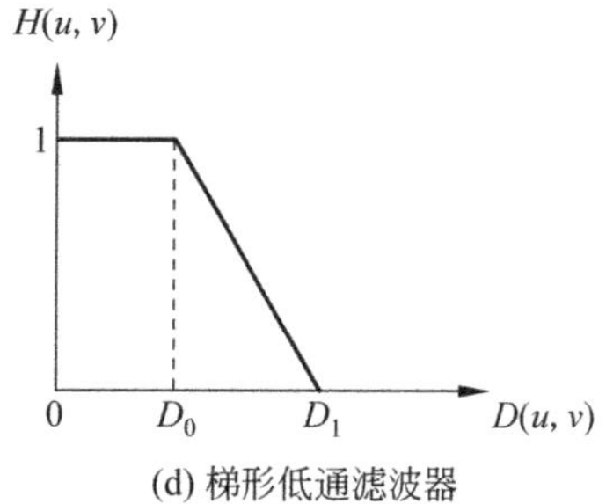

(d) 梯形低通滤波器

图 5.12　低通滤波特性

$$H(u,v)=\begin{cases}1 & \text{当 } D(u,v)\leqslant D_0\\ 0 & \text{当 } D(u,v)>D_0\end{cases}$$

$$D(u,v)=(u^2+v^2)^{\frac{1}{2}}$$

D_0 为截止频率。

2. Butterworth(布特沃斯)低通滤波器($n=1$)

其特性曲线如图 5.12(b)所示。

$$H(u,v)=\frac{1}{1+\left[\dfrac{D(u,v)}{D_0}\right]^{2n}}$$

3. 指数低通滤波器$\left(\ln\dfrac{1}{\sqrt{2}}=-0.347\right)$

其特性曲线如图 5.12(c)所示。

$$H(u,v)=\mathrm{e}^{-0.347[D(u,v)/D_0]^n}$$

4. 梯形低通滤波器

其特性曲线如图 5.12(d)所示。

$$H(u,v)=\begin{cases}1 & \text{当 } D(u,v)<D_0\\ \dfrac{D(u,v)-D_1}{D_0-D_1} & \text{当 } D_0\leqslant D(u,v)\leqslant D_1\\ 0 & D(u,v)>D_1\end{cases}$$

5.2.5 多帧平均法

如果一幅图像包含加性噪声，这些噪声对于每个坐标点是不相关的，并且其平均值为零，在这种情况下就可能采用多图像平均法来达到去掉噪声的目的。

设 $g(x,y)$为有噪声图像，$n(x,y)$为噪声，$f(x,y)$为原始图像，可用下式表示：

$$g(x,y)=f(x,y)+n(x,y) \tag{5-18}$$

多图像平均法是把一系列有噪声的图像$\{g_j(x,y)\}$迭加起来，然后再取平均值以达到平滑的目的。具体方法如下：取 M 幅内容相同但含有不同噪声的图像，将它们迭加起来，然后做平均计算，如下式：

$$\bar{g}(x,y)=\frac{1}{M}\sum_{j=1}^{M}g_j(x,y) \tag{5-19}$$

由此得出：

$$E\{\bar{g}(x,y)\}=f(x,y) \tag{5-20}$$

式(5-20)中，$\{\bar{g}(x,y)\}$是$\bar{g}(x,y)$的数学期限(即统计平均值)，$\sigma_{\bar{g}}^2(x,y)$和 $\sigma_n^2(x,y)$是$\bar{g}$和 n 在(x,y)坐标上的方差。在平均图像中任一点的均方差可由下式得到：

$$\sigma_{\bar{g}}(x,y)=\frac{1}{\sqrt{M}}\sigma_n(x,y) \tag{5-21}$$

由式(5-20)、式(5-21)可见，M 增加则像素的方差就减小，这说明由于平均的结果使得由噪声造成的像素灰度值的偏差变小。从式(5-20)可以看出，当做平均处理的噪声图像数目增加时，其统计平均值就越接近原始无噪声图像。这种方法在实际应用中的最大困难在于把多幅图像配准起来，以便使相应的像素能正确地对应排列。

5.3 图像的锐化处理

5.3.1 空间域图像锐化

1. 梯度方法

图像中目标边缘、线条等都是亮度变化较大的地方，而图像模糊、边缘不清，则都是由于减小了这种亮度变化的结果。从数学上来看，模糊是信息被“平均”了或“积分”了，要清除之，自然想到运用它的反运算“微分”，而在数学上微分也恰是反映信号变化率的运算。因此，在空间域中通过微分实现高频增强。

从另外一个角度讲，微分法又称为梯度法处理。对于任何一个物理量，它的空间分布和变化，都可用变化率来描述和衡量。对于一幅图像来说，灰度这一物理量也有它的空间分布和变化。因此，也可以用灰度的变化率来描述一幅图像灰级的分布和变化。而变化率的数学形式是用梯度来表示的，当然，在图像平面上某一个方向的灰级变化率大，它的梯度也就大。反之，灰度变化率小，其梯度也就小。所以应用梯度的方法来进行图像处理可以获得一定的处理效果。

图像的梯度法处理，主要目的是用于增强，一般是边界增强。例如，图像中目标影像之间的边界、线条等，它们之间灰级相对变化是比较大的，但是由于成像系统、感光材料以及视觉系统的响应特性等，可使边缘线条的灰度变化较小。所以，实际的图像中的边界和线条不会截然分开、黑白分明，而是在图像目标的边界上或线条两侧附近，灰度的变化是渐进的，不是突变和跳跃式的，即图中边界和线条两侧附近图像变得模糊了。

因此，就必须设法改变图像边界和线条的模糊状态，也就是设法把图像边界和线条突出来，这就是通常所说的图像边缘增强。为了达到这一目的，对图像进行梯度法处理，用增大边界灰度变化率的方法，就可以收到边缘增强的客观效果。

图像边缘增强的做法是首先要提取边界信息，然后再与原图像进行迭加，就可以得到增强的图像。设有一个一维连续信号 $f(x)$，其一阶微分设为 $D=\frac{\mathrm{d}f}{\mathrm{d}x}$，此即为梯度，设 $f'(x)$ 为其增强后的一维信号，它应该等于原一维信号 $f(x)$ 与一阶微分的负值的迭加，即有：

$$f'(x) = f(x) - D \tag{5-22}$$

比较 $f(x)$ 与 $f'(x)$ 的对应信号曲线，即可看出，$f(x)$ 信号处理为 $f'(x)$ 信号后，信号曲线由原来平滑的趋势变为出现向下尖锐的弯曲。显然，$f'(x)$ 信号的变化率较原来 $f(x)$ 的信号增大了，也即梯度变大了。

对于二维的图像灰度变化，设图像灰度函数形式为 $f(x,y)$。如果图像中有边界存在的话，函数 $f(x,y)$ 的梯度就应该比较大，设二维图像的梯度为 D，则有：

$$D = \sqrt{\left(\frac{\partial f}{\partial x}\right)^2 + \left(\frac{\partial f}{\partial y}\right)^2} \tag{5-23}$$

实际上数字图像是由一些离散的像素点组成，对于上面计算梯度的公式，可以写成如下差分形式，即：

$$D = \sqrt{(\Delta x f(i,j))^2 + (\Delta y f(i,j))^2} \tag{5-24}$$

图 5.13　像素点 $f(i,j)$ 灰度梯度的计算

具体的计算以图 5.13 中的 3 个像素点 $f(i,j)$、$f(i+1,j)$ 和 $f(i,j+1)$ 为例说明。我们要计算像素点 $f(i,j)$ 的梯度 D，则必须先求出：

$$\Delta x f(i,j) = f(i,j+1) - f(i,j) \tag{5-25}$$

$$\Delta y f(i,j) = f(i+1,j) - f(i,j) \tag{5-26}$$

将式(5-25)、式(5-26)代入式(5-24)，即求出梯度 D。

沿与 x 轴成任意夹角 θ 方向的差分，相应地可以表示为

$$\Delta g f(i,j) = \Delta x f(i,j)\cos\theta + \Delta y f(i,j)\sin\theta \tag{5-27}$$

$f(x,y)$ 在坐标点 (x,y) 处的梯度向量表示为

$$G[f(x,y)] = \begin{bmatrix} \frac{\partial f}{\partial x} \\ \frac{\partial f}{\partial y} \end{bmatrix} \tag{5-28}$$

则 $f(i,j)$ 的梯度向量为

$$G[f(i,j)] = \begin{bmatrix} \Delta x f(i,j) \\ \Delta y f(i,j) \end{bmatrix} \tag{5-29}$$

而其幅度，即数字梯度在该点的最大差分为

$$G[f(i,j)] = [\Delta\theta f(i,j)]_{\max} = \sqrt{(\Delta x f)^2 + (\Delta y f)^2} \tag{5-30}$$

式(5-30)中，$\Delta xf=\Delta xf(i,j)$；$\Delta yf=\Delta yf(i,j)$。

向量的幅角为

$$\theta^n = \tan'(\Delta yf')\Delta xf \tag{5-31}$$

下面看一个例子：设 $f(i,j)=16,f(i+1,j)=20,f(i,j+1)=19$，求$(i,j)$点的梯度和该点增强以后的数值。

第一步，先求出 x 方向和 y 方向的差分 $\Delta xf(i,j)$和 $\Delta yf(i,j)$，即：

$$\Delta xf(i,j) = 19 - 16 = 3$$

$$\Delta yf(i,j) = 20 - 16 = 4$$

第二步，计算梯度 D：

$$D = \sqrt{3^2 + 4^2} = 5$$

D 即像素点(i,j)处的灰度梯度值。现设(i,j)处像素边缘增强后的灰度为 $f'(i,j)$，则有

$$f'(i,j) = f(i,j) - D = 16 - 5 = 11$$

通过比较不难看出，边缘增强后(i,j)点新的灰级值 $f'(i,j)$与$(i+1,j)$和$(i,j+1)$两像素点间的灰度值变化率变大了，也即它们之间的差异扩大了，这样在(i,j)像素点上就产生了增强的效果。

2. 拉普拉斯算法

拉普拉斯算法是通过拉普拉斯算子∇^2来对原始图像 $g(x,y)$提取增强信息的，即有：

$$\nabla^2 g = \frac{\partial^2 g}{\partial x^2} + \frac{\partial^2 g}{\partial y^2} \tag{5-32}$$

拉普拉斯算子是线性导数运算，对被运算的图像它满足各向同性的要求，这对于图像的边界增强处理是非常有利的。

拉普拉斯算子的图像处理方法，所以能够进行图像边界增强，可以从下面的过程来理解，即可以认为图像的模糊或图像边界的平滑化是由于满足下列扩散方程的扩散过程所引起的，即：

$$\frac{\partial g}{\partial t} = k\,\nabla^2 g \tag{5-33}$$

式(5-33)中，假设 g 是 x、y 和 t 的函数，k 是一个大于零的常数。当 $t=0$ 时，有 $g(x,y,0)$，其实 $g(x,y,0)$就是没有变模糊的图像 $f(x,y)$。换句话说，把 $f(x,y)$当作进行拉普拉斯算子算法增强处理以后的图像，当经过某一段时间(即 $t=\tau>0$)后，由于扩散过程的存在，原来不模糊的图像变模糊了，看到的模糊图像为 $g(x,y,\tau)$，现在把 $g(x,y,\tau)$在 $t=\tau$ 附近展开为泰勒级数，则有：

$$g(x,y,0) = g(x,y,\tau) - \tau\frac{\partial g}{\partial t}(x,y,\tau) + \frac{\tau^2}{2}\frac{\partial^2 g}{\partial t^2}(x,y,\tau)\cdots$$

对于上式忽略二次项和高次项，并用 $f(x,y)$代替 $g(x,y,0)$，$k\,\nabla^2 g$ 来代替$\frac{\partial g}{\partial t}$，这样就有：

$$f(x,y)=g(x,y,\tau)-k\tau\ \nabla^2 g(x,y,\tau) \tag{5-34}$$

式(5-34)说明从 g 中减去它的拉普拉斯算子运算结果，就可以得到没有模糊的图像 f，也就是达到增强的目的。当然，这种泰勒级数的展开是一种近似，如果有需要，还可以做泰勒级数展开的高次近似。如果把 $g(x,y,\tau)$ 写得简单一点，就看成是模糊图像 $g(x,y)$，则将式(5-34)变为

$$f(x,y)=g(x,y)-k\tau\ \nabla^2 g(x,y)=g(x,y)-H\ \nabla^2 g(x,y) \tag{5-35}$$

式(5-35)中，$H=k\tau$。式(5-35)的意义就是把原始图像 $g(x,y)$，当作是一个已经变模糊了的图像，对于这个模糊图像 $g(x,y)$，运用拉普拉斯子算法来提取模糊信息，然后再用原始图像减去这个模糊信息，就得到一个增强处理后的清晰图像 $f(x,y)$，这个 $f(x,y)$ 也就是在扩散过程开始之前没有变模糊的真实图像。按照扩散模型，点源模糊为其协方差与 $k\tau$ 成比例的高斯亮度的分析斑点。因此，通过匹配高斯型的点扩散函数来估计 $k\tau$ 或 H，扩散模型不一定是图像模糊的理想模型，但是有一点是肯定的，即通过拉普拉斯算子提取模糊再做相减之后，可得到明显的图像边界增强的效果。

对于离散的数字图像，拉普拉斯算子中的二阶偏微商可以用差分形式来具体表示。例如，图 5.14 中有 5 个相邻的像素点，使用二阶差分做拉普拉斯算法的边沿增强，就有：

$$\begin{aligned}\nabla^2 g &= \nabla^2 x g(i,j)+\nabla^2 y g(i,j)\\ &=\{\Delta x_1-\Delta x_2\}+\{\Delta y_1-\Delta y_2\}\\ &=\{[g(i,j+1)-g(i,j)]-[g(i,j)-g(i,j-1)]\}\\ &\quad+\{[G(i+1,j)-g(i,j)]-[g(i,j)-g(i-1,j)]\}\\ &=g(i,j+1)+g(i,j-1,)+g(i-1,j)+g(i+1,j)-4g(i,j)\end{aligned} \tag{5-36}$$

上面的计算结果表明 (i,j) 点的拉普拉斯运算用 (i,j) 点的二阶偏微商的方法来实现，(i,j) 这一像素点的二阶偏微商值就等于 (i,j) 像素点周围 4 个邻点之值的和再减去四倍 (i,j) 像素点的值 $g(i,j)$。

这个拉普拉斯算法在计算机上的具体实现，可以通过图 5.15 所示的 3×3 模板矩阵的权值来表示和完成。这样除了考虑常数因子 $k\tau$ 之外，从 g 中减去 $\nabla^2 g$ 的模糊因素就得到增强的图像 $f(x,y)$。这是一个使用垂直和水平两个方向上共 4 个邻域的拉普拉斯算子处理模板。除此以外，还可以使用再加上对角邻点在内的 3×3 的 8 邻域权值模板，如图 5.16 所示。读者可以通过使用不同的邻域或对邻域使用不同的权值来定义其他一些拉普拉斯算子模板，这就要靠读者在数字图像处理实践过程中去总结和创造了。

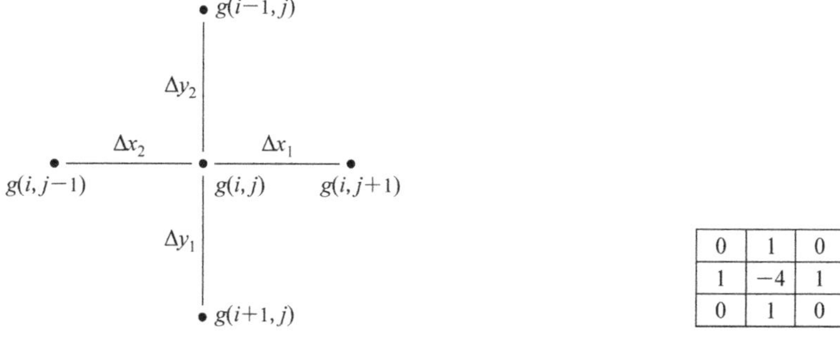

0	1	0
1	−4	1
0	1	0

图 5.14　拉普拉斯算子差分算法示意图　　图 5.15　拉普拉斯算子算法的 3×3 模板矩阵的权值

如果把图 5.15 和图 5.16 的权值模板改动一下，即让模板的中心位置权值加 1，改为图 5.17 所示的模板情况。这样的模板在滤波过程中，对图像起一定的清晰作用，原因是模板的中心值加 1 后，表示在突出边沿的基础上还要考虑被处理的像点的作用，这样就使图像更加清晰，所以这种模板的滤波作用，也称为清晰滤波。

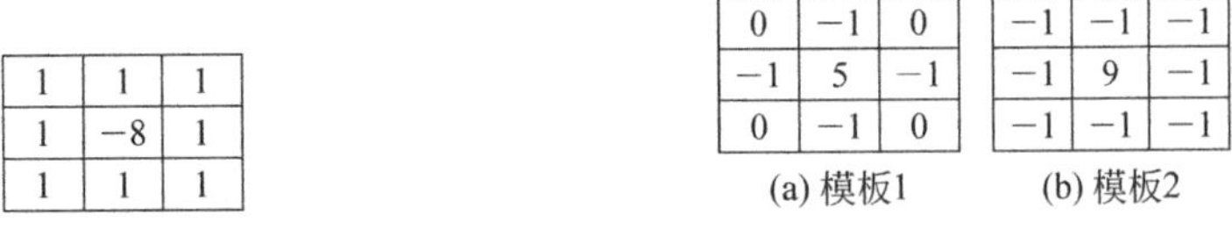

1	1	1
1	−8	1
1	1	1

图 5.16　拉普拉斯算子算法 8 邻域 3×3 模板矩阵的权值

0	−1	0
−1	5	−1
0	−1	0

(a) 模板1

−1	−1	−1
−1	9	−1
−1	−1	−1

(b) 模板2

图 5.17　两个清晰的滤波模板

如果在式(5-35)中，令 $H=1$，并将离散的数字图像公式(5-36)中的结果代入，则有：

$$f(i,j)=5g(i,j)-g(i,j+1)-g(i,j-1)-g(i-1,j)-g(i+1,j)$$

其可以表示为图 5.17(a)所示的滤波模板，仅差一个负号，即正负图像的差别而已。

如果把式(5-36)等号后面加上一项 $g(i,j)$，然后再减去一项 $g(i,j)$，并令

$$\bar{g}=\frac{1}{5}[g(j-1,j)+g(i+1,j)+g(i,j-1)+g(i,j+1)+g(i,j)] \tag{5-37}$$

则有

$$\nabla^2 g(i,j)=5\,\bar{g}(i,j)-5g(i,j)$$

这样就可以将式(5-35)改写成为

$$\begin{aligned} f(i,j) &= g(i,j)-H\,\nabla^2 g(i,j) \\ &= g(i,j)-5H\,\bar{g}(i,j)+5Hg(i,j) \\ &= (1+5H)g(i,j)-5Hg(i,j) \\ &= Ag(i,j)-B\,\bar{g}(i,j) \end{aligned} \tag{5-38}$$

式(5-38)中，$A=1+5H$，$B=5H$。式(5-38)表明，将像素灰度值的一定比例数，减去它和邻域像素灰度值之和的平均值的某一比例部分，就可以得到(i,j)点像素增强后的灰度。因为平均化的结果相当于突出低频部分，而减平均值相当于减去图像中的低频部分，这样边界轮廓便被尖锐化了。

3. 空间域高通滤波法

图像边缘与高频分量相对应。高通滤波器让高频分量畅通无阻，而对低频分量则充分限制，从而达到图像锐化的目的。

建立在离散卷积基础上的空间域高通滤波关系式如下：

$$g(m,n)=\sum_{(i,j)\in S}\sum f(i,j)H(m-i+1,n-j+1) \tag{5-39}$$

式(5-39)中，$g(m,n)$为锐化输出，$f(i,j)$为输入图像，$H(m-i+1,n-j+1)$为冲激响应阵列(也称为卷积阵列)，几种常用的归一化冲击矩阵如下：

$$H_1 = \begin{bmatrix} 0 & -1 & 0 \\ -1 & 5 & -1 \\ 0 & -1 & 0 \end{bmatrix} \tag{5-40}$$

$$H_2 = \begin{bmatrix} -1 & -1 & -1 \\ -1 & 9 & -1 \\ -1 & -1 & -1 \end{bmatrix} \tag{5-41}$$

$$H_3 = \begin{bmatrix} 1 & -2 & 1 \\ -2 & 5 & -2 \\ 1 & -2 & 1 \end{bmatrix} \tag{5-42}$$

$$H_4 = \frac{1}{7}\begin{bmatrix} -1 & -2 & -1 \\ -2 & 19 & -2 \\ -1 & -2 & -1 \end{bmatrix} \tag{5-43}$$

$$H_5 = \frac{1}{7}\begin{bmatrix} -2 & 1 & -2 \\ 1 & 6 & 1 \\ -2 & 1 & -2 \end{bmatrix} \tag{5-44}$$

4. 掩模匹配法

所谓掩模匹配法，就是事先准备好 8 个方向（见图 5.18）大小为 3×3 的掩模，锐化时顺序作用于同一图像窗口，对每一个掩模，将窗口各像素灰度值分别乘以该掩模相应的阵列元素，对积求累加和并以 NUM_i（$i=0,1,2,\cdots,7$）表示。将 NUM_i 排序，最大 NUM_i 即是窗口中心像素的锐化输出，NUM_i 所对应的模板的方向就是此窗口中心像素的方向。

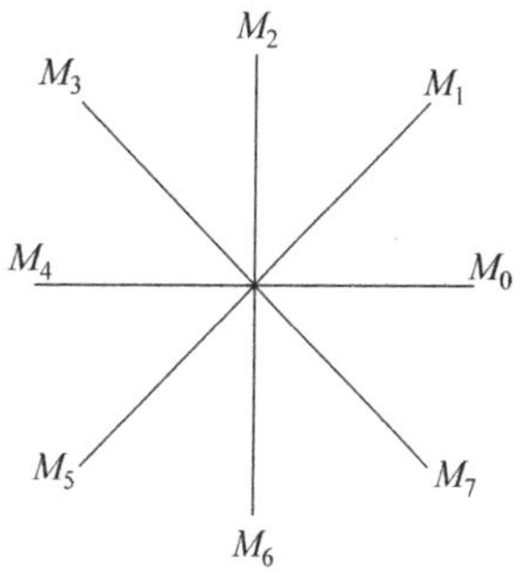

图 5.18　掩模方向定义图

典型空间域图像锐化模板有 3 种，即 Robison 模板（见图 5.19）、Prewitt 模板（见图 5.20）和 Kirsch 模板（见图 5.21）。同一图像，3 种掩模锐化的结果并不完全一样。当然也难以划分各模板的具体适用范围，使用中可通过人机交互方式予以选择比较，择优采用，即选择匹配最佳的模板作为当前掩模。

M_0

1	2	1
0	0	0
−1	−2	−1

M_1

2	1	0
1	0	−1
0	−1	−2

M_2

1	0	−1
2	0	−2
1	0	−1

M_3

0	−1	−2
1	0	−1
2	1	0

M_4

−1	−2	−1
0	0	0
1	2	1

M_5

−2	−1	0
−1	0	−1
0	1	2

M_6

−1	0	1
−2	0	2
−1	0	1

M_7

0	1	2
−1	0	1
−2	−1	0

图 5.19　Robison 模板

M_0

1	1	1
1	−2	1
−1	−1	−1

M_1

1	1	1
1	−2	1
0	−1	−1

M_2

1	1	−1
1	−2	−2
1	1	1

M_3

1	−1	1
1	−2	−1
1	1	1

M_4

−1	1	−1
1	1	1
1	1	1

M_5

−1	0	1
−1	−2	1
−1	1	1

M_6

1	1	1
−1	−2	1
−1	−1	1

M_7

−1	−1	1
−1	−2	1
1	1	1

图 5.20 Prewitt 模板

M_0

5	5	5
−3	0	−3
−3	−3	−3

M_1

−3	−3	−3
5	0	−3
5	5	−3

M_2

5	−3	−3
5	0	−3
5	−3	−3

M_3

−3	−3	−3
5	0	−3
5	5	−3

M_4

−3	−3	−3
−3	0	5
−3	5	5

M_5

−3	−3	−3
−3	0	−3
5	5	5

M_6

−3	−3	5
−3	0	5
−3	−3	5

M_7

−3	5	5
−3	0	5
−3	−3	3

图 5.21 Kirsch 模板

与梯度算子相比较，掩模匹配除了能锐化图像以外，还具有能平滑噪声的优点，所以从总体上要优于梯度算子。不足的是计算量大于前者。

5.3.2 频率域高通滤波

因为边缘灰度级的急剧变化都与高频分量有关，在频域中用高通滤波器处理，能够获得图像尖锐化，高通滤波器衰减傅里叶变换中的低频分量，而无损傅里叶变换中的高频信息。

下面所讨论的与 5.3.1 节中讨论过的低通滤波器的相对应，高通滤波器特性曲线如图 5.22 所示。

1. 理想高通滤波器

其特性曲线如图 5.22(a)所示。

$$H(u,v)=\begin{cases}0 & \text{当 } D(u,v)\leqslant D_0\\ 1 & \text{当 } D(u,v)>D_0\end{cases}$$

2. Butterworth 高通滤波器

其特性曲线如图 5.22(b)所示。

$$H(u,v)=\frac{1}{1+\left[\dfrac{D_0}{D(u,v)}\right]^{2n}}$$

3. 指数高通滤波器

其特性曲线如图 5.22(c)所示。

$$H(u,v) = \mathrm{e}^{-0.347\left[\frac{D^0}{D(u,v)}\right]^n} \quad \left(\ln\frac{1}{\sqrt{2}} = -0.347\right)$$

4. 梯形高通滤波器

其特性曲线如图 5.22(d)所示。

$$H(u,v) = \begin{cases} 0 & 当 D(u,v) < D_1 \\ \dfrac{D(u,v) - D_1}{D_0 - D_1} & 当 D_1 \leqslant D(u,v) \leqslant D_0 \\ 1 & D(u,v) > 当 D_0 \end{cases}$$

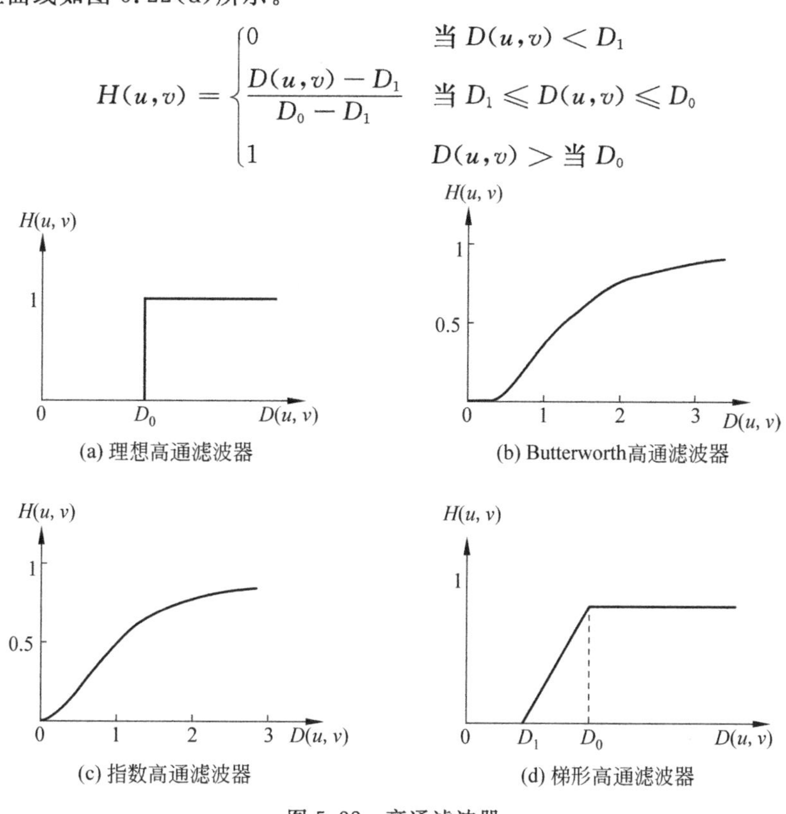

(a) 理想高通滤波器　(b) Butterworth高通滤波器

(c) 指数高通滤波器　(d) 梯形高通滤波器

图 5.22　高通滤波器

5.4　图像的彩色增强

人的视觉系统对彩色相当敏感。在质量较高的黑白底片和 X 光片中，往往有些灰度级相差不大，但包含着丰富的信息。可是人眼分辨灰度级能力较差，一般只能分辨十几级，对经过训练且有经验的人来讲，例如，放射科有经验的医师，能区分二十几级，无法从图像中提取这些信息。但是人眼对彩色分辨率较强，能区分有不同亮度、色调和饱和度的几千种彩色。因此，根据人眼的这一生理特性，通常将图像中的黑白灰阶变换成不同的彩色，且分割越细，彩色越多，人眼所能提取的信息也越多，从而达到图像增强的目的。增强的效果与设计者对彩色的规定和显示系统的性能有关。

5.4.1　伪彩色处理

伪彩色处理就是把黑白图像的各个灰度值按照一种线性或非线性函数关系映射成相应

的彩色。这种映射也是输入与输出像素同一对一的运算，即不涉及像素空间位置的变动。按照映射关系的不同有各种不同的处理方法，下面介绍两种方法的原理。

1. 灰度分层法

灰度分层技术是伪彩色图像处理中最简单的方法之一。假定把一幅图像看成是一个二维的强度函数，这个方法可以解释为：做一个平面，使其平行于图像的坐标平面，那么，每一个平面在相交的区域上把函数进行分层。图 5.23 给出了一个简单的例子，在 $f(x,y)=l_i$ 处的平面将函数分成两个灰度级。

通常，这种技术可以总结如下。假如在灰度级 l_1、l_2、…、l_M 处定义 M 个平面。令 l_0 代表黑[$f(x,y)=0$]和 l_M 代表白[$f(x,y)=L$]。假定 $0<M<L$，这 M 个平面将灰度划分成 $M+1$ 个区域，并根据下式来规定彩色：

$$f(x,y)=c_k \quad 若\ f(x,y)\in R_k \tag{5-45}$$

式(5-45)中，c_k 被分层平面所定义的与第 R_k 区域有关的彩色。

用 $M+1$ 个灰度等级把灰度范围划分成 M 段，这 $M+1$ 个灰度级记作 l_0、l_1、l_2、…、l_M，如图 5.24 所示。很显然 l_0 代表黑，因为灰度级为零；而 l_M 代表白，因为灰度级等于最大值 L_0，然后对每一灰度段安排一种彩色，这种映射关系可表示成：

$$f(x,y)=c_i \quad l_{i-1}\leqslant f(x,y)<l_i \tag{5-46}$$

其中，c_i 代表[l_{i-1}，l_i]灰度段所映射的彩色。

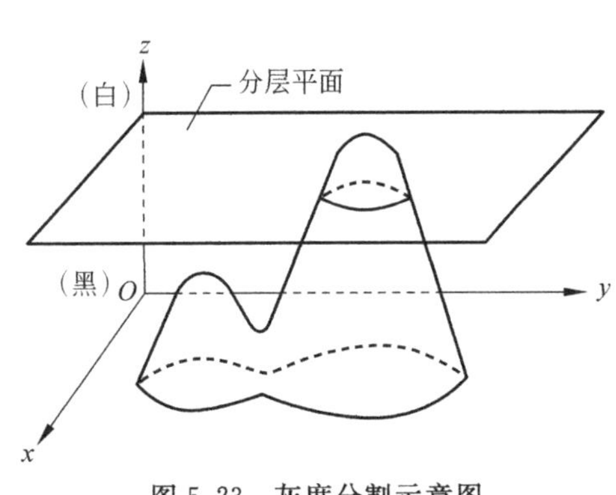

图 5.23 灰度分割示意图

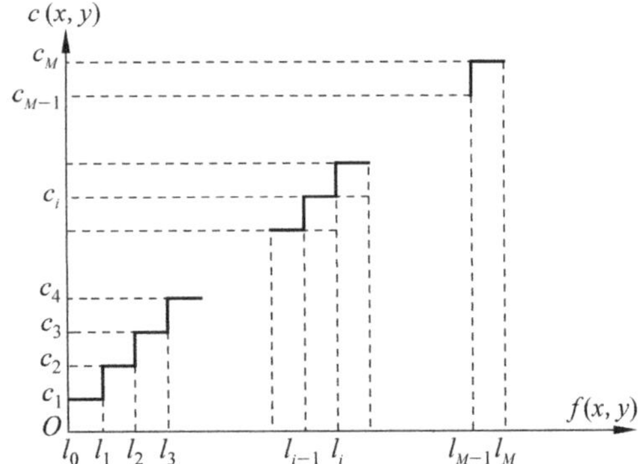

图 5.24 伪彩色处理的灰度分层法

灰度分层法虽比较直观、简单，但这种原理受到技术条件的限制，所能映射的彩色种类不多，是其不足之处。

分割点的确定：密度分割最主要的问题是确定分割级数和分割点，是增强效果好坏的关键，确定的方法可归纳为如下两种：密度分割可分为线性密度分割和非线性密度分割。

(1) 线性密度分割指的是对所研究的亮度范围进行均匀分割(即亮度间隔相等)。当对所研究的区域整个亮度范围都感兴趣时可采用线性密度分割。公式如下：

$$\mathrm{FLEV}=\mathrm{FL}+\frac{(I-1)(\mathrm{FH}-\mathrm{FL}+1)}{\mathrm{GN}}+0.5$$

式中，FLEV 为每一级分割点的值，$I=1,2,\cdots,\mathrm{GN}$ 表示密度分割的每一级，FH 为最大亮度值，FL 为最小亮度值，0.5 为程序中实化整时四舍五入而引入。各符号意义适用以下公式。

(2) 非线性密度分割指的是对所研究的亮度范围进行非均匀分割(即亮度间隔不等)，对感兴趣的亮度范围细分，对不感兴趣的亮度范围粗分(即进行压缩)。下面给出非线性密度分割的 4 种标度及其相应公式。

① 平方根标度。对影像亮度范围的低亮度区细分，高亮度区压缩。公式如下：

$$\mathrm{FLEV} = \mathrm{FL} + \frac{(I-1)(\mathrm{FH}-\mathrm{FL}+1)}{\mathrm{GN}} + 0.5$$

② 对数标度。对影像亮度范围的低亮度区压缩，高亮度区细分。公式如下：

$$\mathrm{FLEV} = \mathrm{FL} + \frac{(\mathrm{FH}-\mathrm{FL})\ln I}{\ln(\mathrm{GN}+1)} + 0.5$$

③ 正弦标度一。对影像高亮度区和低亮度区压缩，中等亮度细分。公式如下：

$$\mathrm{FLEV} = \mathrm{FL} + \frac{(I-1)(\mathrm{FH}-\mathrm{FL}+1)}{\mathrm{GN}} + \left[0.1(\mathrm{FH}-\mathrm{FL}+1)\sqrt[5]{\frac{1.1}{\sqrt[3]{\mathrm{GN}}}} + 0.4\right] \cdot \sin\frac{2(I-1)\pi}{\mathrm{GN}} + 0.5$$

④ 正弦标度二。对影像高亮度区和低亮度区细分，中等亮度区压缩。公式如下：

$$\mathrm{FLEV} = \mathrm{FL} + \frac{(I-1)(\mathrm{FH}-\mathrm{FL}+1)}{\mathrm{GN}} - \left[0.1(\mathrm{FH}-\mathrm{FL})\sqrt[5]{\frac{1.1}{\sqrt[3]{\mathrm{GN}}}} + 0.4\right] \cdot \sin\frac{2(I-1)\pi}{\mathrm{GN}} + 0.5$$

由于分割级数 GN 在方程中是作为自变量出现的，因此这种方法要求预先根据具体问题定出分割级数。

值得注意的是 FH 和 FL 的确定。当高亮度区或低亮度区的频数很低时，FH 和 FL 可以人为地指定从频数较高的亮度区，而对那些频数较低的高亮度区和低亮度区单独地指定它们的级数，从而提高按各种规律进行密度分割的效果。

另外，还可以根据图像直方图谷点的数目和谷点的具体值来决定分割级数和分割点；也可根据各类物体亮度值，求出各类均值、标准差，定出分割级数和分割点。

2. 变换法

变换法是伪彩色处理中比较有代表性的一种方法，它所能映射的彩色，就目前水平而言，一般可达 512 种之多。

根据色度学原理，任何一种彩色均可由红、绿、蓝三基色按适当比例合成。所以，伪彩色处理从一般意义上说可描述成：

$$R(x,y) = T_R\{f(x,y)\}$$
$$G(x,y) = T_G\{f(x,y)\}$$
$$B(x,y) = T_B\{f(x,y)\}$$

其中，$R(x,y)$、$G(x,y)$、$B(x,y)$分别是伪彩色图像红、绿、蓝 3 种分量的数值；$f(x,y)$是原始图像的灰度值；而 $T_R(\cdot)$、$T_G(\cdot)$、$T_B(\cdot)$则分别代表三基色值与灰度值之间的映射关系。

变换法是对输入图像的灰度值实现 3 种独立的变换，按灰度值的不同映射成不同大小的红、绿、蓝三基色值。然后，用它们去分别控制彩色显示器的红、绿、蓝电子枪，以产生相应的彩色显示；或者去控制硬拷贝机形成彩色胶片。图 5.25表示了变换法的原理，映射关系 $T_R(\cdot)$、$T_G(\cdot)$、$T_B(\cdot)$ 可以是线性的，也可以是非线性的。

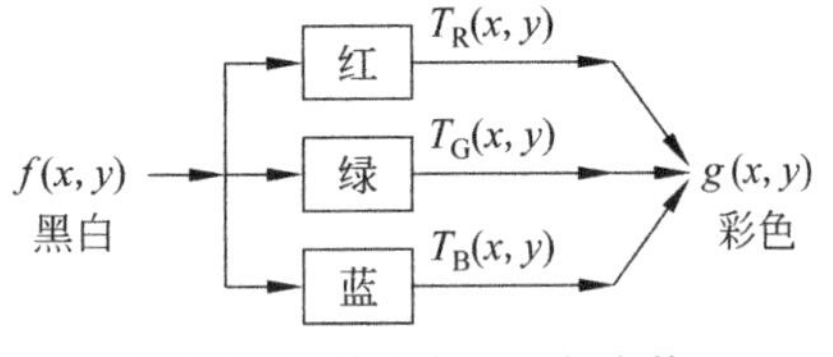

图 5.25 伪彩色处理的变换

图 5.26 示出了一组典型的变换函数，如图 5.26(a)所示，红色变换将任何低于 $L/2$ 的灰度级映射成最暗的红色，在 $L/2$ 到 $3L/4$ 之间红色输入线性增加，灰度级在 $3L/4$ 到 L 区域内映射保持不变，等于最亮的红色调。用类似的方法可以解释其他的彩色映射，如图 5.26(b)和图 5.26(c)为绿色、蓝色映射 3 种变换函数共同示于图 5.26(d)中。从这个图中可以看出，只在灰度轴的两端和正中心才映射为纯粹的基色。

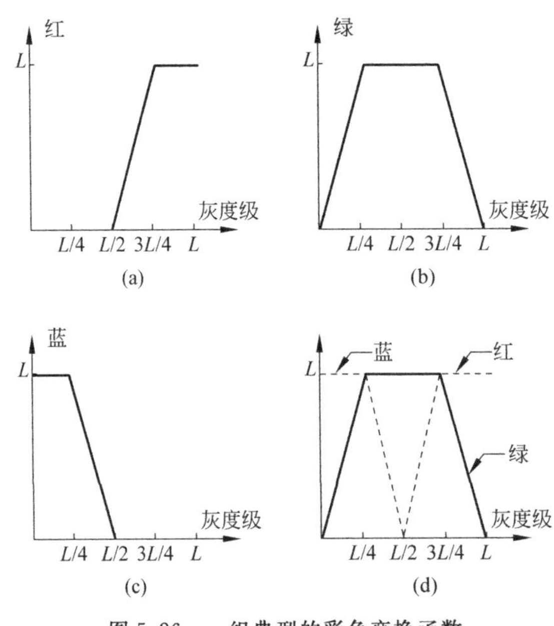

图 5.26 一组典型的彩色变换函数

5.4.2 假彩色处理

假彩色处理像伪彩色一样，也是一种彩色映射的增强方法，但处理的原始图像不是黑白图像，而是一幅真实的自然彩色图像，或者是遥感多光谱图像。

假彩色处理过程可用下面简单的例子一描述。若对彩色的自然景物作如下的映射：

$$\begin{bmatrix} R_g \\ G_g \\ B_g \end{bmatrix} = \begin{bmatrix} 0 & 0 & 1 \\ 1 & 0 & 0 \\ 0 & 1 & 0 \end{bmatrix} \begin{bmatrix} R_f \\ G_f \\ B_f \end{bmatrix} \tag{5-47}$$

则原来的红(R_f)、绿(G_f)、蓝(B_f)3 个分量相应变换成绿(G_g)、蓝(B_g)、红(R_g)3 个分量。这样，蓝色的天空将变成红色，绿色的草坪被显示成蓝色，而红色的玫瑰花又成为绿色了。

假彩色处理的用途有以下 3 种。

(1) 如上所述，把景物映射成奇怪的彩色，会比原有的本色更引人注目，以吸引人们特别地关注。

(2) 为了适应人眼对颜色的灵敏度，以提高鉴别能力。例如，视网膜上的视锥细胞和视杆细胞对绿色亮度的响应最灵敏，若把原来是其他颜色的细小物体变换成绿色，就容易为人眼所鉴别。又如，人眼对于蓝光强弱的对比灵敏度最大，于是可把某些细节丰富的物质按各像素明暗的程度，假彩色显示成亮度与深浅不一的蓝色。

(3) 把遥感的多光谱图像用自然彩色显示。在遥感的多光谱图像中，有些是不可见波段的图像，如近红外、红外，甚至是远红外波段。因为这些波段不仅具有夜视能力，而且通过与其他波段的配合，易于区分物体。用假彩色技术处理多光谱图像，目的不在于使景物恢复自然的彩色，而是从中获得更多的信息。

总之，假彩色处理也是一种很有实用意义的技术，其中蕴含着颇为深刻的心理学问题。自然彩色图像的假彩色线性映射的一般表示可写成：

$$\begin{bmatrix} R_g \\ G_g \\ B_g \end{bmatrix} = \begin{bmatrix} \alpha_1 & \beta_1 & \gamma_1 \\ \alpha_2 & \beta_2 & \gamma_2 \\ \alpha_3 & \beta_3 & \gamma_3 \end{bmatrix} \begin{bmatrix} R_f \\ G_f \\ B_f \end{bmatrix} \tag{5-48}$$

这种映射可看成是一种从原来的三基色变成新的一组三基色的彩色坐标变换。

5.5 图像彩色变换

5.5.1 颜色模型

1. RGB 系统

在 RGB 模型中，每种颜色的主要光谱中都有红、绿、蓝的成分，这种模型基于笛卡儿坐标系统。颜色子空间如图 5.27 的立方体所示，在图中，RGB 值在 3 个顶角上，青色、品红色和黄色在另 3 个顶角上，黑色在原点，白色在离原点最远的角上。在这个模型中，灰度级沿着黑白两点的连线从黑延伸到白，其他各种颜色由位于立方体内或立方体上的点来表示，同时由原点延伸的矢量决定。

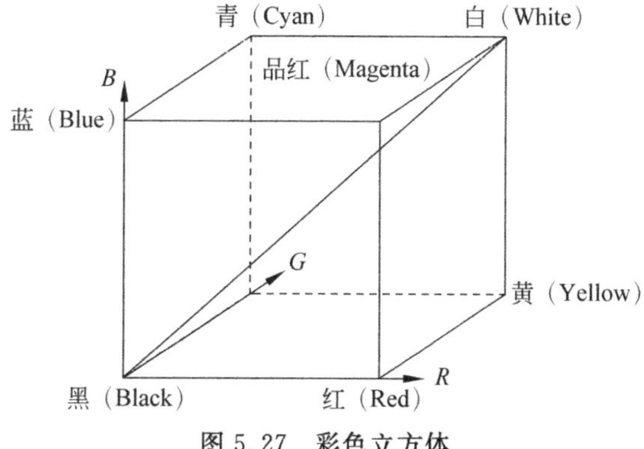

图 5.27　彩色立方体

RGB 彩色模型中的图像由 3 个独立的图像平面构成，每个平面代表一种原色。当输入 RGB 监视器时，这 3 个图像在屏幕上组合产生了合成的彩色图像。这样，当图像本身用 3 原色平面描述时，在图像处理中运用 RGB 模型就很有意义。相应地，大多数用来获取数字图像的彩色摄像机都使用 RGB 格式。目前，在图像处理中只使用这种重要模型。

如果对人脸的彩色图像进行增强处理，部分图像隐藏在阴影中，直方图均衡是处理这类问题的理想工具。如果应用 RGB 模型，因为存在 3 种图像（红、绿、蓝），而直方图均衡仅根据强度值处理，很显然，如果把每幅图像单独地进行直方图均衡，所有可能隐藏在阴影中的图像部分都将被增强。然而，所有 3 种图像的强度将不同地改变颜色性能（如色调），显示在 RGB 监视器上时就不再是自然和谐的了。因此，RGB 模型对于这类处理就不太合适。

2. HSI 系统

另一种有用的彩色方案称为 HSI 系统，它是 Munseu 提出的彩色系统格式，经常为艺术家所使用。这种设计反映了人观察彩色的方式，同时也有利于图像处理。在 HSI 系统中，表示强度或亮度，它是指人眼所感觉到的颜色明暗程度的物理量。强度值确定了像素的整体亮度，而不管彩色是什么。人们可以通过平均 RGB 分量将彩色图像转化为单色，这样就丢了彩色信息。

包含彩色信息的两个参数：色度(H)和饱和度(S)，图 5.28 中的色环描述了这两个参数。色度表明颜色的种类，它由角度表示，彩色的色度反映了该彩色最接近什么样的光谱波长（即彩虹中的哪种颜色）。不失一般性，假定 0°的彩色为红色，120°的彩色为绿色，240°的彩色为蓝色。色度从 0°变到 240°覆盖了所有可见光谱的彩色。在 240°～300°之间是人眼可见的非光谱色（紫色）。

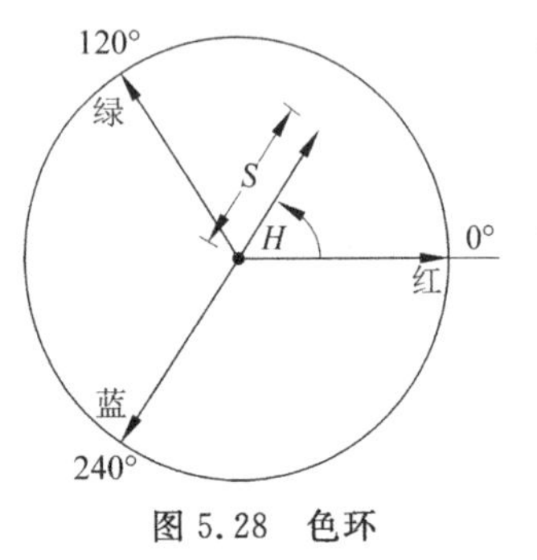

图 5.28 色环

饱和度参数表示颜色的浓淡程度，它是色环的原点（圆心）到彩色点的半径的长度。在环的外围圆周是纯的或称为饱和的颜色，其饱和度值为 1。在中心是中性（灰色）影调，即饱和度为 0。

饱和度的概念可描述如下：假设你有一桶纯红色的颜料，它对应的色度为 0，饱和度为 1。混入白色染料后使红色变得不再强烈，减少了它的饱和度，但没有使它变暗，粉红色对应饱和度值约为 0.5 左右。

3. YIQ 系统

YIQ 彩色模型用于彩色电视广播。为了有效传输并与黑白电视兼容，YIQ 是一个 RGB 的编码，实际上，YIQ 系统中的 Y 分量提供了黑白电视机要求的所有影像信息。RGB 到 YIQ 的变换定义为

$$\begin{bmatrix} Y \\ I \\ Q \end{bmatrix} = \begin{bmatrix} 0.299 & 0.587 & 0.114 \\ 0.596 & -0.275 & -0.321 \\ 0.212 & -0.523 & -0.311 \end{bmatrix} \begin{bmatrix} R \\ G \\ B \end{bmatrix} \tag{5-49}$$

为了从一组 RGB 值中获得 YIQ 值,可简单地进行矩阵变换。YIQ 模型利用人的可视系统对亮度变化比对色调和饱和度变化更敏感而设计的。这样,YIQ 标准中用于表示 Y 时给予较大的带宽(指数字颜色所用比特数),用于表示 I、Q 时赋予较小的带宽。

另外,它成为普遍应用的标准是因为在图像处理中,YIQ 模型的主要优点是去掉了亮度(Y)和颜色信息(I 和 Q)间的紧密联系。亮度是与眼中获得的光的总量成比例的。去除这种联系的重要性在于处理图像的亮度成分时能在不影响颜色成分的情况下进行。例如,前面提到的 RGB 模型。

可以采用直方图均衡技术对由 YIQ 格式的彩色图像进行处理,即通过给它的 Y 成分进行直方图均衡处理,图像中相关的颜色不受处理影响。

4. CMY 系统

如前所述,青色、品红色和黄色都是光的合成色(或二次色)。例如,当用白光照青色的表面时没有红光从这个表面反射出来。也就是说,青色从反射的白光中除去红光,这白光本身由等量的红光、绿光、蓝光组成。

多数在纸上堆积颜色的设备,如彩色打印机、复印机,要求 CMY 数据输入或进行一次 RGB 到 CMY 的变换。这一变换可以用一简单的变换式表示:

$$\begin{bmatrix} C \\ M \\ Y \end{bmatrix} = \begin{bmatrix} 1 \\ 1 \\ 1 \end{bmatrix} - \begin{bmatrix} R \\ G \\ B \end{bmatrix} \tag{5-50}$$

这里,假定所有的颜色值都已被标准化到[0,1]范围内。式(5-50)表明从一个纯蓝绿色表面反射的光线中不包括红色(即 $C=1-R$)。类似地,纯品红色不反射绿色,纯黄色不反射蓝色。式(5-50)揭示了 RGB 值可以很容易地用 1 减 CMY 单个值的方法获得。如前所述,CMY 模型在图像处理中用在产生硬拷贝输出上,因此,从 CMY 到 RGB 的反变换操作通常没有实际意义。

5.5.2 彩色变换

1. RGB 到 HSI 变换

由[0,1]范围的 RGB 值得到同样在[0,1]范围内的 HSI 值,有以下几个表达式:

$$I = 1/3(R+G+B) \tag{5-51}$$

$$S = 1 - \frac{3}{R+G+B}[\min\{R<G<B\}] \tag{5-52}$$

$$H = \arccos\frac{\frac{1}{2}[(R-G)+(R-B)]}{[(R-G)^2+(R-B)(G-B)]^{\frac{1}{2}}} \tag{5-53}$$

当$\left(\frac{B}{I}\right)>\left(\frac{G}{I}\right)$时,$H=360°-H$。为了将色调归一化至[0,1]范围内,令 $H=H/360°$。最后,如果 $S=0$,这使定义 H 无意义。因此,当饱和度为 0 时,色调无定义。同样,当 $I=0$ 时,饱和度无定义。

2. HSI 到 RGB 变换

由 HSI 到 RGB 的转化公式有些不同，它取决于要转换的点落在色环哪个扇区。

(1) 当 $0°\leqslant H<120°$时：

$$\begin{cases} R=\dfrac{I}{\sqrt{3}}\left[1+\dfrac{S\cos(H)}{\cos(60°-H)}\right] \\ B=\dfrac{I}{\sqrt{3}}(1-S) \\ G=\sqrt{3}I-R-B \end{cases} \tag{5-54}$$

(2) 当 $120°\leqslant H<240°$时：

$$\begin{cases} G=\dfrac{I}{\sqrt{3}}\left[1+\dfrac{S\cos(H-120°)}{\cos(180°-H)}\right] \\ R=\dfrac{I}{\sqrt{3}}(1-S) \\ B=\sqrt{3}I-R-G \end{cases} \tag{5-55}$$

(3) 当 $240°\leqslant H<360°$时：

$$\begin{cases} B=\dfrac{I}{\sqrt{3}}\left[1+\dfrac{S\cos(H-240°)}{\cos(300°-H)}\right] \\ G=\dfrac{I}{\sqrt{3}}(1-S) \\ R=\sqrt{3}I-G-R \end{cases} \tag{5-56}$$

HSI 的转换有几种变形。从彩色图像处理的观点来看，只要色度是一个角度，饱和度与灰度独立，转换是可逆的，则选择哪种形式不会影响处理结果。

应该说，利用 HSI 彩色空间去代替 RGB 彩色空间处理一幅真彩色图像，是彩色图像处理工作上的一大进步。这是因为 HSI 空间的各个分量是相互独立的，而且符合人眼的视觉规律。例如，从大街上见到一辆“浅黄”色小汽车，这实际上是定性地将汽车的色调(黄色)、饱和度(浅黄表明黄色调中掺有一定量的白色成分)和亮度(阳光充足显出色彩耀眼，阳光不足显示色彩暗淡)这 3 个独立参数反映给了大脑，而人绝不会从这辆浅黄色的小汽车中分离出它分别由多少分量的红、绿、蓝色混合而成。基于这样的事实，当要区分一个苹果和一个橘子的时候，只要比较色调(H)这一分量数值上的差异就行了，这里也显示出对这类真彩色问题处理的快捷性。水果加工生产线鉴别它们的成熟程度和等级划分也是采用这种方法，传送带上的摄像机获得该水果产品的色调的直方图，从其 H 值的分布来判定它的成熟与否以及质量分级。避免了人为的主观错判。采用色调数值在图像的区域分割、区域增长的处理方面比单用灰度值分量有时会收到更好的效果，因为区域的灰度值会受到不均匀的照度影响。

总之，采用 HSI 空间代替 RGB 空间进行彩色图像处理有许多潜在的优点，等待进一步开发出更为广泛的用途。现有的用于单色的图像处理方法和软件，完全可移植到对色调 H 和饱和度 S 方面来。正因为如此，目前不少生产图像采集板的公司，也吸收了这一技术应用于他们生产的采集板中。

5.5.3　图像的彩色变换

1. 彩色图像的灰度化处理

定义：灰度化处理是把含有亮度和色彩的彩色图像变换成灰度图像的过程。在 RGB 模型中，如果 $R=G=B$ 时，则彩色表示一种灰度颜色，其中 $R=G=B$ 的值称为灰度值，因此，灰度图像每个像素只需一个字节存放灰度值（又称为强度值、亮度值），灰度范围为 0～255。一般有以下 4 种方法对彩色图像进行灰度化（处理效果如图 5.29 所示）。

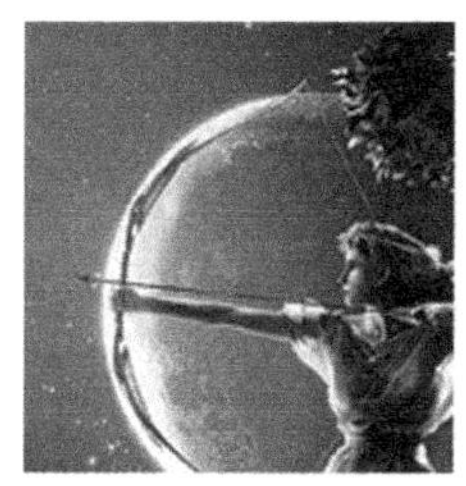
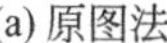
(a) 原图法

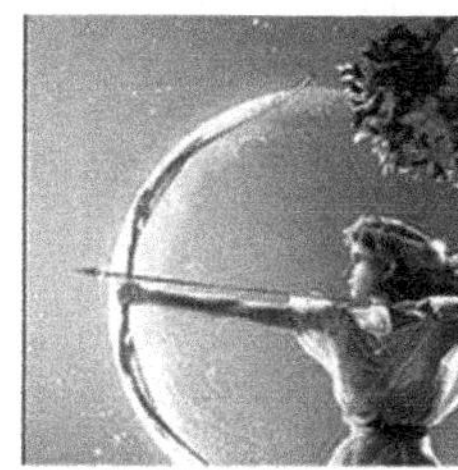
(b) 最大值法

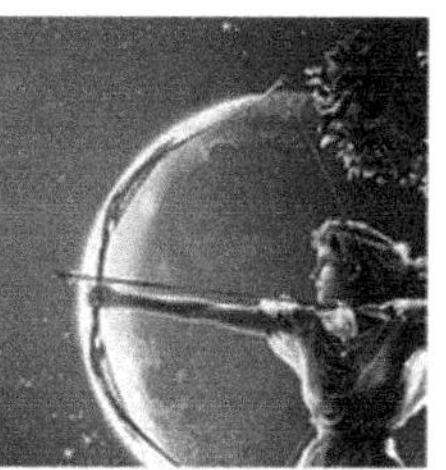
(c) 加权平均法

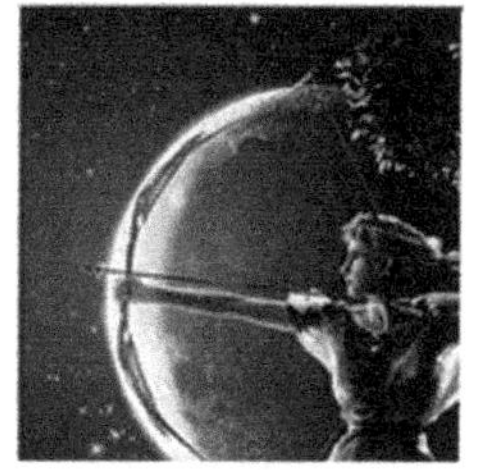
(d) 最小值法

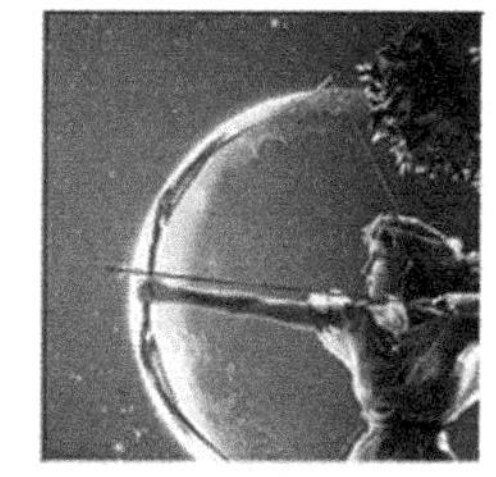
(e) 平均值法

图 5.29　彩色图像灰度化处理实例

(1) 分量法。将彩色图像中的三分量的亮度作为 3 个灰度图像的灰度值，可根据应用需要选取一种灰度图像。设 $R(i,j)$、$G(i,j)$、$B(i,j)$分别为原图像在(i,j)的 3 个分量，则：

$$\text{Gray}(i,j)=R(i,j)\quad \text{或}\quad G(i,j)\quad \text{或}\quad B(i,j)$$

(2) 最大值法。将彩色图像中的三分量亮度的最大值作为灰度图的灰度值。

$$\text{Gray}(i,j)=\max(R(i,j),G(i,j),B(i,j))$$

(3) 平均值法。将彩色图像中的三分量亮度求平均得到一个灰度值。

$$\text{Gray}(i,j)=(R(i,j)+G(i,j)+B(i,j))/3$$

(4) 加权平均法。根据重要性及其他指标，将 3 个分量以不同的权值进行加权平均。由于人眼对绿色的敏感最高，对蓝色敏感最低，因此，按下式对 RGB 三分量进行加权平均能得到较合理的灰度图像。

$$\text{Gray}(i,j)=0.299\times R(i,j)+0.587\times G(i,j)+0.114\times B(i,j)$$

简化为

$$\text{Gray}(i,j)=0.30R(i,j)+0.59G(i,j)+0.11B(i,j)$$

2. 彩色图像的逆反处理

用 255 分别减去当前像素的蓝、绿、红 3 个分量值(注：归一化处理的图像用 1 分别减去当前像素的蓝、绿、红 3 个分量值)。

$R_f(i,j)$、$G_f(i,j)$、$B_f(i,j)$分别为原图像在(i,j)的 3 个分量，$R_g(i,j)$、$G_g(i,j)$、$B_g(i,j)$分别为原图像在(i,j)的 3 个分量，则：

$$R_g(i,j) = 255 - R_f(i,j)$$
$$G_g(i,j) = 255 - G_f(i,j)$$
$$B_g(i,j) = 255 - B_f(i,j)$$

5.6 二值图像处理

二值图像处理在图像分割、图像测量中有广泛应用。本节介绍二值图像处理中有关直方图、域值计算、图像二值化，二值图像的膨胀、收缩处理、细化等方面的基本算法。

5.6.1 图像的二值化

二值化就是将原来的灰度图像转换为只有黑和白两种颜色的图像。对于大多数灰度图像来说，图像中的物体和背景有着明显的区别。

1. 利用灰度图像直方图阈值二值化

将灰度图像变为黑白二值图像的一种方法是利用灰度图像直方图阈值。计算图像的阈值的目的就是要二值化图像。通过选择阈值，区分图像和背景，以便对物体进行处理。具体方法如下：根据输入图像 $f(x,y)$的直方图，求阈值 T，则二值图像

$$h(x,y) = \begin{cases} 255 & f(x,y) \geqslant T \\ 0 & \text{其他} \end{cases} \tag{5-57}$$

2. 灰度级切片法二值化

将灰度图像变为二值图像的另一种方法是使用图 5.30 所示的那样对照表，将输入图像的某一灰度级范围内的所有像素全部置为 0(黑)，其余灰度级的所有像素全部置为 255(白)，则生成黑白二值化图像。

3. 线性二值化

在图 5.31 所示的对照表的基础上，线性地将输入图像在某一灰度级范围内的所有像素全部置为 0(黑)，其余灰度级的所有像素全部置原值的 1/2，则生成黑白二值图像，并保留背景分离。

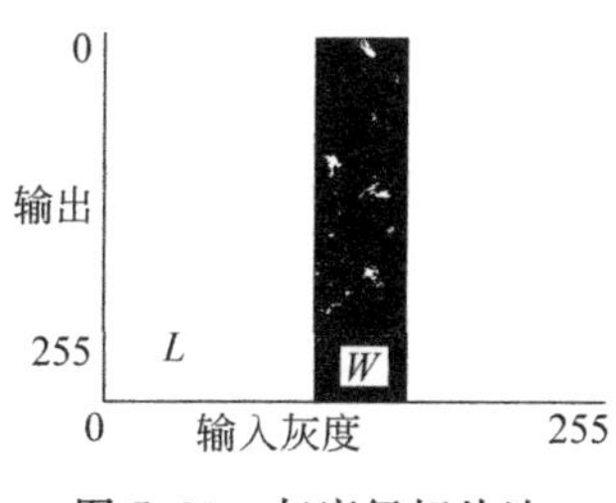

图 5.30　灰度级切片法

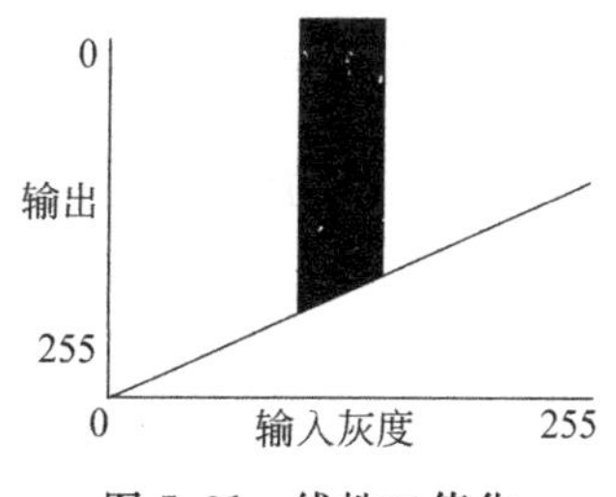

图 5.31　线性二值化

5.6.2　二值化图像处理

二值化图像处理是指将二值化的图像进行某种修正，使之更适合于图像测量。二值化图像处理包括以下操作。

(1) 膨胀：使粒子变大。对图像进行膨胀处理之后再进行收缩处理，则可以修正图像的凹槽。

(2) 收缩：使粒子变小。对图像进行收缩处理之后再进行膨胀处理，则可以修正图像的凸痕。

(3) 清除孤立点：清除由一个像素构成的对象以及修正由一个像素构成的孔。

(4) 清除粒子：清除任意面积以下的对象。

(5) 清除超大粒子：清除任意面积以上的对象。

(6) 洞穴填充：填充任意范围。

1. 四邻域收缩

四邻收缩的原理是，在 3×3 的图像块中，如果当前处理像素 $f(i,j)$ 为 0，则其相邻像素 $f(i,j+1)$、$f(i,j-1)$、$f(i-1,j)$、$f(i+1,j)$ 均置 255。

2. 八邻域收缩

八邻域收缩的原理是，在 3×3 的图像块中，如果当前处理像素 $f(i,j)$ 为 0，则其相邻像素 $f(i,j+1)$、$f(i,j-1)$、$f(i-1,j)$、$f(i+1,j)$、$f(i-1,j-1)$、$f(i+1,j+1)$、$f(i-1,j+1)$、$f(i+1,j+1)$ 均置 255。

3. 四邻域膨胀

四邻域膨胀的原理是，在 3×3 的图像块中，如果当前处理像素 $f(i,j)$ 为 1，则其相邻像素 $f(i,j+1)$、$f(i,j-1)$、$f(i-1,j)$、$f(i+1,j)$ 均置 1。

4. 八邻域膨胀

八邻域膨胀的原理是，在 3×3 的图像块中，如果当前处理像素 $f(i,j)$ 为 1，则其相邻像素 $f(i,j+1)$、$f(i,j-1)$、$f(i-1,j)$、$f(i+1,j)$、$f(i-1,j-1)$、$f(i+1,j-1)$、$f(i-1,j+1)$、$f(i+1,j+1)$ 均置 1。

5. 八邻域清除孤立点

八邻域清除孤立点的原理是，在 3×3 的图像块中，如果当前处理像素 $f(i,j)$为 1，则其相邻像素 $f(i,j+1)$、$f(i,j-1)$、$f(i-1,j)$、$f(i+1,j)$、$f(i-1,j-1)$、$f(i+1,j-1)$、$f(i-1,j+1)$、$f(i+1,j+1)$均为 0 时，当前处理像素 $f(i,j)$为 0。

6. 四邻域清除孤立点

四邻域清除孤立点的原理是，在 3×3 的图像块中，如果当前处理像素 $f(i,j)$为 1，而其相邻像素 $f(i,j+1)$、$f(i,j-1)$、$f(i-1,j)$、$f(i+1,j)$均为 0 时，当前处理像素 $f(i,j)$为 0。

7. Deutsch 法细化

这里使用 Deutsch 法对值为 1 和 0 的二值图像进行细化处理。其中 1 为待细化的图像，0 为背景。算法如下：

如图 5.32 所示，设 $f(0)$为输入图像的任意像素，$f(k)$为 $f(0)$的 8 邻域像素灰度值，位置如图所示。定义 $f(0)$的交叉数 x 为

$$x = \sum_{k=1}^{8} |f(k+1) - f(k)|$$

f(4)	f(3)	f(2)
f(5)	f(0)	f(1)
f(6)	f(7)	f(8)

图 5.32 Deutsch 算法

(1) 当 $x=0$ 或 $x=2$ 或 $x=4$ 时。

(2) $\sum_{k=1}^{8} f(k) <> 0$。

(3) $f(1) \wedge f(3) \wedge f(5) = 0$。

(4) $f(1) \wedge f(3) \wedge f(7) = 0$。

(5) 若 $x=4$，则应满足以下条件：

① $f(1) \wedge f(7) = 1$ 且 $f(2) \vee f(6) = 1$ 且 $f(3) \vee f(4) \vee f(5) \vee f(8) = 0$。

② $f(1) \wedge f(3) = 1$ 且 $f(4) \vee f(8) = 1$ 且 $f(2) \vee f(5) \vee f(6) \vee f(7) = 0$。

式中，$\wedge$ 表示二进制“逻辑与”运算，$\vee$ 表示二进制“逻辑或”运算。

5.7 图像的同态增强

图像的同态增强方法属于图像频率域处理范畴，而它的作用仍是对图像的灰度范围进行调整。因此，把它作为灰度修正的一种方法放在此处叙述。

往往会得到这样的图像：它的动态范围很大，而感兴趣的部分的灰度级又很少，图像的细节没办法辨认，采用一般的灰度级线性变换法是不行的，为此可采用同态增强法，处理方法的框图如图 5.33(a)所示。

一般自然景物的图像 $f(x,y)$可以由照明函数 $f_i(x,y)$和反射函数 $f_r(x,y)$的乘积来表示，照明函数 $f_i(x,y)$描述景物的照明，与景物无关；反射函数包含景物的细节，与照明无关。一般 $f_i(x,y)$是有限的，而反射函数是小于 1 的，且均为正值。其对应关系为

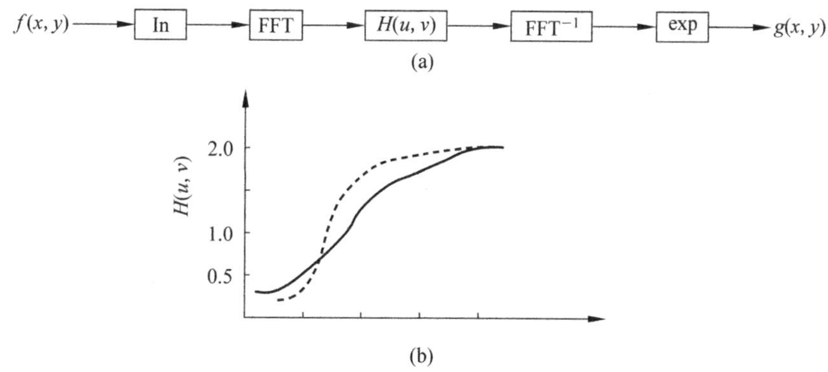

图 5.33　同态增强原理

$$f(x,y) = f_i(x,y) \cdot f_r(x,y) \tag{5-58}$$

$$0 < f_i(x,y) < \infty \quad 0 < f_r(x,y) < 1 \tag{5-59}$$

首先对式(5-58)取对数：

$$\begin{aligned} \ln f(x,y) &= \ln[f_i(x,y) \cdot f_r(x,y)] \\ &= \ln f_i(x,y) + \ln f_r(x,y) \end{aligned} \tag{5-60}$$

再对式(5-60)取傅里叶变换，得

$$\begin{aligned} F_{\ln}(u,v) &= F[\ln f_i(x,y) \cdot \ln f_r(x,y)] \\ &= F_{i,\ln}(u,v) + F_{r,\ln}(u,v) \end{aligned} \tag{5-61}$$

由于场景的照明亮度一般是缓慢变化的，所以照明函数的频谱特性集中在低频段，而景物本身具有较多的细节和边缘，为此反射函数的频谱集中在高频段。另一方面，照明函数描述的图形分量变化幅度大而包含的信息少，而反射函数描述的景物，图像的灰度级较少而信息较多，为此必须将其扩展。

将式(5-61)乘上 $H(u,v)$，其特性见图 5.33(b)。很明显，低频段被压缩，而高频段扩展了。

$$\begin{aligned} G_{\ln}(u,v) &= F_{\ln}(u,v) \cdot H(u,v) \\ &= F_{i,\ln}(u,v) \cdot H(u,v) + F_{r,\ln}(u,v) \cdot H(u,v) \\ &= G_{i,\ln}(u,v) + G_{r,\ln}(u,v) \end{aligned} \tag{5-62}$$

最后求傅里叶反变换以及求指数，得：

$$\begin{aligned} F^{-1}\{G_{\ln}(u,v)\} &= \ln g_i(x,y) + \ln g_r(u,v) \\ &= \ln[g_i(x,y) \cdot g_r(x,y)] \end{aligned} \tag{5-63}$$

$$\begin{aligned} g(x,y) &= \exp\{\ln g_i(x,y) \cdot \ln g_r(x,y)\} \\ &= g_i(x,y) \cdot g_r(x,y) \end{aligned} \tag{5-64}$$

根据不同的图像特性和需要，选用不同的 $H(u,v)$，可以得到满意的结果。要注意如果图像信号是一个复数，如全息图像，则还有一个多值问题。

5.8 图像的非线性滤波

从滤波角度来说，由第 5.2 节和第 5.3 节所确定的方法都可以看成是线性图像滤波。它们的作用，在空间域上可以看成是常系数模板进行卷积处理，同时也可以在频率域上用傅里叶变换的方法进行分析。然而在进行图像平滑的同时保护目标边缘，不使其模糊，仅仅去除噪声的滤波器，其形式则比 5.2 节中采用的那些滤波形式要复杂。

本节讨论一种可以抑制图像中噪声的特殊工具——中值滤波器。然后讨论其他消除噪声而减少边缘模糊的几种方法。这些方法必须在起图像平滑作用之前以某种方式检测出目标边缘。

5.8.1 图像的中值滤波

中值滤波(Median filtering)是基于排序统计理论的一种能有效抑制噪声的非线性信号处理技术。1971 年，图基(Tukey)在进行时间序列分析时提出中值滤波器的概念，后来人们又将其引入到图像处理中。中值滤波器的优点是运算简单而且速度较快，在滤除叠加白噪声和长尾叠加噪声方面显示出极好的性能。中值滤波器在滤波噪声(尤其是脉冲噪声)的同时能很好地保护信号的细节信息(如边缘、锐角等)。另外，中值滤波器很容易自适应化，从而可以进一步提高其滤波性能。因此，它非常适用于一些线性滤波器无法胜任的数字图像处理应用场合。

中值滤波是基于排序统计理论的一种能有效抑制噪声的非线性信号处理技术，中值滤波的基本原理是把数字图像或数字序列中一点的值用该点的一个邻域中各点值的中值代替，让周围的像素值接近真实值，从而消除孤立的噪声点。图像的中值滤波法是一种非线性平滑技术，它将每一像素点的灰度值设置为该点某邻域窗口内的所有像素点灰度值的中值。

1. 一维中值滤波的概念

当 n 为奇数时，n 个数 x_1、x_2、…、x_n 的中值就是按数值大小顺序处于中间大小的数(中间数)；当 n 为偶数时，定义两个中间数的平均值为中值。由于 n 为奇数或偶数，中值滤波器的定义差别甚微，又由于在大多数使用中 n 为奇数，所以不再进一步讨论这个问题。用式(5-65)来表示中值：

$$\mathrm{med}(x_1, x_2, \cdots, x_n) \tag{5-65}$$

例如，med(0,3,4,0,7)=3。

一个大小为 n(n 为奇数)，对序列$\{x_i, i\in \boldsymbol{Z}\}$的标准中值滤波器定义如下：

$$y_i = \mathrm{med}\{x_i, i \in \boldsymbol{Z}\} \quad 或定义为 \quad \mathrm{med}(x_{i-k}, \cdots, x_i, \cdots, x_{i+k})\ i \in \boldsymbol{Z} \tag{5-66}$$

式(5-66)中，$k=(n-1)/2$，$\boldsymbol{Z}$ 表示所有自然数的集合。式(5-66)定义的中值滤波器也称为滑动中值滤波器或游动中值滤波器。从上述定义可得到一维信号的中值滤波工作原理：中值滤波器的移动窗口 A 的长度通常为奇数，任意时刻窗口内所有观测值按其数值大小排队，中间位置观测值作为中值滤波器的输出数值。

中值滤波器的性质：令中值滤波器的窗口长度 $n=2k+1$，如果信号中脉冲宽度为大于

或等于 $k+1$,滤波后该脉冲将得到保留;如果信号中脉冲宽度小于或等于 k,滤波后该脉冲将被去除。这就是中值滤波器去除脉冲噪声而保护信号细节(如边缘等)的性质。图 5.34 说明了上述性质,在图 5.34(a)中,输入信号中仅存在一个宽度为 1 的尖脉冲,经中值滤波后被去除;在图 5.34(b)中,输入信号中存在一个宽度为 5 的阶跃脉冲,当中值滤波器的窗口长度取 $n=2k+1\leqslant 11$ 时,经中值滤波后该阶跃脉冲得到了保护。

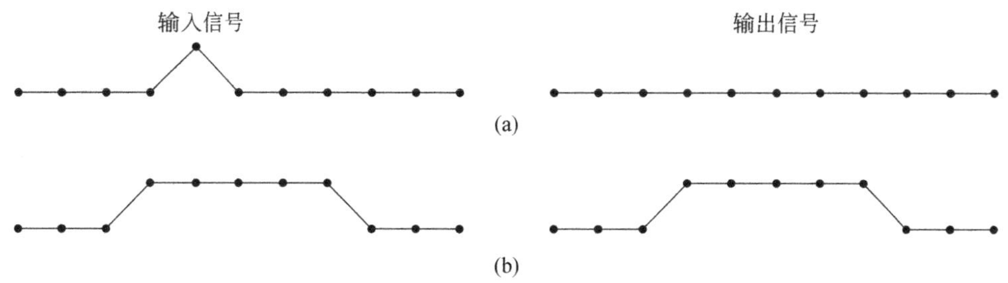

图 5.34　中值滤波性质举例说明

下面讨论为什么中值滤波器能保护边缘去除脉冲和振荡信号,而且长窗口滤波器去除脉冲和振荡信号比短窗口滤波器去除得多。首先介绍几个定义。

1) 根信号

经中值滤波器多次滤波后始终不变化的信号称为根信号。对于窗口长度 $n=2k+1$ 的中值滤波器,意味着:

$$y_i = x_i = \text{med}(x_{i-k},\cdots,x_i,\cdots,x_{i+k}),\quad \forall_i \tag{5-67}$$

当式(5-67)满足时,输入信号 x_i 称为标准中值滤波器的根信号。

2) 4 种信号类型

(1) 常数邻域信号:至少有 $k+1$ 个连续点的值相等的信号段。

(2) 边缘信号:在常数邻域两侧单调上升或下降的不相等值点集。

(3) 脉冲信号:最多 k 个连续点,该点集的值与它两端相接的常数邻域(信号)的值不同。

(4) 振荡信号:上述三类信号以外的信号。

标准中值滤波器的根信号与滤波器长度以及 4 类信号有密切关系。窗口长度为 n 的滤波器的常数邻域一定是窗口长度小于 n 滤波器的常数邻域,但不是窗口长度大于 n 滤波器的常数邻域。标准中值滤波器的根信号又可以叙述如下:当一个信号仅由常数邻域和边缘构成时,则该信号肯定是根信号。

如果信号的长度允许无限长,那么新的根信号将存在。显然,下面一个简单振荡信号…1010101010101010101010101010101010101010…是标准中值滤波器,在窗口长度为 5、9、13、…时的根信号。

通过上述讨论可以得到一些有用的结论。如果一个经中值滤波不变化的信号包含正的和负的斜坡,那么,这些斜坡一定被常数邻域分离。由于常数邻域的长度取决于滤波器的窗口长度,所以滤波器的窗口越长则两个正负斜坡相隔越远,不过,斜坡幅度对此无影响。按此观点,可以说:中值滤波器保护边缘去除脉冲和振荡信号,而且长窗口滤波器去除脉冲和振荡信号比短窗口滤波去除得多。

2. 二维中值滤波器

将一维中值滤波器理论扩展到二维信号中去，就产生了二维中值滤波器。与一维情况不同之处在于，二维中值滤波器的窗口 A 也应该是二维的。

数字图像由方格上的数集 $\{x_{ij}\}$ 表示，这里 (i,j) 取遍 $\mathbf{Z}^2$ 或 $\mathbf{Z}^2$ 的某子集。一个滤波器窗口 A，其尺寸为 $N=(2k+1)\times(2k+1)$，对于图像 $\{x_{ij},(i,j)\in\mathbf{Z}^2\}$ 的二维中值滤波器由下式定义：

$$y_{ij} = \text{med}\{x_{i+r,j+s},(r,s)\in A\} \tag{5-68}$$

中值滤波器用于图像处理中是这样进行的：设置一个滤波窗口，将其遍历图像（序列）上的点，且用窗口内各原始值的中值代替窗口中心点的值。设二维数字图像信号的尺寸为 $K\times L,0<i<K-1,0<j<L-1$。为使二维中值滤波器输出的二维数字图像信号尺寸仍保持为 $K\times L$，如同一维中值滤波器处理方法一样，在二维数字图像信号的行、列的开始端和结尾端分别扩展 k 个点。图 5.35 是一个扩展点的例子，图 5.35(a)是输入的 3×3 原始信号，假设二维中值滤波器的窗口尺寸 $N=3\times3$，对应的 $k=1$，于是增加扩展后的输入信号如图 5.35(b)所示的 5×5 二维信号。

57	67	45
32	78	93
88	52	39

(a) 3×3原始信号

57	57	67	45
57	57	67	45
32	32	78	93
88	88	52	39

(b) 5×5二维信号

图 5.35 在行、列增加扩展点举例

对于二维中值滤波，滤波窗口 A 可进一步分成子窗口或选择不同形式的窗口，假设 $N=5\times5$，通常有如图 5.36 所示的 6 种形式子窗口或窗口。不失一般性，通常设二维数字信号的尺寸为 $K\times L,0\leqslant i\leqslant K-1,0\leqslant j\leqslant L-1$。显然，式(5-69)中的 A 可以变为图 5.36 中的任意一种子窗口，这时必须满足：

$$0\leqslant i+r\leqslant K-1,\quad 0\leqslant j+s\leqslant L-1,\quad (r,s\in A) \tag{5-69}$$

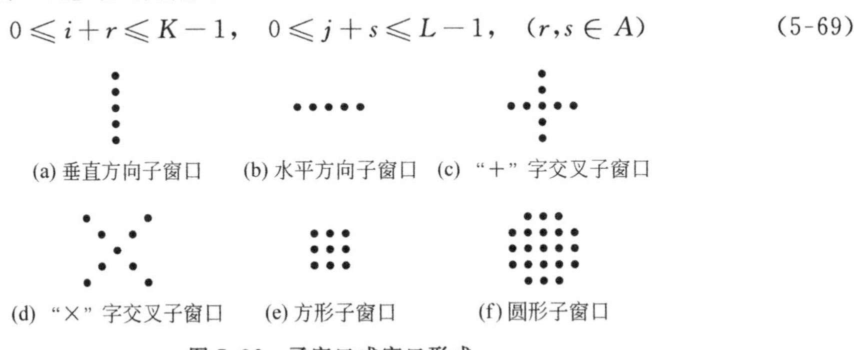

(a) 垂直方向子窗口 (b) 水平方向子窗口 (c) “+”字交叉子窗口

(d) “×”字交叉子窗口 (e) 方形子窗口 (f) 圆形子窗口

图 5.36 子窗口或窗口形式

图 5.36 中子窗口选择方法（尤其是前 4 种）主要考虑了保持一维窗口长度为 $2k+1$；其中图 5.36(a)为垂直方向子窗口，图 5.36(b)为水平方向子窗口，图 5.36(c)为“+”交叉子窗口，图 5.36(d)为“×”交叉子窗口，图 5.36(e)为方形子窗口，图 5.36(f)为圆形子窗口。然而，在二维信号中，图像边缘法线的方向是任意的，而一维信号中值滤波器窗口移动方向与边缘法线方向一致。可见，二维中值滤波器保存边缘消除噪声的特性与子窗口的选择非常有关。为了更全面地保存图像边缘而消除噪声，常采用全方位子窗口选择方法。

前面，讨论了二维中值滤波器及子窗口方面的情况。为了进一步讨论方便，称在窗口 A 下进行的中值运算的二维中值滤波器为常规二维中值滤波器。常规二维中值滤波器采用的运算方法与一维情况下同样的运算方法。例如，$N=3\times3$ 窗口，窗口 A 内共有 9 个观测值，于是，计算这 9 个观测值的一维中值就求得了二维中值。然而，进行二维中值计算时，还可以利用先计算各子窗内的中值，最后再计算窗口 A 的中值，这就是二维中值滤波器的可分离性。可分离二维中值滤波 $N=n\times n=(2k+1)\times(2k+1)$ 运算，经常连续应用于按行进行的一维中值滤波($n=2k+1$)，然后再按列进行的一维中值滤波($n=2k+1$)来完成。当然，先按列后按行也可以，即

$$Z_{ij} = \text{med}(x_{i,j-k},\cdots,x_{ij},\cdots,x_{i,j+k}) \tag{5-70}$$

$$Y_{ij} = \text{med}(z_{i-k,j},\cdots,z_{ij},\cdots,z_{j+k,j}) \tag{5-71}$$

式中的 Y_{ij} 是二维中值滤波的最后输出。当然，k 个与每行上第一个观测值或最后一个观测值同样值的点应该扩展上去，对于列来说，也同样增加扩展点。具体的步骤如图 5.37 所示，其中图 5.37(a)为行方向上一维中值滤波，图 5.37(b)为列方向上一维中值滤波。

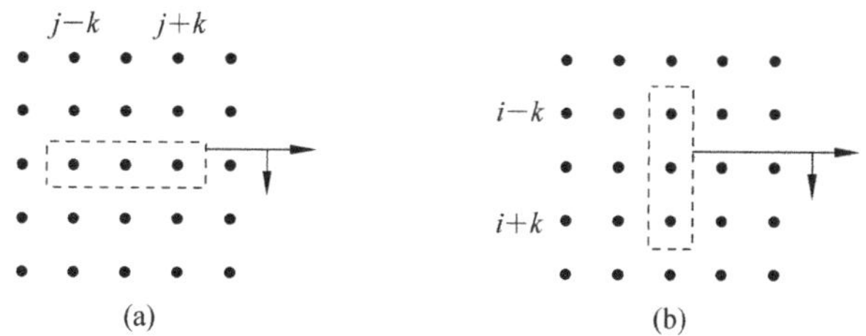

图 5.37　二维中值滤波运算

行方向上一维中值滤波输出分布如下：

$$F_z(z) = \sum_{j=k+1}^{2k+1}\binom{n}{j}F^j(z)\left[1-F(z)\right]^{n-j} \tag{5-72}$$

如果输入的 x_{ij} 服从独立分布，那么行方向上一维中值滤波输出 z_{ij} 与列方向上一维中值滤波输出 y_{ij} 是彼此独立的，因此，可分离二维中值滤波器输出的概率分布函数为

$$F_y(y) = \sum_{j=k+1}^{2k+1}\binom{n}{j}F_z^j(y)\left[1-F_z(y)\right]^{n-j} \tag{5-73}$$

总之，中值滤波法对消除椒盐噪声非常有效，在光学测量条纹图像的相位分析处理方法中有特殊作用，但在条纹中心分析方法中作用不大。中值滤波在图像处理中，常用于保护边缘信息，是经典的平滑噪声的方法。图 5.38 为中值滤波效果。

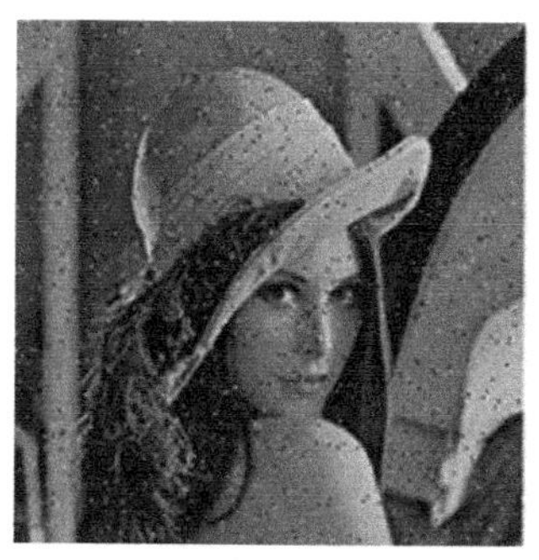

(a) 含噪声的图像

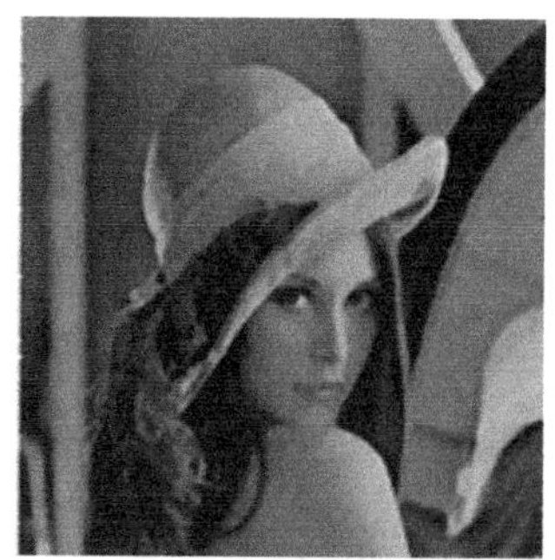

(b) 中值滤波后的图像

图 5.38　中值滤波效果

5.8.2 选择平均法

选择平均法和加权平均法都是以局部平均法为基础的。它只对灰度值相同或相近的像素进行平均，或者按照灰度特殊的程度加权之后再求和，以免造成目标边缘的模糊。

例如，在 3×3 局部区域内的图像为

A_1	A_2	A_3
B_1	B	B_2
B_3	B_4	B_5

其中 A_1、A_2、A_3 的值相近，而 B 与 B_1、B_2、…、B_5 的值相近，这表明 A_i 与 B_i 之间边缘存在，因而用模板处理，使得与 B 相差比较大的 A_i 的值不会混入平均值中去，取得不模糊边缘的效果。这就是选择平均法。模板中的系数不是 0 就是相等的常数。为了使处理后的图像的平均灰度值不变，模板中各系数之和就应当为 1。

$$\frac{1}{6}\begin{vmatrix}0 & 0 & 0\\1 & 1 & 1\\1 & 1 & 1\end{vmatrix}$$

模板的大小一般取 3×3。如果模板大，去噪声效果更明显，但是计算复杂，所涉及的像素多而容易把细节抹去，造成模糊。在 3×3 模板去噪声效果不明显时，可以重复迭代几次，并监视中间结果。

1. 门限法

这一算法的数学表达式如下：

$$g(m,n)=\begin{cases}\dfrac{1}{N}\sum\limits_{(i,j)\in S}f(i,j) & \text{若} \mid f(m,n)-\dfrac{1}{N}\sum\limits_{(i,j)\in S}f(i,j)>T\\ f(m,n) & \text{其他}\end{cases}\tag{5-74}$$

式(5-74)中，S 是点(m,n)的一个邻域，N 是所取邻域内的像素数，T 是预先设定的门限值。

2. 半邻域法

设在 3×3 局部区域内图像为

A_3	A_2	A_1
A_4	P	A_0
A_5	A_6	A_7

可见 P 周围有 8 个邻点 $A_i(i=0,1,\cdots,7)$。半邻域法的具体算法如下。

(1) A_i 排序，灰度值较大的前 5 点构成 B 组，灰度值较小的后 3 点构成 A 组。

(2) 设定门限值 T。

(3) 求 A、B 两组的平均值 $\overline{A}$ 和 $\overline{B}$。

(4) 若 $|\overline{A}-\overline{B}|\leqslant T$，认为无边缘通过，进行前面讨论过的 9 点局部平均；若 $|\overline{A}-\overline{B}>T$，则认为有边缘通过，$P$ 与 B 组中的 5 点进行 6 点平均。

3. 均值与偏差定邻域

P 周围有 8 个邻点 $A_i(i=0,1,\cdots,7)$。对这 8 点做统计，求出均值：

$$\mu=\frac{1}{8}\sum_{i=0}^{7}A_i \tag{5-75}$$

标准偏差：

$$\sigma=\sqrt{\frac{1}{8}\sum_{i=0}^{7}(A_i-\mu)^2} \tag{5-76}$$

具体算法如下。

(1) 人为地设定常数因子 α，通常当 $\alpha=1$ 或 1/2 时，效果较好。

(2) 若 $\alpha|P-\mu|<\sigma$，即 σ 较大，说明 A_i 各点偏离大，可能有边缘，并且 P 与平均值 μ 接近，做出判决：取 A_i 中灰度值最接近 P 的 4 个像素进行 5 点平均。

(3) 若 $\alpha|P-\mu|>\sigma$，即 σ 较小，说明 A_i 各点灰度值偏离小，无边缘在 3×3 局部区域内通过，并且 P 与平均值 μ 相差大，P 为噪声点，判决取该点 8 个邻点灰度值的平均值作为该点的灰度值。

5.8.3 加权平均法

上面讨论的方法中加权值是 0 或相等的常数，进一步可扩展为加权值按灰度值的特殊程度来确定，此时模板内的系数不同，这就是加权平均法。

1. 领域加权法

P 周围有 8 个邻点 $A_i(i=0,1,\cdots,7)$。这 9 个像素灰度值加权值的确定方法如下。

(1) 若 $|P-A_i|\leqslant 5$，加权值为 5 或 4；若 $|P-A_i|>5$，加权值为 1。

(2) 对模板内各系数进行归一化处理，使各系数和为 1。

2. 差敏加权法

该方法的基本思想：周围像素的灰度值与 P 的灰度值差别越大，该像素灰度值的加权值就越小。例如，若灰度差值以 $|\Delta|$ 表示，则可以有 $e^{-|\Delta|}$ 的形式表示加权值。这样做大体上可以兼顾消除噪声和保护边缘两方面的要求。

下面介绍一种根据这一思想设计的算法。

在一个 3×3 的局部区域上，有下面 9 个像素：

a	b	c
d	e	f
g	h	i

总的处理用模板 $\boldsymbol{M}$，由下述 4 个分模板构成：

$$\boldsymbol{M}_0 = \begin{bmatrix} \alpha & \alpha & \alpha \\ 1 & 1 & 1 \\ \beta & \beta & \beta \end{bmatrix} \quad \boldsymbol{M}_{45} = \begin{bmatrix} \gamma & \gamma & 1 \\ \gamma & 1 & \delta \\ 1 & \delta & \delta \end{bmatrix}$$
$$\boldsymbol{M}_{90} = \begin{bmatrix} \varepsilon & 1 & \xi \\ \varepsilon & 1 & \xi \\ \varepsilon & 1 & \xi \end{bmatrix} \quad \boldsymbol{M}_{135} = \begin{bmatrix} 1 & \eta & \eta \\ \theta & 1 & \eta \\ \theta & \theta & 1 \end{bmatrix} \tag{5-77}$$

它们分别可以检测 4 个不同方向上灰度值的变化。上述分模板中的各系数值为

$$\begin{cases} \alpha = \exp\left(-\dfrac{1}{\sigma}\mid (a+b+c)-(d+e+f)\mid\right) \\ \beta = \exp\left(-\dfrac{1}{\sigma}\mid (g+h+i)-(d+e+f)\mid\right) \\ \gamma = \exp\left(-\dfrac{1}{\sigma}\mid (g+h+i)-(d+e+f)\mid\right) \\ \delta = \exp\left(-\dfrac{1}{\sigma}\mid (h+f+i)-(c+e+g)\mid\right) \\ \varepsilon = \exp\left(-\dfrac{1}{\sigma}\mid (a+d+g)-(b+e+h)\mid\right) \\ \xi = \exp\left(-\dfrac{1}{\sigma}\mid (c+f+i)-(b+e+h)\mid\right) \\ \eta = \exp\left(-\dfrac{1}{\sigma}\mid (b+c+f)-(a+e+i)\mid\right) \\ \theta = \exp\left(-\dfrac{1}{\sigma}\mid (d+h+g)-(a+e+i)\mid\right) \end{cases} \tag{5-78}$$

其中 σ 是常数，可取 3～6。σ 越小，平均作用越小，它由操作人员来定。

总的模板 M 由 4 个分模板对应系数的积组成：

$$\boldsymbol{M}' = \begin{bmatrix} \alpha\gamma\varepsilon & \alpha\gamma\eta & \alpha\xi\eta \\ \gamma\varepsilon\theta & 1 & \xi\delta\eta \\ \beta\gamma\theta & \beta\delta\theta & \beta\delta\xi \end{bmatrix} = \begin{bmatrix} m'_{11} & m'_{12} & m'_{13} \\ m'_{21} & m'_{22} & m'_{23} \\ m'_{31} & m'_{32} & m'_{33} \end{bmatrix} \tag{5-79}$$

进行归一化的方式有 3 种。

(1) 如式(5-79)所示，取 $m'_{22}=1$，并按下式归一：

$$m_{ij} = \frac{m'_{ij}}{\sum_{i=1}^{3}\sum_{j=1}^{3} m'_{ij}} \tag{5-80}$$

(2) 取 $m'_{22} = \max\limits_{(i,j)\neq(2,2)} (M'_{ij})$，再按式(5-80)归一。

(3) 归一后化，取中间系数 $m_{22}=\dfrac{1}{9}$，其余 8 个系数之和为$\dfrac{8}{9}$，这 8 个系数保持原来的比例关系。

上述几种方法(除中值滤波之外)都是以局部加权平均的设想为基础，都可以进行迭代运算，从而弥补区域 3×3 过小带来的缺点。迭代次数目前只能由实验结果判断。迭代会导致图像各点间的空间相关。通常为了节省时间，迭代次数不超过 5 次。

第6章

数字图像的恢复及几何校正

与图像增强技术一样，图像恢复(复原)也是一种改善图像质量的处理技术。在实际中，对平面及立体景物摄取图像时，由于实际摄取设备的不完善、图像传输介质的影响、摄像设备与被摄景物的相对运动等因素，使得摄下的图像与景物的实际图像有差异，这就引起图像退化现象。或者说由于种种原因使原来清晰图像变成模糊图像(或称为降质图像)。这种图像质量的下降在许多实际应用中都会遇到，如宇航卫星、航空测绘、遥感、天文学中所得的图片，由于大气湍流、光学系统的像差及摄像机与物体之间的相对运动都会使图像降质；在医学中，X 射线成像系统由于 X 射线散射使医学上所得到的射线照片的分辨率和对比度下降；电子透镜的球面像差往往会降低电子显微照片的质量等。

为了消除或减轻这种退化的影响，尽可能使图像恢复本来面貌，这就需要使用图像的复原技术。由于退化的因素很多而且性质不同，因此并没有一种统一的复原方法，但是存在着多种有效的复原技术可供使用。

图像复原就是将降质了的图像恢复成原来的图像。在这里要求对图像退化的原因有一定的了解。根据图像退化过程的某些先验知识，建立“退化模型”(或称为降质模型)，再针对退化过程，采取某种处理方法，恢复或重建原来的图像。一般地讲，复原的好坏应有一个规定的客观标准，以能对复原的结果做出某种最佳的估计。

本章首先介绍图像退化及其数学模型，然后重点介绍几种图像恢复方法。最后就成像过程中图像产生的几何畸变的纠正方法加以介绍。

6.1 图像退化的数学模型

数字图像讨论的是离散的图像函数，因此在实际操作中均需将连续形式的图像函数离散化。离散形式的退化模型就是将连续形式退化模型中的积分用求和来表示，即连续卷积写成离散卷积的形式。

6.1.1 一维离散退化模型

在暂不考虑噪声项的情况下，设 $f(x)$ 为具有 A 个采样值的离散输入函数，$h(x)$ 为具有 B 个采样值的降质系统冲激响应，则系统的离散输出函数 $g(x)$ 为输入 $f(x)$ 和冲激响应 $h(x)$ 的卷积，即

$$g(x) = f(x) * h(x) \tag{6-1}$$

根据离散卷积公式(第 4 章介绍)的分析,此卷积的结果会产生交叠误差。为了避免交叠误差,应将 $f(x)$ 和 $h(x)$ 用添零延伸的方法扩展成周期为 $M=A+B-1$ 的周期函数 $f_e(x)$ 和 $h_e(x)$,即有

$$f_e(x)=\begin{cases}f(x) & 0\leqslant x\leqslant A-1\\ 0 & A\leqslant x\leqslant M-1\end{cases}$$

$$h_e(x)=\begin{cases}h(x) & 0\leqslant x\leqslant B-1\\ 0 & B\leqslant x\leqslant M-1\end{cases}$$

此时输出 $g_e(x)$ 为

$$g_e(x)=f_e(x)*h_e(x)=\sum_{m=0}^{M-1}f_e(m)h_e(x-m) \tag{6-2}$$

式(6-2)中,$x=0,1,2,\cdots,M-1$。因为假设 $f_e(x)$ 和 $h_e(x)$ 都是周期性函数,故 $g_e(x)$ 也是周期性函数。

上式还可以表示为矩阵的形式:

$$\boldsymbol{g}=\boldsymbol{H}\cdot\boldsymbol{f} \tag{6-3}$$

式(6-3)中,$\boldsymbol{f}$ 和 $\boldsymbol{g}$ 均是 M 维列向量,表示为

$$\boldsymbol{f}=\begin{bmatrix}f_e(0)\\ f_e(1)\\ f_e(2)\\ \vdots\\ f_e(M-1)\end{bmatrix}\qquad \boldsymbol{g}=\begin{bmatrix}g_e(0)\\ g_e(1)\\ g_e(2)\\ \vdots\\ g_e(M-1)\end{bmatrix}$$

$\boldsymbol{H}$ 为 $M\times M$ 阶矩阵:

$$\boldsymbol{H}=\begin{bmatrix}h_e(0) & h_e(-1) & h_e(-2) & \cdots & h_e(-M+1)\\ h_e(1) & h_e(0) & h_e(-1) & \cdots & h_e(-M+2)\\ h_e(2) & h_e(1) & h_e(0) & \cdots & h_e(-M+3)\\ \vdots & \vdots & \vdots & \vdots & \vdots\\ h_e(M-1) & h_e(M-2) & h_e(M-3) & \cdots & h_e(0)\end{bmatrix} \tag{6-4}$$

因为 $h_e(x)$ 是周期性函数,故有 $h_e(x)=h_e(M+x)$,利用此性质,式(6-4)可写成

$$\boldsymbol{H}=\begin{bmatrix}h_e(0) & h_e(M-1) & h_e(M-2) & \cdots & h_e(1)\\ h_e(1) & h_e(0) & h_e(M-1) & \cdots & h_e(2)\\ h_e(2) & h_e(1) & h_e(0) & \cdots & h_e(3)\\ \vdots & \vdots & \vdots & \vdots & \vdots\\ h_e(M-1) & h_e(M-2) & h_e(M-3) & \cdots & h_e(0)\end{bmatrix} \tag{6-5}$$

从式(6-5)可看出一个有趣的性质,矩阵的每一行都是前一行向右循环移位的结果。这就是说,在一行中最右端的元素等于下一行中最左端的元素,并且此循环性一直延伸到最末一行之末,又回到第一行之首的,因此,$\boldsymbol{H}$ 的循环性是完善的。在方阵中,如具有这种向右循环移位的性质,称为循环矩阵。特别应注意的是 $\boldsymbol{H}$ 的循环性质是假设 $h_e(x)$ 为周期性之后才得到的。

例 6-1 设 $A=4,B=3,M$ 为 $A+B-1=6$,此时:

$$f_e(x)=\begin{cases}f(x) & 0\leqslant x\leqslant 4-1 \text{ 且 } x=0,1,2,3\\ 0 & 4\leqslant x\leqslant 6-1 \text{ 且 } x=4,5\end{cases}$$

$$h_e(x)=\begin{cases}h(x) & 0\leqslant x\leqslant 3-1 \text{ 且 } x=0,1,2\\ 0 & 3\leqslant x\leqslant 6-1 \text{ 且 } x=3,4,5\end{cases}$$

在此情况下，$\boldsymbol{f}$ 和 $\boldsymbol{g}$ 都为 6 维列向量，$\boldsymbol{H}$ 为 6×6 矩阵。其循环矩阵 $\boldsymbol{H}$ 表示为

$$\boldsymbol{H}=\begin{bmatrix}h_e(0) & h_e(5) & h_e(4) & h_e(3) & h_e(2) & h_e(1)\\ h_e(1) & h_e(0) & h_e(5) & h_e(4) & h_e(3) & h_e(2)\\ h_e(2) & h_e(1) & h_e(0) & h_e(5) & h_e(4) & h_e(3)\\ h_e(3) & h_e(2) & h_e(1) & h_e(0) & h_e(5) & h_e(4)\\ h_e(4) & h_e(3) & h_e(2) & h_e(1) & h_e(0) & h_e(5)\\ h_e(5) & h_e(4) & h_e(3) & h_e(2) & h_e(1) & h_e(0)\end{bmatrix}$$

$$=\begin{bmatrix}h_e(0) & 0 & 0 & 0 & h_e(2) & h_e(1)\\ h_e(1) & h_e(0) & 0 & 0 & 0 & h_e(2)\\ h_e(2) & h_e(1) & h_e(1) & 0 & 0 & 0\\ 0 & h_e(2) & h_e(0) & h_e(0) & 0 & 0\\ 0 & 0 & h_e(2) & h_e(1) & h_e(0) & 0\\ 0 & 0 & 0 & h_e(2) & h_e(1) & h_e(0)\end{bmatrix}$$

6.1.2　2-D 离散退化模型

现将上述讨论推广到二维，设输入的数学图像 $f(x,y)$ 和冲激响应 $h(x,y)$ 分别具有 $A\times B$ 和 $C\times D$ 个元素。为避免交叠误差，用添零延伸的方法，将它们扩展成 $M\times N$ 个元素，其中 $M>A+C-1$，$N>B+D-1$，则

$$\begin{cases}f_e(x,y)=\begin{cases}f(x,y) & 0\leqslant x\leqslant A-1 \text{ 和 } 0\leqslant y\leqslant B-1\\ 0 & A\leqslant x\leqslant M-1 \text{ 和 } B\leqslant y\leqslant N-1\end{cases}\\ h_e(x,y)=\begin{cases}h(x,y) & 0\leqslant x\leqslant C-1 \text{ 和 } 0\leqslant y\leqslant D-1\\ 0 & C\leqslant x\leqslant M-1 \text{ 和 } D\leqslant y\leqslant N-1\end{cases}\end{cases}\tag{6-6}$$

如将扩展函数 $f_e(x,y)$ 和 $h_e(x,y)$ 作为二维周期函数处理，即在 x 和 y 方向上，周期分别为 M 和 N，则输出的退化数字图像为

$$g_e(x,y)=\sum_{m=0}^{M-1}\sum_{n=0}^{N-1}6f_e(m,n)h_e(x-m,y-n)\tag{6-7}$$

式(6-7)中，$x=0,1,2,\cdots,M-1$，$y=0,1,2,\cdots,N-1$。

$g_e(x,y)$ 具有 $f_e(x,y)$ 和 $h_e(x,y)$ 相同的周期。如考虑噪声项，只要在式(6-7)的基础上，加上一个 $M\times N$ 的扩展的离散噪声项 $n(x,y)$，就可得完整的二维离散退化模型。

$$g_e(x,y)=\sum_{m=0}^{M-1}\sum_{n=0}^{N-1}6f_e(m,n)h_e(x-m,y-n)+n_e(x,y)\tag{6-8}$$

式(6-8)中，$x=0,1,2,\cdots,M-1$，$y=0,1,2\cdots,N-1$。

同一维情况相似，可用矩阵表达式表示二维离散退化模型。它表示为

$$\boldsymbol{g}=\boldsymbol{Hf}+\boldsymbol{n}\tag{6-9}$$

式(6-9)中，$\boldsymbol{g}$、$\boldsymbol{f}$、$\boldsymbol{n}$ 为 $M \times N$ 维列向量，这些列向量是由 $M \times N$ 维的函数矩阵 $g_e(x,y)$、$f_e(x,y)$ 和 $n_e(x,y)$ 的各个列堆积而成，如式(6-10)。

$\boldsymbol{g}$ 和 $\boldsymbol{n}$ 的形式与 $\boldsymbol{f}$ 相似，这里就不重复写了。$\boldsymbol{H}$ 为 $MN \times MN$ 维矩阵，此矩阵是一个十分庞大的矩阵，它包括 M^2 个部分，每一部分的大小为 $N \times N$。它可用 $M \times M$ 的分块循环矩阵来表示为式(6-11)。

$$\boldsymbol{f} = \begin{bmatrix} f_e(0,0) \\ f_e(0,1) \\ \vdots \\ f_e(0,N-1) \\ f_e(1,0) \\ f_e(1,1) \\ \vdots \\ f_e(1,N-1) \\ \vdots \\ f_e(M-1,0) \\ f_e(M-1,1) \\ \vdots \\ f_e(M-1,N-1) \end{bmatrix} \tag{6-10}$$

$$\boldsymbol{H} = \begin{bmatrix} H_0 & H_{M-1} & H_{M-2} & \cdots & H_1 \\ H_1 & H_0 & H_{M-1} & \cdots & H_2 \\ H_2 & H_1 & H_0 & \cdots & H_3 \\ \vdots & \vdots & \vdots & \vdots & \vdots \\ H_{M-1} & H_{M-2} & H_{M-3} & \cdots & H_0 \end{bmatrix} \tag{6-11}$$

其中，每个分块 H_j 是由扩函数 $h_e(x,y)$ 的第 j 行组成，即

$$\boldsymbol{H}_j = \begin{bmatrix} h_e(j,0) & h_e(j,N-1) & h_e(j,N-2) & \cdots & h_e(j,1) \\ h_e(j,1) & h_e(j,0) & h_e(j,N-1) & \cdots & h_e(j,2) \\ h_e(j,2) & h_e(j,1) & h_e(j,0) & \cdots & h_e(j,3) \\ \vdots & \vdots & \vdots & \vdots & \vdots \\ h_e(j,N-1) & h_e(j,N-2) & h_e(j,N-3) & \cdots & h_e(j,0) \end{bmatrix} \tag{6-12}$$

式(6-12)和式(6-5)一样，同样利用了 $h_e(x,y)$ 的周期性。显然，$\boldsymbol{H}_j$ 也是一个循环矩阵，而且 $\boldsymbol{H}$ 中各分块的下标变化也是右移循环的。因此，式(6-11)给出的 $\boldsymbol{H}$ 被称为分块循环矩阵。

在以下各节主要讨论式(6-9)给出的离散化模型。重要的是应记住这一表达式是在系统假设为线性和空间不变性的条件下推导出来的。因此，在此条件下，图像复原的问题在于：给定降质图像 $g(x,y)$，并已知降质系统的冲激响应 $h(x,y)$ 和相加性噪声 $n(x,y)$，如何估计出理想图像 $f(x,y)$。根据式(6-9)，当给定 $\boldsymbol{g}$ 并对 $\boldsymbol{H}$ 和 $\boldsymbol{n}$ 有了某些先验了解之后，如何估计出来 $\boldsymbol{f}$ 来。

表面上看，式(6-9)似乎很简单。但要从该式直接求出 $\boldsymbol{f}$ 的各个元素，对于实际图像来说，其运算量是相当大的。例如，项 $M=N=512$，$\boldsymbol{H}$ 的大小为 $N^2\times N^2=262\ 144\times262\ 144$。因此，为直接求得 $\boldsymbol{f}$ 需求解 562 144 个联立线性方程组，这是相当烦琐的。但是，只要利用 $\boldsymbol{H}$ 的循环性质，将 $\boldsymbol{H}$ 进行对角线化处理，就会大大简化计算工作量。

6.2　图像退化的参数估计

从前面的讨论可以看到，在图像复原过程中应对图像的退化过程有某些先验知识。如希望能先确定系统的点扩散函数及噪声特点，在有些情况下，点扩散函数和噪声特点可以先验预测，比如由理论分析可以估计某些典型退化系统的点扩散函数。而对于噪声来讲，多数情况下假定为相加性噪声，并且可以假定为白噪声(即噪声的功率谱为常数)等，而它们的特性及具体参数的确定则需要后验测量，一般只能由退化图像去估计。

6.2.1　点扩散函数的估计

(1) 退化的原因为已知：如果图像退化的原因已知或可以估计出来，则可以由此确定其点扩散函数的傅里叶变换，即系统的传递函数。下面给出几种情况下的传递函数。

① 运动模糊的传递函数：在用照相机拍摄景物时，如果拍摄期间照相机与景物之间有明显的相对运动，则会造成照片模糊不清，这种模糊称为运动模糊，运动模糊在实际中经常会遇到，因此常常需要解决这种情况下图像的恢复问题。

如果沿 x 方向有匀速直线运动，则一个点就变成了一条线，其传递函数为

$$H(u)=\frac{\sin\pi lu}{\pi lu} \tag{6-13}$$

式(6-13)中，l 是由于运动造成的点的位移长度。该函数在 $u=n/l(n=\pm1,\pm2,\cdots)$ 处为零，因此图像的频谱存在一些垂直于 u 轴的等间距的暗直线，只要能测出这些暗线的间隔，则可以估计 l 的大小。

如果在与水平方向成 φ 角的方向上存在匀速直线运动，则运动模糊的传递函数可以写成：

$$H(u,v)=\frac{\sin\pi l\omega}{\pi l\omega} \tag{6-14}$$

式(6-14)中，$\omega=u\cos\varphi+v\sin\varphi$。此时图像的频谱在垂直于该方向上存在暗直线，同样可以估计出 l 的大小，运动方向 φ 也可以由图像的频谱估计出来。

② 离焦模糊的传递函数：当光学成像系统离焦时，点光源的像将成为圆盘，其传递函数为

$$H(u,v)=2\,\frac{J_1(\pi r_0\rho)}{\pi r_0\rho} \tag{6-15}$$

式(6-15)中，$\rho=\sqrt{u^2+v^2}$，J_1 为一阶贝塞尔函数，因此离焦系统的传递函数在以原点为中心，r_0 的倍数为半径处存在零点，形成一些同心的暗环，由离焦图像的频谱估计出这些同心圆的半径，即可确定离焦模糊的传递函数。

③ 大气湍流模糊的传递函数：在长时间曝光时，大气湍流将使图像产生模糊，这种模糊的传递函数可近似为高斯函数：

$$H(u,v) = \exp[-c\,(u^2+v^2)^{5/6}] \tag{6-16}$$

其中，c 为与湍流性质有关的常数。在前两种模糊中，可以从图像频谱的零点来估计其有关参数，而高斯函数没有零点，因此其参数的估计不能采用上述方法。短时间曝光时大气湍流的影响问题更为复杂，推导也更加困难。

(2) 由图像中的点的线估计：如果能够断定原始景物中某位有一个清晰的点或放入一个点光源于视场中，并使所选的点或所放置的点光源尽量不与感兴趣的景物部分相混，那么，该点或点光源所成的像便是退化系统的点扩散函数。在某些情况下，这一方法可以得到令人满意的结果。也可以在原始景物中确定一条线或利用一个分辨率测试卡。当通过成像系统时，直线或测试卡线条的边缘将产生模糊，根据模糊的情况，可以测定在与边缘垂直方向上的点扩散函数断面曲线，即得出一维点扩散函数。如果点扩散函数是对称的，则可通过旋转该一维点扩散函数从而得到二维点扩散函数。

当然，以上方法是在系统为线性空间不变的假设前提下提出的，这一方法已成功地应用于很多实际情况中。

(3) 由功率谱估计将一幅退化图像分成 M 个子图像，当系统为线性空间不变系统时，若不考虑噪声的影响，则退化模型可以写成

$$g_i(x,y) = h(x,y) * f_i(x,y) \qquad (i=1,2,\cdots,M) \tag{6-17}$$

由此可以求出退化图像平均对数功率谱 $\hat{P}_{\lg}(u,v)$：

$$\hat{P}_{\lg}(u,v) = \sum_{i=1}^{M} \lg|G_i(u,v)|^2 = \sum_{i=1}^{M} \lg|F_i(u,v)|^2 + M\lg|H(u,v)|^2 \tag{6-18}$$

式(6-18)中，$G_i(u,v)$、$F_i(u,v)$ 和 $H(u,v)$ 分别为分块后的退化图像 $g_i(x,y)$、系统输入原始图像 $f_i(x,y)$ 和系统脉冲响应 $h(x,y)$ 的傅里叶变换。

如果取一标准的输入图像 $f'(x,y)$，且其频谱可以精确标定，那么当将这一标准输入图像通过退化系统时，式(6-18)的输入图像的频谱便可看成是已知的，即可以从式(6-18)中右边减去已知的标准输入图像子图像 $f'(x,y)$ 的功率谱的对数和，即

$$\begin{aligned}\hat{P}_{\lg}(u,v) &= \sum_{i=1}^{M} \lg|F_i(u,v)|^2 + M\lg|H(u,v)|^2 - \sum_{i=1}^{M} \lg|F'_i(u,v)|^2 \\ &\approx M\lg|H(u,v)|^2\end{aligned} \tag{6-19}$$

式(6-19)中，$F_i'(u,v)$ 为 $f_i'(x,y)$ 的傅里叶变换。对线性空间不变系统，各点的点扩散函数相同，因此子图像的 $H(u,v)$ 便是整幅图像的传递函数。

6.2.2 噪声功率谱的估计

由退化模型及线性系统理论可得到如下关系式：

$$P_g(u,v) = |H(u,v)|^2 P_f(u,v) + P_n(u,v) \tag{6-20}$$

其中，$P_g(u,v)$、$P_f(u,v)$ 和 $P_n(u,v)$ 分别是退化图像、原图像和噪声的功率谱。典型图像的能量主要集中在低频部分，这是由于在相邻像素之间通常具有较高的空间相关性，而噪声功率谱则往往会超过这个频域范围。在图 6.1 中，高频比较平坦均匀的部分代表噪声功率谱。

现假定噪声为白噪声，即噪声的功率谱为常数，则噪声的功率谱为均匀分布。由图可见，在曲线倾斜下降段中主要反映图像的频谱特征，即式(6-20)中$|H(u,v)|^2P_f(u,v)$项，实际上，$|H(u,v)|$在其中通常起着控制曲线倾斜的作用，由于$|H(u,v)|^2\leqslant 1$，则图像功率谱$P_f(u,v)$总是在曲线$|H(u,v)|^2P_f(u,v)$之上，如图 6.1 所示。如果已知传递函数$H(u,v)$，根据图 6.1 曲线的下降部分便可以估计出原图像的功率谱$P_f(u,v)$，因此，由退化图像的功率谱曲线可以估计出原图像功率谱$P_f(u,v)$及噪声功率谱$P_n(u,v)$。

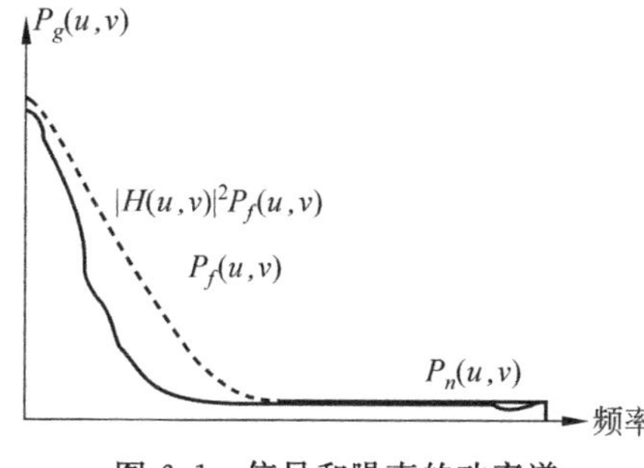

图 6.1　信号和噪声的功率谱

另外，在白噪声的假设下，噪声的功率谱也可以由噪声自相关函数的傅里叶变换求得，而噪声图像可以在有噪声的情况下，使输入图像为零。则所得到的输出图像便是一幅噪声图像。由噪声图像求出噪声自相关函数，再对其取傅里叶变换，则可以得到噪声功率谱。噪声功率谱可以由退化图像中物体结构细节较少的图像区域求出。

6.3　图像的非约束恢复

6.3.1　逆滤波

逆滤波复原法也称为反向滤波法，基本原理如下。

如果退化图像为$g(x,y)$，原始图像为$f(x,y)$，在不考虑噪声的情况下，其退化模型用下式表示：

$$g(x,y)=\int_{-\infty}^{+\infty}\int_{-\infty}^{+\infty}f(\alpha,\beta)h(x-\alpha,y-\beta)\mathrm{d}\alpha\mathrm{d}\beta \tag{6-21}$$

这显然是一卷积表达式。由傅里叶变换的卷积定理可知下式成立：

$$G(u,v)=H(u,v)\cdot F(u,v) \tag{6-22}$$

式(6-22)中，$G(u,v)$、$H(u,v)$、$F(u,v)$分别是退化图像$g(x,y)$、点扩散函数$h(x,y)$、原始图像$f(x,y)$的傅里叶变换。由式(6-22)可得：

$$F(u,v)=\frac{G(u,v)}{H(u,v)} \tag{6-23}$$

$$f(x,y)=F^{-1}[F(u,v)]=F^{-1}\left[\frac{G(u,v)}{H(u,v)}\right] \tag{6-24}$$

这意味着，如果已知退化图像的傅里叶变换和“滤波”传递函数，则可以求得原始图像的傅里叶变换，经傅里叶反变换就可求得原始图像$f(x,y)$。这里，$G(u,v)$除以$H(u,v)$起到了反向滤波的作用。这就是逆滤波法复原的基本原理。

在有噪声的情况下，逆滤波原理可写成如下形式：

$$G(u,v)=H(u,v)F(u,v)+N(u,v) \tag{6-25}$$

$$F(u,v)=\frac{G(u,v)}{H(u,v)}-\frac{N(u,v)}{H(u,v)} \tag{6-26}$$

其中，$N(u,v)$是噪声 $n(x,y)$的傅里叶变换。

利用式(6-23)和式(6-26)进行复原处理时可能会发生下列情况：即在 u、v 平面上有些点或区域会产生 $H(u,v)=0$ 或 $H(u,v)$非常小的情况，在这种情况下，即使没有噪声，也无法精确地恢复 $f(x,y)$。另外，在有噪声存在时，在 $H(u,v)$的邻域内，$H(u,v)$的值可能比 $N(u,v)$的值小得多，因此由式(6-26)得到的噪声项可能会非常大，这样也会使 $f(x,y)$不能正确恢复。

一般来说，逆滤波法不能正确地估计 $H(u,v)$的零点，因此必须采用一个折中的方法加以解决。实际上，逆滤波不是用 $1/H(u,v)$，而是采用另外一个关于 u、v 的函数 $M(u,v)$。它的处理框图如图 6.2 所示。

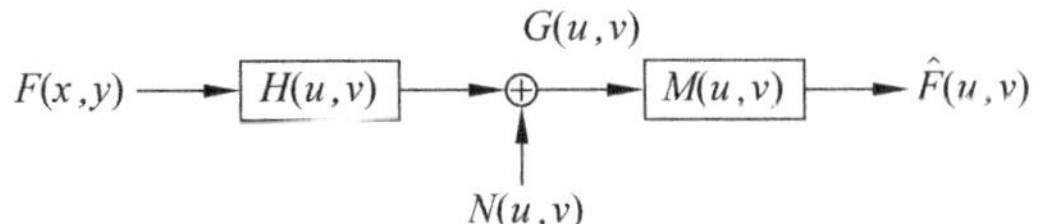

图 6.2　实际的逆滤波处理框图

在没有零点并且也不存在噪声的情况下，$M(u,v)=\dfrac{1}{H(u,v)}$。

图 6.2 的模型包括退化和恢复运算。退化和恢复总的传递函数可用 $H(u,v)M(u,v)$来表示。此时有

$$\hat{F}(u,v)=[H(u,v)M(u,v)]F(u,v) \tag{6-27}$$

式(6-27)中，$f(x,y)$是 $f(x,y)$的估计值，$\hat{F}(u,v)$是 $f(x,y)$的傅里叶变换。

$H(u,v)$称为输入传递函数，$M(u,v)$称为处理传递函数，$H(u,v)M(u,v)$称为输出传递函数。

一般情况下，$H(u,v)$的幅度随着离 u、v 平面原点的距离的增加而迅速下降，而噪声项 $N(u,v)$的幅度变化是比较平缓的，在远离 u、v 平面的原点时，$N(u,v)/H(u,v)$的值就会变得很大，而对于大多数图像来说 $F(u,v)$却变小，在这种情况下，噪声反而占优势，自然无法满意地恢复出原始图像。这一规律说明，应用逆滤波时仅在原点邻域内采用 $1/H(u,v)$才能奏效。

换句话说，应使 $M(u,v)$在下述范围内选择：

$$M(u,v)=\begin{cases}\dfrac{1}{H(u,v)} & u^2+v^2\leqslant\omega_0^2\\ 1 & u^2+v^2>\omega_0^2\end{cases} \tag{6-28}$$

ω_0 的选择应该将 $H(u,v)$的零点排除在此邻域之外。这种方法的缺点是恢复结果的振铃效应较明显。一种改进的方法是取 $M(u,v)$为

$$M(u,v)=\begin{cases}k & \text{如 } H(u,v)\leqslant d\\ \dfrac{1}{H(u,v)} & \text{其他}\end{cases} \tag{6-29}$$

其中，k 和 d 均匀小于 1 的常数，而且 d 选得较小为好。

6.3.2　消除匀速直线运动模糊

在有些实际应用中，$H(u,v)$可以通解析得到。匀速直线运动造成的模糊就是这样一个例子。假设对平面匀速运动的景物采集一幅图像 $f(x,y)$，并设 $x_0(t)$和 $y_0(t)$分别是景物在 x 和 y 方向的运动分量，T 是采集时间长度。把其他因素都忽略，实际采集到的由于运动而造成的模糊图像 $g(x,y)$为

$$g(x,y)=\int_0^T f[x-x_0(t),y-y_0(t)]\mathrm{d}t \tag{6-30}$$

它的傅里叶变换可表示为

$$\begin{aligned}G(u,v)&=\int_{-\infty}^{+\infty}\int_{-\infty}^{+\infty}g(x,y)\exp[-\mathrm{j}2\pi(ux+vy)]\mathrm{d}x\mathrm{d}y\\&=\int_0^T\left[\int_{-\infty}^{+\infty}\int_{-\infty}^{+\infty}[f(x-x_0(t),y-y_0(t)]\exp[-\mathrm{j}2\pi(ux+vy)]\mathrm{d}x\mathrm{d}t\right]\mathrm{d}t\\&=F(u,v)\int_0^T\exp\{-\mathrm{j}2\pi[ux_0(t)+vy_0(t)]\}\mathrm{d}t\end{aligned} \tag{6-31}$$

如果定义：

$$H(u,v)=\int_0^T\exp\{-\mathrm{j}2\pi[ux_0(t)+vy_0(t)]\}\mathrm{d}t \tag{6-32}$$

就可将式(6-31)写成所熟悉的形式：

$$G(u,v)=H(u,v)F(u,v) \tag{6-33}$$

可见，如果知道了运动分量 $x_0(t)$和 $y_0(t)$，从式(6-32)就可直接得到传递函数 $H(u,v)$。

下面考虑一个简单的情况，设只有沿 x 方向的运动，即 $x_0(t)=ct/T$(当 $t=T$ 时，$f(x,y)$所移动的距离为 c，$y_0(t)=0$，则：

$$H(u,v)=\int_0^T\exp\left[-\mathrm{j}2\pi u\frac{ct}{T}\right]\mathrm{d}t=\frac{T}{\pi uc}\sin(\pi uc)\exp[-\mathrm{j}\pi uc] \tag{6-34}$$

可见，当 n 为整数时，H 在 $u=n/c$ 处为零。

当 $f(x,y)$在区间 $0\leqslant x\leqslant L$ 之外为零或已知时，上述(H 为零的)问题可以避免。图像也可根据在该区间内对 $g(x,y)$的知识完全恢复。将 $x_0(t)=ct/T$ 代入式(6-30)中，暂时除去不随时间变化的 y，并进行变时替换(忽略尺度变换系数)得到：

$$g(x,y)=\int_0^T f\left[x-\frac{ct}{T}\right]\mathrm{d}t=\int_{x-c}^{x}f(\tau)\mathrm{d}\tau\qquad 0\leqslant x\leqslant L \tag{6-35}$$

将上式对 x 求导，就可得到一个迭代算式：

$$f(x)=g'(x)+f(x-c)\qquad 0\leqslant x\leqslant L \tag{6-36}$$

现设 $L=Kc$，K 为整数，再设 $p(z)$为场景在采集间隔移入 $0\leqslant z<c$ 的部分：

$$p(z)=f(z-c)\qquad 0\leqslant z<c \tag{6-37}$$

可以证明式(6-36)能写成：

$$f(x)=\sum_{k=0}^{m}g'(x-kc)+p(x-mc)\qquad 0\leqslant x\leqslant L \tag{6-38}$$

其中，m 为 x/c 的整数部分，这里 $g'(x)$是已知的，所以要求得到 $f(x)$就只需估计 $p(x)$。下面介绍一种从模糊图像直接估计 $p(x)$的方法。

首先定义：

$$\tilde{f} = \sum_{j=0}^{m} g'(x - jc) \tag{6-39}$$

代入式(6-39)得：

$$p(x - mc) = f(x) - \tilde{f}(x) \tag{6-40}$$

注意：当 x 从 0 变到 L 时，m 从 0 变到 $K-1$。这样 p 在 $f(x)$的自变量从 0 取到 L 时重复 K 次。现在对每个 $kc \leqslant x < (k+1)c$ 计算式(6-39)，并将 $k=0,1,\cdots,K-1$ 的结果加起来(此时因为 $0 \leqslant x < c, m=0$)，得到：

$$p(x) = \frac{1}{K}\sum_{k=0}^{K-1} f(x + kc) - \frac{1}{K}\sum_{k=0}^{K-1} \tilde{f}(x + kc) \tag{6-41}$$

式(6-41)右边第一项为求知，但当 K 很大时接近 $f()$的均值。设它为一个常数 A，并将式(6-37)代入式(6-41)得到：

$$\begin{aligned} p(x - mc) &\approx A - \frac{1}{K}\sum_{k=0}^{K-1} f(x + kc - mc) \\ &\approx A - \frac{1}{K}\sum_{k=0}^{K-1}\sum_{j=0}^{K} g'(x + kc - mc - jc) \qquad (0 \leqslant x \leqslant L) \end{aligned} \tag{6-42}$$

再借助式(6-39)和式(6-40)就可得到：

$$f(x) = A - \frac{1}{K}\sum_{k=0}^{K-1}\sum_{j=0}^{K} g'(x + kc - mc - jc) + \sum_{j=0}^{m} g(x - jc) \tag{6-43}$$

如果再把 y 重新代入，就可得到最终结果：

$$f(x) \approx A - \frac{1}{K}\sum_{k=0}^{K-1}\sum_{j=0}^{K} g'[(x + kc - mc - jc), y] + \sum_{j=0}^{m} g(x - jc, y) \tag{6-44}$$

6.4 图像的约束恢复

6.4.1 最小二乘方滤波器和 Wiener 滤波器

利用约束复原方程式：

$$\hat{f} = (\boldsymbol{H}^{\mathrm{T}}\boldsymbol{H} + r\boldsymbol{Q}^{\mathrm{T}}\boldsymbol{Q})^{-1}\boldsymbol{H}^{\mathrm{T}}\boldsymbol{g} \tag{6-45}$$

并且定义：$\boldsymbol{Q}^{\mathrm{T}}\boldsymbol{Q} = \boldsymbol{R}_f^{-1}\boldsymbol{R}_n$，把它代入上式得：

$$\hat{f} = (\boldsymbol{H}^{\mathrm{T}}\boldsymbol{H} + s\boldsymbol{Q}^{-1}\boldsymbol{R}_n)^{-1}\boldsymbol{H}^{\mathrm{T}}\boldsymbol{g} \tag{6-46}$$

式中 $\boldsymbol{R}_f$ 为 $\boldsymbol{f}$ 的自相关矩阵，$\boldsymbol{R}_n$ 为 $\boldsymbol{n}$ 的自相关矩阵，分别定义为

$$\boldsymbol{R}_f = E[\boldsymbol{f}\boldsymbol{f}^{\mathrm{T}}]$$

和

$$\boldsymbol{R}_n = E[\boldsymbol{n}\boldsymbol{n}^{\mathrm{T}}]$$

这里 E 表示数学期望的运算，$\boldsymbol{f}^{\mathrm{T}}$ 是 $\boldsymbol{f}$ 的转置，$\boldsymbol{n}^{\mathrm{T}}$ 是 $\boldsymbol{n}$ 的转置，$\boldsymbol{R}_f$ 的第 i、j 个元素用 $E[f_i f_j]$表示，它是 $\boldsymbol{f}$ 的第 i 个元素和第 j 个元素之间的相关。同样，$\boldsymbol{R}_n$ 的第 i，j 个元素相应为 $\boldsymbol{n}$ 中第 i 个和第 j 个元素间的相关。因为 $\boldsymbol{f}$ 和 $\boldsymbol{n}$ 的元素是 $f(x,y)$和 $n(x,y)$为实数，又

因为 $E[f_i f_j]=E[f_j f_i]$ 及 $E[n_i n_j]=E[n_j n_i]$。

因此 $\boldsymbol{R}_f$ 和 $\boldsymbol{R}_n$ 均为实对称矩阵。经过大量的数学推导可以证明 $\boldsymbol{R}_f$ 和 $\boldsymbol{R}_n$ 近似为分块循环矩阵。也同样可以利用前面介绍的构成变换矩阵 $\boldsymbol{W}$ 的方法对它们进行对角化。相应的对角矩阵用 $\boldsymbol{A}$ 和 $\boldsymbol{B}$ 表示，于是有：

$$\boldsymbol{R}_f = \boldsymbol{WAW}^{-1} \quad \text{和} \quad \boldsymbol{R}_n = \boldsymbol{WBW}^{-1}$$

和

$$\boldsymbol{R}_n = \boldsymbol{WBW}^{-1} \tag{6-47}$$

也同样可以证明 $\boldsymbol{A}$ 和 $\boldsymbol{B}$ 的对角元素分别为 $\boldsymbol{R}_f$ 和 $\boldsymbol{R}_n$ 中相关元素的傅里叶变换。而在信号处理中，信号的自相关函数的离散傅里叶变换，称为信号的功率谱密度。因此 $\boldsymbol{A}$ 和 $\boldsymbol{B}$ 的对角元素分别为 $f(x,y)$ 和 $n(x,y)$ 的功率谱密度，用 $s_f(u,v)$ 和 $s_n(u,v)$ 表示。

把式(6-47)代入式(6-45)，得到：

$$\hat{f} = (\boldsymbol{WD} * \boldsymbol{DW}^{-1} + s\boldsymbol{WA}^{-1}\boldsymbol{BW}^{-1})^{-1}\boldsymbol{WD} * \boldsymbol{W}^{-1} g$$

两边前乘 $\boldsymbol{W}^{-1}$，并应用结合律，得到：

$$\boldsymbol{W}^{-1}\hat{f} = (\boldsymbol{D} * \boldsymbol{D} + s\boldsymbol{A}^{-1}\boldsymbol{B})^{-1}\boldsymbol{D} * \boldsymbol{W}^{-1}\boldsymbol{g}$$

上式可化为

$$\begin{aligned}\hat{f}(u,v) &= \left[\frac{H^*(u,v)}{|H(u,v)|^2 + s[s_n(u,v)/s_f(u,v)]}\right]G(u,v) \\ &= \left[\frac{1}{H(u,v)}\frac{|H(u,v)|^2}{|H(u,v)|^2 + s[s_n(u,v)/s_f(u,v)]}\right]G(u,v)\end{aligned} \tag{6-48}$$

式(6-48)中，$u,v=0,1,2,\cdots,N-1$(即 $M=N$)，$|H(u,v)|^2=H^*(u,v)H(u,v)$。

分析式(6-48)可看出有下列几种情况。

当无噪声存在时，$s_n(u,v)=0$，式(6-48)即为反向滤波形式；当计入噪声时，$s=1$，则式(6-48)称为 Wiener 滤波器。数学上可以证明，这时所得到的是 $E\{[f(x,y)-\hat{f}(x,y)]^2\}$ 最小下的最优估值，也称它是一种最小平方误差滤波。

当考虑噪声，且 s 为变数时，式(6-48)被称为参变 Wiener 滤波器。但其中参变量 s 必须调整到满足约束条件：

$$||g - H\hat{f}||^2 = ||n|^2| \tag{6-49}$$

关于这类参变 Wiener 滤波器用于图像复原，又称为约束的最小二乘方复原，将在下面介绍。

对 Wiener 滤波器，$r=1$，并且当 $s_n(u,v)$ 和 $s_f(u,v)$ 为未知时，常用比例常数 K 表达 $s_n(u,v)/s_f(u,v)$，这样式(6-48)近似为

$$\hat{F}(u,v) \approx \left[\frac{1}{H(u,v)}\frac{|H(u,v)|^2}{|H(u,v)|^2 + K}\right]G(u,v) \tag{6-50}$$

下面应用它进行图像复原，在解出 $\hat{F}(u,v)$ 之后，求它的逆傅里叶变换，就得到复原 $\hat{f}(u,v)$。

6.4.2 最小二乘方恢复

约束的最小二乘方估计技术最先由 Phillips 提出。他认为用式(6-45)求图像复原解，

选择合理的 $\boldsymbol{Q}$ 十分重要，原因在于有病态性。如果 $\boldsymbol{Q}$ 选择不当，用式(6-45)求得的解的数值有时变化很大，造成混乱。为此，必须寻找一个适当的 $\boldsymbol{Q}$。Phillips 提出了一种可能的方案。它是以平滑度为基础，挑选复原解的二阶导数最小为准则。数学上的说法，是使 $\hat{f}^{\mathrm{T}}C^{\mathrm{T}}\hat{f}$ 最小，且满足约束条件 $||g-H\hat{f}||^2=||n|^2|$ 下的最优估计问题，其中 $\boldsymbol{C}$ 称为平滑矩阵。

有约束最小平方恢复方法也从式(6-45)出发，所以问题还是要确定变换矩阵 $\boldsymbol{Q}$。式(6-45)实际上是一个病态方程，所以有时解的振荡会很厉害。一种减小振荡的方法是建立基于平滑测度的最优准则，例如，可最小化某些二阶微分的函数。$f(x,y)$ 在 (x,y) 处的二阶微分可用下式近似：

$$\begin{aligned}\frac{\partial^2 f}{\partial x^2}+\frac{\partial^2 f}{\partial y^2}\approx 4f(x,y)-[&f(x+1,y)+f(x-1,y)\\&+f(x,y+1)+f(x,y-1)]\end{aligned}\tag{6-51}$$

上述二阶微分可用 $f(x,y)$ 与下面的算子卷积得到：

$$p(x,y)=\begin{bmatrix}0 & -1 & 0\\ -1 & 4 & -1\\ 0 & -1 & 0\end{bmatrix}\tag{6-52}$$

有一种基于这种二阶微分函数的最优准则是：

$$\min\left[\frac{\partial^2 f(x,y)}{\partial x^2}+\frac{\partial^2 f(x,y)}{\partial y^2}\right]^2\tag{6-53}$$

这里为避免重叠误差，可将 $p(x,y)$ 扩展为

$$p_e(x,y)=\begin{cases}p(x,y) & 0\leqslant x\leqslant 2\text{ 和 }0\leqslant y<2\\ 0 & 3\leqslant x\leqslant M-1\text{ 或 }3\leqslant y\leqslant N-1\end{cases}\tag{6-54}$$

如果 $f(x,y)$ 的尺寸是 $A\times B$，因为 $p(x,y)$ 的尺寸为 3×3，取 $M\geqslant A+3-1$ 和 $N\geqslant B+3-1$。

上述平滑准则也可用矩阵形式表达。首先构造一个分块循环矩阵：

$$\boldsymbol{C}=\begin{bmatrix}\boldsymbol{C}_0 & \boldsymbol{C}_{M-1} & \cdots & \boldsymbol{C}_1\\ \boldsymbol{C}_1 & \boldsymbol{C}_0 & \cdots & \boldsymbol{C}_2\\ \vdots & \vdots & \vdots & \vdots\\ \boldsymbol{C}_{M-1} & \boldsymbol{C}_{M-2} & \cdots & \boldsymbol{C}_0\end{bmatrix}\tag{6-55}$$

其中，每个子矩阵 $\boldsymbol{C}_j$ 是由 j 列的 $p_e(x,y)$ 构成的 $N\times N$ 循环矩阵：

$$\boldsymbol{C}_j=\begin{bmatrix}p_e(j,0) & p_e(j,N-1) & \cdots & p_e(j,1)\\ p_e(j,1) & p_e(j,0) & \cdots & p_e(j,2)\\ \vdots & \vdots & \vdots & \vdots\\ p_e(j,N-1) & p_e(j,N-2) & \cdots & p_e(j,0)\end{bmatrix}\tag{6-56}$$

$\boldsymbol{C}$ 可用定义的 $\boldsymbol{W}$ 对角比，即：

$$\boldsymbol{E}=\boldsymbol{W}^{-1}\boldsymbol{C}\boldsymbol{W}\tag{6-57}$$

其中，$\boldsymbol{E}$ 是一个对角矩阵，它的元素为(已乘了 $\boldsymbol{MN}$)：

$$E(k,i)=\begin{cases}P\left(\left[\dfrac{K}{N}\right],k\bmod N\right) & \text{如果 } i=k\\ 0 & \text{如果 } i\neq k\end{cases}\tag{6-58}$$

这里 $p(\mu,y)$ 是 $p_e(x,y)$ 二维傅里叶变换。

事实上,如果要求满足以下约束:

$$||g-H\hat{f}||^2=||n|^2| \tag{6-59}$$

那么最优解可表示为

$$\hat{f}=(\boldsymbol{H}^{\mathrm{T}}\boldsymbol{H}+s\boldsymbol{C}^{\mathrm{T}}\boldsymbol{C})^{-1}\boldsymbol{H}^{\mathrm{T}}\boldsymbol{g}=(\boldsymbol{W}\boldsymbol{D}^*\boldsymbol{D}\boldsymbol{W}^{-1}+s\boldsymbol{W}\boldsymbol{E}^*\boldsymbol{E}\boldsymbol{W}^{-1})^{-1}\boldsymbol{W}\boldsymbol{D}^*\boldsymbol{W}^{-1}\boldsymbol{g} \tag{6-60}$$

如将上式两边都左乘以 $\boldsymbol{W}^{-1}$,得到:

$$\boldsymbol{W}^{-1}\hat{f}=(\boldsymbol{D}^*\boldsymbol{D}+s\boldsymbol{E}^*\boldsymbol{E})^{-1}\boldsymbol{D}^*\boldsymbol{W}^{-1}\boldsymbol{g} \tag{6-61}$$

上式的元素能写成如下形式(设 $M=N$):

$$\hat{F}(u,v)=\left[\frac{H^*(u,v)}{|H(u,v)|^2+s\,|P(u,v)|^2}\right]G(u,v)\quad u,v=0,1,\cdots,M-1 \tag{6-62}$$

注意:上式与维纳滤波器有些相似,主要区别是这里除了对噪声均值和方差的估计外不需要对其他统计参数的知识。

式(6-45)表明,需要调节 $\boldsymbol{s}$ 以满足约束式(6-59),所以只有当 $\boldsymbol{s}$ 满足这个条件时,式(6-62)才能达到最优。下面介绍一种估计 $\boldsymbol{s}$ 的方法。首先定义一个残差矢量 $\boldsymbol{s}$:

$$\boldsymbol{r}=\boldsymbol{g}-\boldsymbol{H}\hat{f}=\boldsymbol{g}-\boldsymbol{H}(\boldsymbol{H}^{\mathrm{T}}\boldsymbol{H}+s\boldsymbol{C}^{\mathrm{T}}\boldsymbol{C})^{-1}\boldsymbol{H}^{\mathrm{T}}\boldsymbol{g} \tag{6-63}$$

$\boldsymbol{r}$ 是 $\boldsymbol{s}$ 的函数,且可证明 $q(\boldsymbol{s})=\boldsymbol{r}^{\mathrm{T}}\boldsymbol{r}=||\boldsymbol{r}||^2$ 是 $\boldsymbol{s}$ 的单增函数。希望调节 $\boldsymbol{s}$ 以满足:

$$||\boldsymbol{r}||^2=||\boldsymbol{n}||^2\pm a \tag{6-64}$$

这里 a 是一个准确度系数。如果 $||\boldsymbol{r}||^2=||\boldsymbol{n}||^2$,则约束式(6-59)严格满足。一个简单的寻找满足式(6-61)的 $\boldsymbol{s}$ 的方法如下。

(1) 赋给 $\boldsymbol{s}$ 某个初始值。

(2) 计算 $\hat{f}$ 和 $||\boldsymbol{r}||^2$。

(3) 如果满足式(6-64),停止计算;否则就增加 $\boldsymbol{s}$(如果 $||\boldsymbol{r}||^2<||\boldsymbol{n}||^2-a$)或减少 $\boldsymbol{s}$($||\boldsymbol{r}||^2>||\boldsymbol{n}||^2+a$),然后返回(2)。

可以证明 $||\boldsymbol{n}||^2$ 能用噪声的均值和方差(它们在实际中常可以近似或测量出来)表示为

$$||\boldsymbol{n}||^2=(M-1)(N-1)[\bar{n}_e^2+\sigma_n^2] \tag{6-65}$$

现在把有约束最小平方恢复过程总结如下。

(1) 选一个初始值赋给 $\boldsymbol{s}$,用式(6-65)算得 $||\boldsymbol{n}||^2$ 的估计。

(2) 利用式(6-62)计算 $\hat{F}(u,v)$,再求其傅里叶反变换得到 $\hat{f}$。

(3) 根据式(6-63)组成残差矢量 $\boldsymbol{r}$,计算 $q(\boldsymbol{s})=||\boldsymbol{r}||^2$。

(4) 如果 $||\boldsymbol{r}||^2<||\boldsymbol{n}||^2-a$,就增加 $\boldsymbol{s}$,如果 $||\boldsymbol{r}||^2>||\boldsymbol{n}||^2+a$,则减少 $\boldsymbol{s}$。

(5) 如果式(6-64)不满足,返回(2);否则停止,此时 $\hat{f}$ 就是恢复了的图像。

6.5　图像的同态滤波复原

同态滤波复原与 5.7 节介绍的同态图像增强技术相似,其基本原理是先对降质图像取对数,再进行滤波处理,最后通过指数变换得到复原图像 $\hat{f}(x,y)$。但它们使用的场合和目的不一样。

设退化图像 $g(x,y)$可以分为两部分乘积，即

$$g(x,y) = i(x,y)r(x,y)$$

取对数得

$$\lg g(x,y) = \lg i(x,y) + \lg r(x,y)$$

其复原过程如图 6.3 所示。

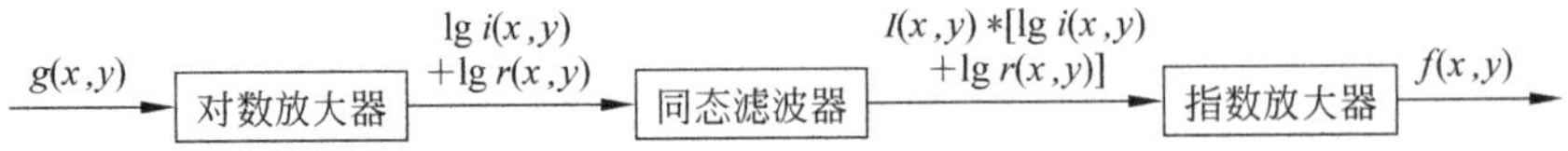

$g(x,y)$ → 对数放大器 → $\lg i(x,y) + \lg r(x,y)$ → 同态滤波器 → $I(x,y) * [\lg i(x,y) + \lg r(x,y)]$ → 指数放大器 → $f(x,y)$

图 6.3 复原过程

设同态滤波器的冲激响应为 $I(x,y)$，其复原结果为$\hat{f}(x,y)$，即

$$\hat{f}(x,y) = 10^{\{I(x,y) * [\lg I(x,y) + \lg r(x,y)]\}}$$

同态滤波在不考虑相位的情况下，也可用频域复原方法进行。其复原的准则是估计图像$\hat{f}(x,y)$的功率谱$\hat{s}_f(u,v)$与原图像 $f(x,y)$的功率谱 $s_f(u,v)$相等，即

$$\hat{s}_f(x,y) = s_f(u,v)$$

根据上述准则设计的同态复原滤波器 $L(u,v)$为

$$|L(u,v)| = \left[\frac{s_f(u,v)}{s_g(u,v)}\right]^{1/2}$$

式中，$s_g(u,v)$为降质图像的功率谱。由此前讨论的图像退化模型如下：

$$g = Hf + n$$

式中，H 为降质系统的冲激响应，n 为噪声。所对应的退化图像的功率谱为

$$\begin{aligned} s_g(u,v) &= E\{G(u,v)G(^u,v)^*\} \\ &= E\{[H(u,v)F(u,v) + N(u,v)][H(u,v)F(u,v) + N(u,v)^*]\} \\ &= |H(u,v)|^2 s_f(u,v) + s_n(u,v) \end{aligned}$$

式中，$H(u,v)$为降质系统的传递函数，$s_f(u,v))$和 $s_n(u,v)$分别为原始图像和噪声的功率谱。因此，可得同态滤波器的传递函数的表示式为

$$\begin{aligned} |L(u,v)| &= \left[\frac{s_f(u,v)}{|H(u,v)|^2 s_f(u,v) + s_n(u,v)}\right]1/2 \\ &= \left[\frac{1}{|H(u,v)|^2 + \dfrac{s_f(u,v)}{s_n(u,v)}}\right]^{1/2} \end{aligned}$$

同态滤波器的传递函数与维纳滤波器的形式，除分子相差一项 $H^*(u,v)$以外基本相似，其求解的关键还是要预先知道功率谱 $s_n(u,v)$和 $s_f(u,v)$。

如果噪声项为零，其滤波器的传递函数为$\dfrac{1}{H(u,v)}$，就是前面讨论过的逆滤波器。

6.6 图像的几何校正

图像在生成过程中，由于成像系统本身具有非线性或者摄像时视角不同，都会使生成的图像产生几何失真。若摄像用的光学或电子扫描系统有失真，则图像可能发生枕形或桶形失真；又若可见光照相和红外摄影摄下的同一物体的图像，在几何形状上也是不同的。典型的几何失真如图 6.4 所示。在图像增强或恢复中要求以一幅图像为准。校正另一幅图像的几何形状，这就需要进行几何校正。例如，在医学图像处理时，经常要对不同的时期的医学图像进行复合处理，动态诊断病情变化情况，不同时期的两幅或多幅图像需要配准，必须首先进行图像间的几何校正。

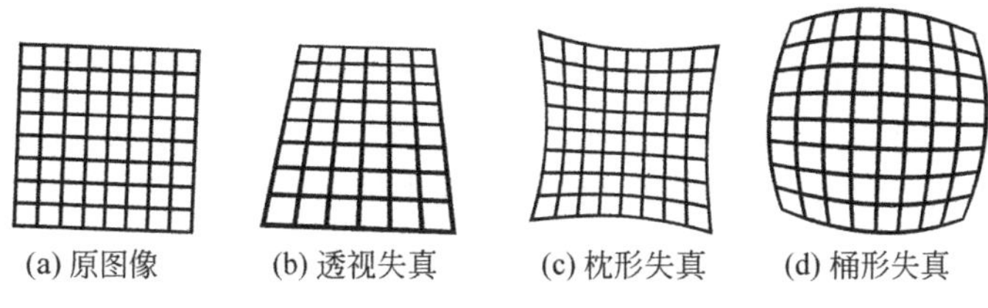

图 6.4 几种典型的几何失真

图像几何校正讨论的是校正那些使整幅图像各像素之间相对位置改变的几何畸变，为了实现这种校正，应了解几何畸变的性质及畸变模型。造成这种畸变的原因很多，如遥感成像中卫星姿态和速度的变化、地球的自转以及扫描镜扫描速度不稳定等。几何畸变可以分成两类，系统畸变和非系统畸变。系统畸变是可以预测的规律性畸变。由于这种规律性，其校正可以通过建立变换表或变换式来实现，而非系统畸变是随机的，不能预测，因此它只能用寻找控制点的方法进行估计校正。

几何校正通常分两步进行，第一步是图像空间坐标的变换。第二步工作必须重新确定在纠正空间中各像点的取值（内插）。

6.6.1 空间几何坐标变换

图像的空间几何坐标变换是指按照一幅标准图像 $f(x,y)$ 或一组基准点去校正另一幅几何失真图像 $g(u,v)$。根据两幅图像中的一些已知对应点对（又称为控制点对），建立起函数关系式，将失真图像的坐标系 (u,v) 变换到标准图像坐标系 (x,y)，从而实现失真图像按标准图像的几何位置校正，使 $g(u,v)$ 中的每一像点都可在 $f(x,y)$ 中找到对应像点。图像 $f(x,y)$ 及 $g(u,v)$ 的几何构成如图 6.5 所示。

两坐标系间的关系通常可以用下面的多项式表示：

$$\begin{cases} u = \sum\sum a_{ij}x^i y^j \\ v = \sum\sum b_{ij}x^i y^j \end{cases} \tag{6-66}$$

如果求出几个 u-v 坐标系中的点及其对应的 x-y 坐标系中的对应点，则利用最小二乘法可求出多项式的系数 a_{ij} 和 b_{ij}，从而确定出两坐标系的变换关系。

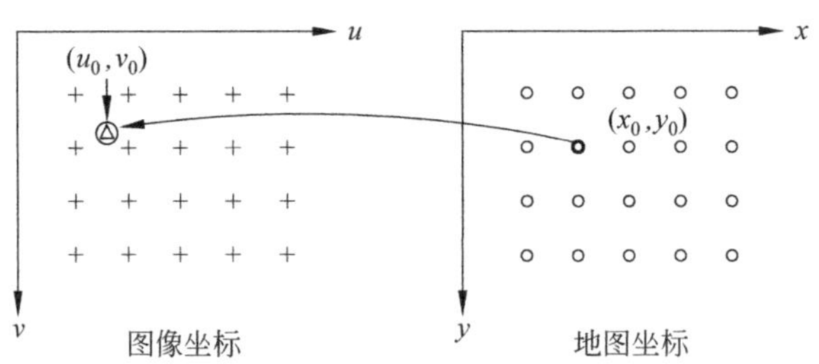

图 6.5 $g(u,v)$及 $f(x,y)$的几何构成

按式(6-66)对图像进行几何校正，实际上是坐标变换和内插问题的综合，其过程如下。

(1) 如图 6.5 所示，首先由式(6-66)将与新坐标系中的网络点(x_0，y_0)相对应的旧坐标系中的坐标求出，即顺序考虑新坐标系中的每个像素，求出与它对应的旧坐标系中的坐标。

(2) 由式(6-66)求出的坐标(u_0，v_0)有可能不是旧坐标系中的网格点，因此要利用内插的方法求出(u_0，v_0)点的灰度值。由内插法来确定像素灰度值的取值方法也称为重采样。

(3) 将内插得到的(u_0，v_0)点的灰度值作为新坐标系中(x_0，y_0)点的值。

(4) 对新坐标系的所有网格点依次重复(1)～(3)的操作步骤，即得到新坐标系下的图像。

由此可见，在图像的几何校正中，常常需要确定非网格点处像素的灰度值，非网格点的灰度内插有以下几种方法。

a_{ij}和b_{ij}之值也可用已知的控制点通过回归方确定。

① 三角形线性法。图像的几何失真一般讲是非线性的，但在一个局部小区域内可近似认为是线性的。基于这一假设，将标准图像和被校正图像之间的对应点对划分成一系列小三角形区域，三角形顶点为 3 个控制点，因此，一般在图像的几何变换中，多项式的阶数不超过 3，即 $N<3$，而且也不一定包含所有的项。通常采用的有一阶多项式(仿射变换)：

$$\begin{cases} u = a_0 + a_1 x + a_2 y \\ v = b_0 + b_1 x + b_2 y \end{cases} \tag{6-67}$$

一般系统几何校正就相当于这种变换。它可以包括平移、旋转、偏斜及长宽比例差异等常见的变形。

若三对控制点在两个坐标系中的位置分别为(u_1，v_1)、(u_2，v_2)、(u_3，v_3)和(x_1，y_1)、(x_2，y_2)、(x_3，y_3)，则可建立两组方程组：

$$\begin{cases} u_1 = a_0 + a_1 x_1 + a_2 y_1 \\ u_2 = a_0 + a_1 x_2 + a_2 y_2 \\ u_3 = a_0 + a_1 x_3 + a_2 y_3 \end{cases} \tag{6-68}$$

$$\begin{cases} v_1 = b_0 + b_1 x_1 + b_2 y_1 \\ v_2 = b_0 + b_1 x_2 + b_2 y_2 \\ v_3 = b_0 + b_1 x_3 + b_2 y_3 \end{cases} \tag{6-69}$$

由两个方程组可求出 a_0、a_1、a_2、b_0、b_1、b_2 6 个系数，再利用式(6-67)可实现三角形区内其他像点的坐标变换。对于不同的三角形，这 6 个系数的值是不相同的。

本算法计算简单，能满足一定的精度要求。由于它是以许多小范围内的线性失真去处理大范围内的非线性失真，所以选择的控制点对越多，分布越均匀，三角形区域的面积越小，则变换的精度越高。当然，控制点多又会导致计算量的增加，两者之间要折中考虑。要求控制点尽量覆盖整个待校正区域，控制点位置要找得准确。

② 二元多项式法。本法是将标准图像的空间坐标(x_0,y_0)和被校正图像的空间坐标(u_0,v_0)之间的关系用一个二元 n 次多项式来描述，常用两种形式，一种是双线性变换：

$$\begin{cases}u=a_0+a_1x+a_2y+a_3xy\\v=b_0+b_1x+b_2y+b_3xy\end{cases}\tag{6-70}$$

另一种是齐次方程：

$$\begin{cases}u=a_0+a_1x+a_2y+a_3x^2+a_4y^2+a_5xy\\v=b_0+b_1x+b_2y+b_3x^2+b_4y^2+b_5xy\end{cases}\tag{6-71}$$

待定系数 a_i 和 b_i 可根据已知的控制点对采用曲面拟合方法并按最小二乘法准则求出。二元多项式法比较简单有效，精度较高，精度与所用校正多项式次数有关。多项式次数越高，位置拟合误差越小。但 n 增加，所需控制点的数目急剧增加，导致计算时间亦急剧增加。

另外，以此类推，三阶多项式一般取八项，即

$$\begin{cases}u=a_0+a_1x+a_2y+a_3x^2+a_4y^2+a_5xy+a_6x^3+a_7y^3\\v=b_0+b_1x+b_2y+b_3x^2+b_4y^2+b_5xy+b_6x^3+b_7y^3\end{cases}\tag{6-72}$$

或写成

$$[u\quad v]=[1\quad X\quad Y\quad X^2\quad Y^2\quad XY\quad X^3\quad Y^3]\begin{bmatrix}a_0&b_0\\a_1&b_1\\\vdots&\vdots\\a_7&b_7\end{bmatrix}\tag{6-73}$$

在进行这些变换中，控制点的数目不能少于相应的多项式的项数，例如，仿射变换为3对(一对指输入的要校正的图像和参考图像上各一个)；双线性变换为4对，一般二阶多项式至少6对，三阶则至少10对。但选取控制点的数目还要看几何畸变的复杂程度，并能比较均匀地控制整个图像。

由要校正的图像和参考图像分别取得一一对应的控制点坐标(u,v)及(x,y)，构成控制点坐标数据文件。下一步就是要由这两组坐标数据，应用上述的多项式关系计算出两组转换系数$[a][b]$。

若有 n 对控制点，则

$$\begin{bmatrix}u_1\\u_2\\\vdots\\u_n\end{bmatrix}=\begin{bmatrix}1&x_1&y_1&x_1^2&y_1^2&x_1y_1\\1&x_2&y_2&x_2^2&y_2^2&x_2y_2\\\vdots&\vdots&\vdots&\vdots&\vdots&\vdots\\2&x_n&y_n&x_n^2&y_n^2&x_ny_n\end{bmatrix}\begin{bmatrix}a_1\\a_2\\\vdots\\a_n\end{bmatrix}+\begin{bmatrix}e_1\\e_2\\\vdots\\e_n\end{bmatrix}\tag{6-74}$$

或

$$\boldsymbol{U}=\boldsymbol{MA}+\boldsymbol{E}$$

其中，$\boldsymbol{M}$ 代表其中的多项式矩阵，$\boldsymbol{E}$ 为误差。在 $\boldsymbol{U}$ 和 $\boldsymbol{M}$ 已知的情况下，要求出 $\boldsymbol{A}$ 的估计值或拟合值。

$$\hat{\boldsymbol{A}} = \begin{bmatrix} a_1 \\ a_2 \\ \vdots \\ a_n \end{bmatrix} = (\boldsymbol{MM})^{-1}\boldsymbol{MU} \tag{6-75}$$

U 的估计算为

$$\hat{U} = M\hat{A} \tag{6-76}$$

观察值与估计值的差即为误差,或叫余差,即

$$\Delta U = U - \hat{U} \tag{6-77}$$

还可以由所有控制点坐标的余差算出平均误差:

$$\Delta\overline{U} = \sum \Delta U/n \tag{6-78}$$

输入图像坐标(u,v)与输出图像坐标(x,y)之间的变换系数的估计值$\hat{B}$及误差 ΔV 也用同样的算法得出。如果 $\Delta\overline{U}$ 及 $\Delta\overline{V}$ 或 ΔU 及 ΔV 在允许的误差范围之内,则采纳 A 和 B 作为整个图像的变换系数进行几何变换。否则,就要更换控制点,即去掉余差大的控制点及增加新的控制点。然后,重复上述的运算,直到取得满意的结果为止。因而,控制点的选择及其在两个图像或图件上位置的准确性和稳定性是变换的准确程度的关键因素之一。然而由于图像是离散的网格数据,两个图像上的同一位置上的像元未必完全重合,甚至像元大小也相同,因而使变换的精度受到限制。一般来说,每个控制点的误差不超过两个像元,平均误差不超过一个像元是可以容许的。实际运用中,还要根据图像的具体情况确定。

在一幅图像中可以找到分布比较均匀的若干控制点的情况下,也可以采用分片逼近的变换方法。首先以控制点作为顶点把图像划分为一系列四边形或三角形,然后对每个四边形或三角形分别进行阶数较低的变换,如仿射变换。x^2、y^2 及 x、y 项容易在分块的边界上产生不连续,划分成三角形后可以不用这些高次项。

6.6.2 像元值的内插

1. 最近邻法

该法取像元周围 4 个邻近的邻点灰度作为这点的灰度,对于输出图像中每一个像元位置(x,y)都可以通过几何变换得出一个输入图像上相应的位置(u,v),但 u、v、x、y 往往不是整数,就是说这个位置在输入图像中的几个像元之间(见图 6.6)。最近邻法的原则是取离(u,v)最近的输入像元值 $I(u',v')$作为输出像元值,即:图 6.6(a)为输入图像坐标,圆点表示像元位置(x,y);图 6.6(b)为输出图像坐标,×号表示像元位置(u',v')。通过几何变换求出每个输出像元(x,y)在输入图像坐标中的位置(u,v)(图 6.6(a)中的圆点),把与(u,v)最近的(u',v')的像元值 $I(u',v')$给予输出像元 $I(x,y)$

$$I(x,y) = I(u',v') \tag{6-79}$$

其中,u'=INTEGER(u),v'=INTEGER(v),(u',v')为整数化("四舍五入")的(u,v)。

这种方法保持了原来的亮度值不变,即光谱信息不变,但却搬动了空间位置,相比之下,几何精度差。它的平均差为采样间隔和行间隔的一半,它计算量小,在不要求很高精度的情

况下，也是一种简单而有效的方法；缺点是处理后的图像亮度具有明显的不连续性。

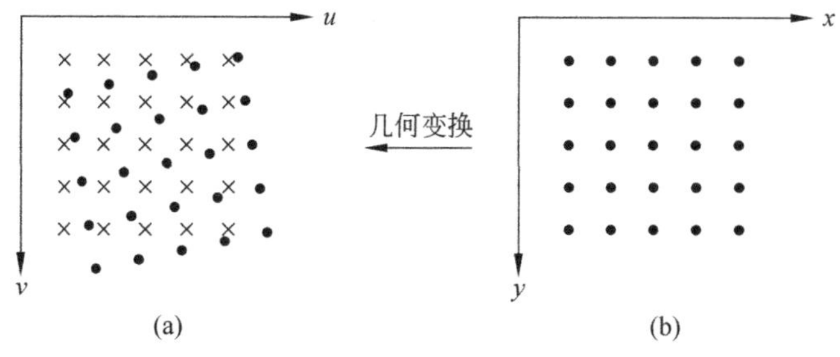

图 6.6　最近邻法

2. 线性内插法

它是用(u_0,v_0)周围 4 个像素的灰度值，按距离取权因子求平均值后作为(x_0,y_0)点的灰度值(见图 6.7)。如果已知待插值点周围 4 个角上的灰度值 $f(u',v')$、$f(u'+1,v')$、$f(u',v'+1)$和 $f(u'+1,v'+1)$，则

$$
\begin{aligned}
f(u_0,v_0) &= f(u',v')(1-\alpha)(1-\beta)+f(u'+1,v')\alpha(1-\beta) \\
&\quad +f(u',v'+1)(1-\alpha)\beta+f(u'+1,v'+1)\alpha\beta \\
&= \sum_{m=u'}^{u'+1}\sum_{n=v'}^{v'+1} f(m,n)W(m)W(n)
\end{aligned}
\tag{6-80}
$$

其中，$u'=[u_0]$，$v'=[v_0]$，$[x]$表示不超过 x 的最大整数，$\alpha=u_0-u'$，$\beta=v_0-v'$，$W(u')=1-\alpha$，$W(v')=1-\beta$，$W(u'+1)=\alpha$，$W(v'+1)=\beta$。

采用这种内插方法得到的结果比较平滑，但由于它改变了像素的灰度值，往往会使边界产生模糊。

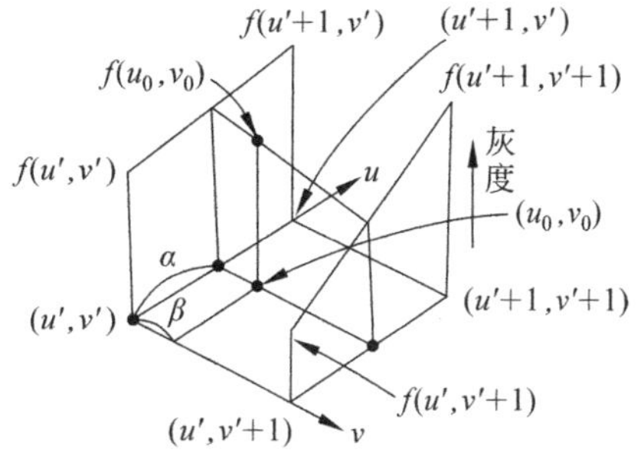

图 6.7　线性内插法

3. 三次内插法

也可以用(u_0,v_0)周围的 16 个网点上的灰度值由三次样条函数进行内插。内插函数的权函数可以是

$$
W(x)=\begin{cases}
1-2\,|x|^2+|x|^3 & 0\leqslant |x|<1 \\
4-8|x|+5\,|x|^2-|x|^3 & 1\leqslant |x|<2 \\
0 & 2\leqslant |x|
\end{cases}
\tag{6-81}
$$

(u_0,v_0)点的灰度为

$$
f(u_0,v_0)=\sum_{m=i}^{i+3}\sum_{n=j}^{j+3} f(m,n)W(m,n)
\tag{6-82}
$$

其中，$W(m,n)=W(m)W(n)$。函数 $W(x)$是用连续信号的取样定理表示的 $\sin(c)$函数的近似。这种内插法可以得到比前两种方法更令人满意的结果。

6.6.3 控制点的确定

OCP 为 Objects Control Points 的缩写，即目标控制点。OCP 把原始图像空间与校正空间(给定标准空间)联系起来，确定 OCP 是几何校正的最关键的问题，下面讨论这一问题。

(1) OCP 的对象对于医学图像处理来讲，OCP 应是在不同类型的医学图像中寻找出来，由于成像目标是人体，因此，寻找 OCP 是比较困难的。应尽可能找到一些特征点明显，目标清晰的非变化点(相对固定)，如人体骨骼结构交叉点等，对于软组织、内脏器官上的目标点，在选择时应慎重。

OCP 在校正空间中的位置，可以在图像监示器上直接检测出来，其在原始图像空间中的坐标值，(像元行、列号)就可知道了。为突目信息从而便于寻找，可以对数字图像进行放大，密度分割或采用其他增强技术预先进行处理。

OCP 对于几何校正精度的影响主要表现在 OCP 的数量、分布和本身定位精度。数学模型不同，影响也不同。

(2) OCP 的数量。适当地增加 OCP 的数量可提高几何校正精度。

对于三角形线性法，由于当三角形越小时，线性假设越接近实际，因而几何纠正也越精确，因此 OCP 数量多有利于提高校正精度。

对于二元多项式法，多项式的次数不同，所要求的 OCP 数量的最低限度也不同。对于二元 n 次多项式，所需的 OCP 数量为 $L \geqslant (n+1)(n+2)/2$。OCP 数量的增加可以提高校正精度(见表 6.1)，但却带来了寻找 OCP 的困难。同时 OCP 的数量不宜过多，因为过多将不再显著提高精度而同时却使计算量大大增加。

表 6.1 两种不同的 OCP 数目的几何校正的精度

OCP 数目	左右方向		上下方向	
	长度	误差	长度	误差
实际	2550	—	2725	—
16 个 OCP	2562	0.5%	2712	0.46%
8 个 OCP	2572	0.98%	2800	2.75%

(3) OCP 的分布几何校正要求 OCP 均匀分布。

对于三角形线性法，由于要求所有的 OCP 构成的诸三角形应覆盖整个待校正区域，故 OCP 应均匀分布。

对于二元多项式法同样要求 OCP 在待校正区域内尽可能均匀分布。OCP 的分布对于校正效果影响较大。二元多项式法的数学模型是对要校正图像的整个区域而言，因此它应通过遍布整幅图像 OCP 来确定。若 OCP 分布很不均匀，则在 OCP 密集区校正后图像与实际图像相符较好，而在 OCP 分布稀疏的区域，将会出现较大的拟合误差(图 6.8 以一维情况为例)。对于整幅图像的校正，为了尽可能减少校正图像与实际图像的平均对准误差，OCP 还应该在原始图像的边缘区域环绕待校正区域均匀分布。

(4) OCP 的精度。OCP 的位置精度越高，几何校正效果越好。

对于线性回扫法，若某个 OCP 的位置误差较大时，将会对校正效果带来影响。影响是渐变的，随着离该点的距离增大而减小。对于只属于某一个三角形的点(如图 6.9 中的 e 点)其影响仅限于该三角形；对于同时属于几个三角形的公共点(如图 6.9 的 o 点)，将会对这几个三角形的校正带来影响，对于这样的点的确定要格外慎重。

对于二元多项式法，分为两种情况。当 $L>(n+1)(n+2)/2$ 时，个别 OCP 的位置误差不会带来太大的影响。这是因为虽然二元多项式校正函数是通过 OCP 数据利用最小二乘法来确定的，因而 OCP 的位置误差带来了校正函数的系数误差，最后导致了整幅图像的校正误差；但由于 OCP 的数量 $L>(n+1)(n+2)/2$ 时，拟合曲面所反映的只是一种拟合趋势，并不严格地通过 OCP(见图 6.10)，因而此时个别 OCP 的误差影响不大。

如若由于客观条件限制使得找不出上述数量要求的 OCP，而取 $L>(n+1)(n+2)/2$ 则此时虽然也可求出二元多项式系数，但其拟合曲面将严格地通过所有的 OCP(见图 6.9，以一维情况为例)，校正多项式保留了 OCP 的全部位置误差。这样若某一 OCP 确定位置时误差较大，它将会给整个纠正带来了较大影响。

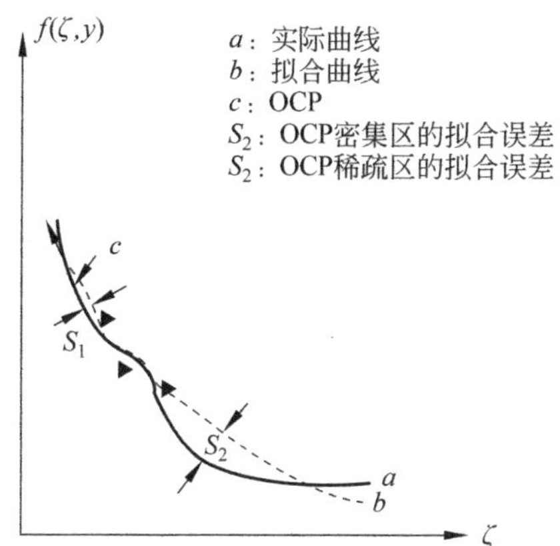

图 6.8　OCP 分布拟合曲线的影响图

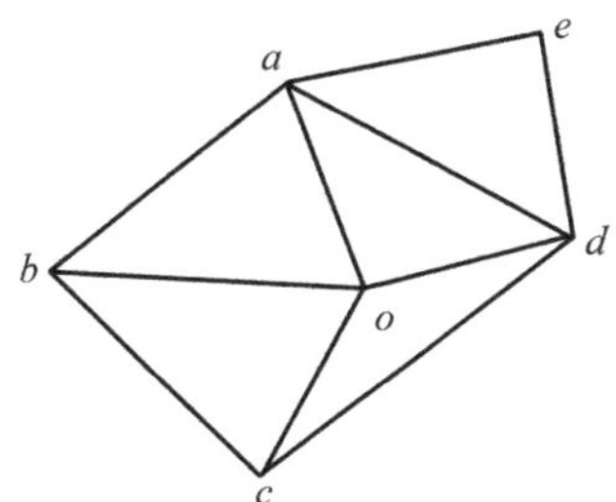

图 6.9　三角形区域示意图

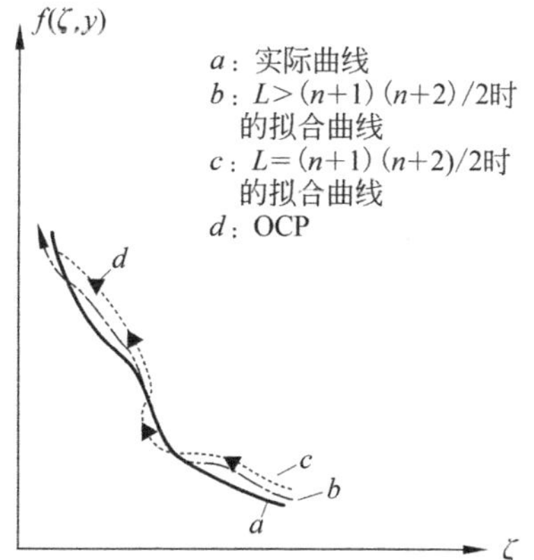

图 6.10　OCP 数量、精度对拟合曲线的影响

第7章

数字图像的编码

模拟图像信号在传输过程中极易受到各种噪声的干扰，并且模拟图像信号一旦受到污染则很难完全得到恢复。另外，在模拟领域中，要进行人与机器(计算机或智能机)、机器与机器之间的信息交换，以及对图像进行诸如压缩、增强、恢复、特征提取和识别等一系列处理都是比较困难的。所以，无论从完成图像通信与数据通信网的结合方面来看，还是从对图像信号进行各种处理的角度来看，图像信号数字化都是首当其冲的重要问题，图像数字的关键是编码。

7.1 数字图像的编码的分类

编码是把模拟制信号转换为数字制信号的一种技术。编码是信息处理科学中的经典研究课题，就图像编码而言，已有近 50 年的历史，近年来，Kunt 提出第一代、第二代编码的概念。Kunt 把 1948—1988 年 40 年中研究的以去除冗余为基础的编码方法称为第一代编码，如 PCM、DPCM、ΔM、亚采样编码法，变换域的 DFT、DCT、Walsh-Hadamard 变换编码等方法以及以此为基础的混合编码法均属于经典的第一代编码法。而第二代编码方法多是 20 世纪 80 年代以后提出的新的编码方法，如金字塔编码法、Fractal 编码、基于神经元网络的编码方法、小波变换编码法和模型基编码法等。

图像编码主要是要研究压缩数码率，即高效编码问题。数字图像压缩不但在传输上有其重要性，而且在图像数据的存储方面也越来越显出其必要性。尤其是陆地卫星发射以后，陆地卫星是一颗地球资源卫星，它所获取的信息量非常大，每天要录取 3000 多张图像，每张图为 2340×3240 个像素，每像素有 6～8b，代表 185×185km^2 大小的一块地球表面。每张图有 4～7 个波段，因此每天要录取 11 000 多张图，其有 1×10^{12}b 左右的信息量。这些图像数据要保存几年供使用单位索取转录。如果能压缩一半，就可以少造一栋楼房，少用一半磁带，有限大的经济价值。当然信息量应尽可能少丢失。

现代编码法的特点：①充分考虑人的视觉特性；②恰当地考虑对图像信号的分解与表述；③采用图像的合成与识别方案压缩数据率。这种分法尽管并没有得到图像编码界的广泛认可，但对了解图像编码发展进程是有益的。

图像编码这一经典的研究课题，经 50 余年的研究已有多种成熟的方法得到应用，特别是第一代编码更是如此。随着多媒体技术的发展，已有若干编码标准由 ITU-T 制定出来，如 JPEG、H. 261、H. 263、MPEG1、MPEG2、MPEG4、MPEG7、JBIG(Joint Bi-level Image

Coding Expert Group，二值图像压缩）等。相信经过广大科技工作者的不懈努力，在未来会有更多、更有效的编码方法问世，以满足多媒体信息处理及通信的需要。

图像编码属于信源编码的范畴。对它的方法进行归类并不统一，从不同的角度来看问题就会有不同的分类方法。按图像形式可分为图示像和非图示像的编码。从光度特征出发可分为单色图像、彩色图像和多光谱图像编码。从灰度层次上分可以分为二值图像和多灰度图像编码，按照信号处理形式可分为模拟图像编码和数字图像编码。从处理维数出发可以分成行内编码、帧内编码和帧间编码。从上面的介绍可见，图像编码的分类并没有统一的标准，同时也可以看到图像编码的方案也是多种多样的。图像编码是属于信源编码的范畴，从信源编码的角度来分类，图像编码大致可分为匹配编码、变换编码和识别编码。从压缩的角度来分，也可大致分为熵压缩编码和无失真编码。

如果从目前已有的实用方案的角度来分类，可以分为三大类，即预测编码、变换编码和统计编码。这些方法既适用于静止图像编码，也适用于电视信号编码。

最后需要着重提出的是，上述各种具体方案并不是孤立地、单一地使用，往往是各种方法重迭、交叉使用，以达到更高的编码效率，在 ITU-T 的建议标准中这一点尤为突出。

7.2　图像的 PCM 编码

7.2.1　PCM 编码的基本原理

脉冲编码调制（Pulse Coding Modulation，PCM）是将模拟图像信号变为数字信号的基本手段。图像信号的 PCM 编码与语音信号 PCM 编码相比并没有原则上的区别。但是，图像信号，特别电视信号占的频带宽，要求响应速度快，因此，电路设计与实现上有较大的难度。

图像信号 PCM 编、译码原理方框图如图 7.1 所示。图像信号 PCM 编码由前置低通滤波器、采样保持电路、量化器、编码器组成。前置低通滤波器的作用有两个：一个是为满足采样定理的带限要求，以减少折迭误差；另一个是对杂散噪声也有一定的抑制作用。采样保持电路将完成把时间上是连续的模拟信号进行时间离散化的任务。采样周期由奈奎斯特（Nyquist）定理限定。

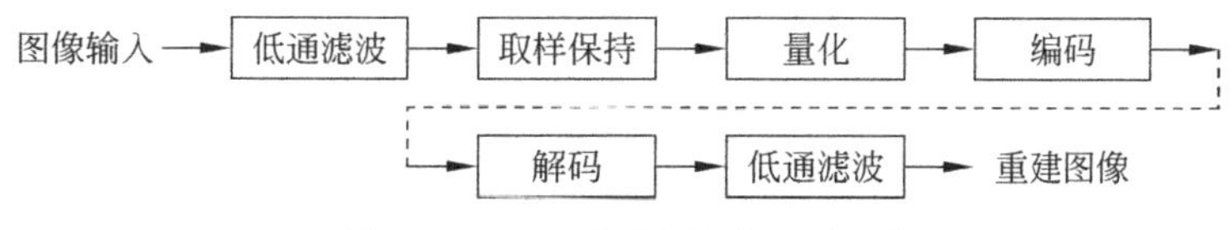

图 7.1　PCM 编、译码原理方框图

量化器的任务是把模拟信号的幅值离散化。经采样与量化处理后就可产生多值数字信号。编码的任务是把多值的数字信号变成二进制数字的多比特信号，以便传输或进行后续处理。译码器的原理比较简单，它包括一个译码电路和一个低通滤波器。译码器把数字信号恢复为模拟信号，这个模拟信号就是在接收端重建的图像信号。

7.2.2 PCM 编码的量化噪声

量化是对时间离散的模拟信号进行幅度离散化的过程，这个过程是去零取整的过程。量化后的样值与原信号相比大部分是近似关系。这样，把连续的数值限制在固定的台阶式的变化之下必然会带来畸变。这种畸变是接收端是无法克服的，只能使其尽量减小。由量化带来的噪声可分为量化噪声和过载噪声。以正弦波输入为例，输入幅度较大和输入幅度较小时的量化噪声如图 7.2 所示。图 7.2(a)是输入信号超过编码范围时的量化噪声和过载噪声形成；图 7.2(b)是信号未超过编码范围，只有量化噪声的情况。在 PCM 编码中，量化噪声主要取决于码的位数，码位数越多(即量化价数多)量化噪声的功率越小。一个量化阶的电压可由下式表示：

$$\Delta = \frac{V}{2^n} \tag{7-1}$$

式(7-1)中，V 为输入信号电压；n 为样值用二进制数表示的比特数。

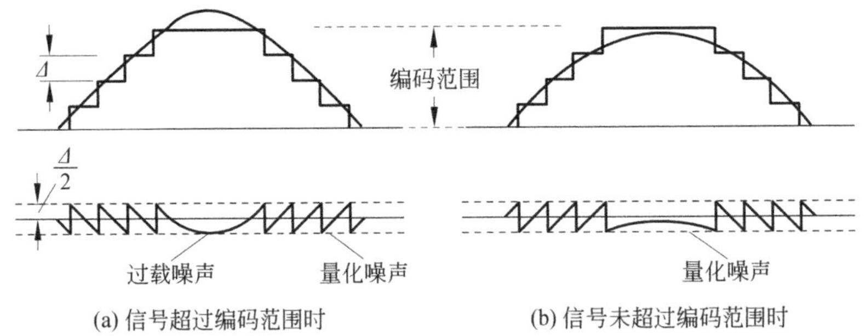

图 7.2 量化噪声与过载噪声的形成

如果在整个输入幅度内量化阶是一个常数，就称这个量化为均匀量化，否则就是非均匀量化。线性 PCM 编码中均采用均匀量化法。在均匀量化中，设量化阶为 Δ，量化噪声在 $-\frac{\Delta}{2} \sim +\frac{\Delta}{2}$ 内可看成是均匀分布的，因此，其功率可由下式表示：

$$P_Q = \int_{-\frac{\Delta}{2}}^{+\frac{\Delta}{2}} \frac{1}{\Delta} x^2 \mathrm{d}x = \frac{\Delta^2}{12} \tag{7-2}$$

对于过载噪声，当量化特性输入过载点为 V 时，由下式表示：

$$N_S = \int_{-\infty}^{-V} (x+V)^2 p(x) \int_{V}^{+\infty} (x-V)^2 p(x) \mathrm{d}x \tag{7-3}$$

式(7-3)中，N_S为过载噪声，x 是输入信号值，$p(x)$为输入幅度的概率密度。如果用信噪比作为客观保真度准则的话，可推得 PCM 编码在均匀量化下的量化信噪比如下：因为

$$\Delta = \frac{V}{2^n} P_Q = \frac{V^2}{12}$$

所以

$$P_Q = \frac{\frac{V^2}{(2^n)^2}}{12} \tag{7-4}$$

由信噪比的概念，则

$$\begin{aligned}\left(\frac{S}{N}\right)_{\mathrm{dB}} &= 10\lg\frac{V^2}{P_Q} \\ &= 10\lg\frac{V^2}{\frac{\frac{V^2}{(2^n)^2}}{12}} \\ &= 10\lg[12\times(2^n)^2] = 20\lg\sqrt{2}+20\lg 2^n \approx (11+6n)\end{aligned} \tag{7-5}$$

由式(7-5)可见，每增加一位码可得到 6dB 的信噪比得益。值得注意的是，量化噪声不同于其他噪声，它的显著特点是仅在有信号输入时才出现，所以它是数字化中特有的噪声。一般情况下，直接测量比较困难。

7.2.3 编码器

编码器的任务是把一个多值的数字量用多比特的二进制量来表示，如果量化器输出 M 个值，那么，对应于 M 个值中的任何一个值编码器将给定一个二进制码字。这个码字将由 m 个二进制数组成。通常情况下 $M=2^m$。编码器的输入与输出关系是一一对应的，其过程是可逆的，因此，不会引入任何误差。

线性 PCM 编码一般采用等长码，也就是说，每一个码字都有相同的比特数。其中用得最为普遍的是自然二进码，也有用格雷码的。以 $M=8$ 为例的自然二进码和格雷码列入表 7.1 中。

表 7.1　$M=8$ 的自然二进码和格雷码

输入	自然二进码	格雷码
m_1	000	000
m_2	001	001
m_3	010	011
m_4	011	010
m_5	100	110
m_6	101	111
m_7	110	101
m_8	111	100

对于常规编码来说，减少量化分层数就可以降低比特速率。但是，量化分层数的最小值应满足图像质量的要求。当主观评定图像质量时，为了防止伪轮廓效应，量化分层数必须足够大。实践证明，对于线性 PCM 编码，黑白图像要 6～7b，相当于分层数为 64～128 层，彩色复合编码要 8b，即 256 个量化分层，这样恢复的图像才能与原模拟图像相比拟。如果码位不够，就会出现明显的伪轮廓。

7.2.4 非线性 PCM 编码

在线性 PCM 编码中，量化阶是均匀的。这样，在小信号输入的情况下信噪比较低，在大信号输入的情况下信噪比较高。为了改善小信号在量化过程中的信噪比,采用一种瞬时压缩扩张技术。这种技术实际上是降低大信号时的信噪比提高小信号时的信噪比,其结果是在不增加数码率的情况下,使信号在整个动态范围内有较均衡的信噪比。

随着数字集成电路的发展,数字化非线性压扩技术用得越来越广泛,数字化非线性压扩技术,其原理框图如图 7.3 所示。这种方案是把编码与压缩、译码与扩张都分别在编码和译码中一次完成。数字式非线性编码的压扩特性有 μ 特性、A 特性等。根据 CCITT 1970 年的建议,通常采用 13 折线($A=87.6$)的压扩特性。13 折线压扩特性如图 7.4 所示。各折线的斜率列于表 7.2 中。由图中可见,各段折线的斜率是不一样的;4～8 段的小信号区的信噪比都得到了改善。图中的 μ_{in} 表示压缩器的输入,μ_{out} 表示压缩器的输出,V 为过载点电压。图 7.4 只画出了信号在正半周时的情况,负半周时也一样。由于正半周的 7、8 两段和负半周的 7、8 两段斜率都一样,所以在整个特性中这 4 段连成一条直线。因此,总共有 13 条直线段,简称 13 折线。

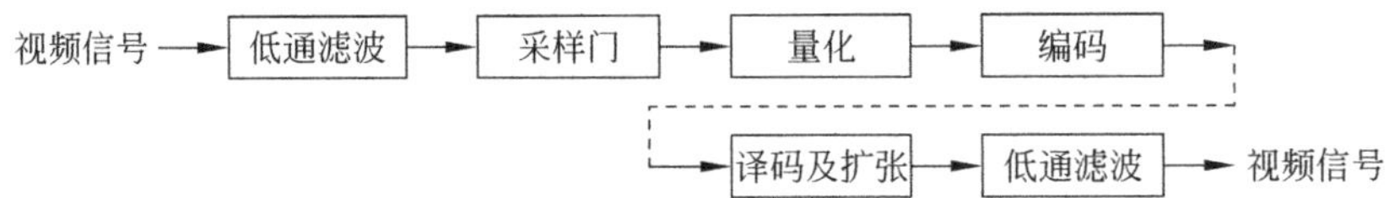

图 7.3 数字化非线性压扩技术框图

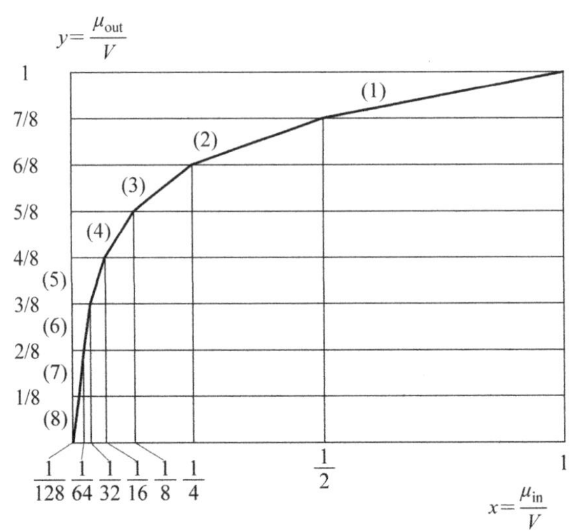

图 7.4 13 折线压扩特性(信号为正时的 8 段)

表 7.2 各种线段斜率表

折线段	1	2	3	4	5	6	7	8
斜率	1/4	1/2	1	2	4	8	16	16

如果令 $x=\frac{\mu_{in}}{V}$,$y=\frac{\mu_{out}}{V}$,上述 13 折线可用下式近似表示:

$$y=\frac{Ax}{1+\ln A}\qquad 0<x<\frac{1}{A}\tag{7-6}$$

$$y=\frac{1+\ln Ax}{1+\ln A}\qquad \frac{1}{A}<x<1\tag{7-7}$$

式中 A 是一常数,不同的 A 值可决定一条不同的曲线。在原点处的斜率由下式表示:

$$\frac{\mathrm{d}y}{\mathrm{d}x}=\frac{A}{1+\ln A}\tag{7-8}$$

当原点处的斜率为 16 时,则

$$\frac{\mathrm{d}y}{\mathrm{d}x}=\frac{A}{1+\ln A}=16$$

可求得 $A=87.6$。图 7.4 所示的折线就是 $A=87.6$ 的 13 折线压缩特性。

总的来说,在 $A=87.6$ 时,最小信号输入时的信噪比改善约 26dB,在小信号输入情况下,信噪比的改善是很显著的。

7.2.5　亚奈奎斯特采样 PCM 编码

线性 PCM 编码是最基本的数字化手段,数字化处理时采样速率必需满足奈奎斯特采样定理的要求,否则,会产生混叠误差而不能在收端恢复原图像信息。采样定理可由下式表示:

$$f_S\geqslant f\times 2\tag{7-9}$$

式(7-9)中,f 是模拟信号的频带宽度,f_S是采样速率。PCM 编码的速率由下式表示:

$$R=2f_Sn\tag{7-10}$$

式(7-10)中,n 是每样值的比特数。从式(7-10)可见,降低 R 的方法有两个:一个是降低 n 值;另一个是降低采样速率。非线性 PCM 方法实质上是用非线性措施尽量减小 n 值。也就是说,在尽可能小的 n 值下尽量改善画面的质量。鉴于对画面灰度层次的要求,非线性 PCM 编码对 R 的减少是有限的。

能否用降低采样率的方法来减少 R 呢?这就是亚尼奎斯特采样 PCM 编码要解决的基本问题。这种方案在单色电视信号或彩色电视信号各分量信号编码中,可选择采样频率等于半行频的奇数倍,即:

$$f_S=(2m+1)*\frac{f_h}{2}\tag{7-11}$$

式(7-11)中,f_S代表采样频率,f_h 代表行频,m 取正整数。这样,就可以使频谱折叠部分落入原信号频谱的间隙内。采用这种方案,大约可节省 30%的数码率。

对彩色电视信号进行 PCM 编码时,可采用分量编码法。因为对 R、G、B 3 个信号进行数字化时,并不需要用相同的精度去量化它们。这 3 个分量对外加噪声敏感程度并不一样。例如,显示亮度恒定的情况下,它们的噪声门限如下:蓝色图像为 36dB,红色图像为 41dB,绿色图像为 43dB。对正常图像来讲,3 个彩色分量的噪声灵敏度的差别就更大。在蓝色信号中,噪声能见度比红色小 10dB,比绿色小 20dB。为了对全带宽信号量化而不产生明显误差,蓝色信号需 4b,红色信号需 5b,绿色信号需 6b。显然,考虑到这些因素,在分量编码中也有减少数码率的潜力。

7.3 图像的预测编码

预测编码就是根据过去时刻的样本序列，运用一种模型，预测当前的样本值。

预测编码通常不直接对信号编码，而是对预测误差编码。当预测比较准确、误差较小时，即可达到编码压缩的目的。这种编码称为差分脉冲编码调制(DPCM)。

7.3.1 无损预测编码

预测编码的基本思想是通过仅提取每个像素中的新信息并对它们编码来消除像素间的冗余。这里一个像素的新信息定义为该像素的当前或现实值与预测值的差。正是由于像素间有相关性，才使预测成为可能。

一个无损预测编码系统主要由一个编码器和一个解码器组成(见图 7.5)，它们各有一个相同的预测器。当输入图像的像素序列 $f_n(n=1,2,\cdots)$逐个进入编码器时，预测器根据若干个过去的输入产生当前输入像素的估计值。预测器的输出舍入成最近的整数$\hat{f}_n$ 并被用来计算预测误差：

$$e_n = f_n - \hat{f}_n \tag{7-12}$$

该误差用符号编码器借助变长码进行编码以产生压缩数据流的下一个元素。然后解码器根据接收到的变长码字重建 e_n，并执行下列操作：

$$f_n = e_n + \hat{f}_n \tag{7-13}$$

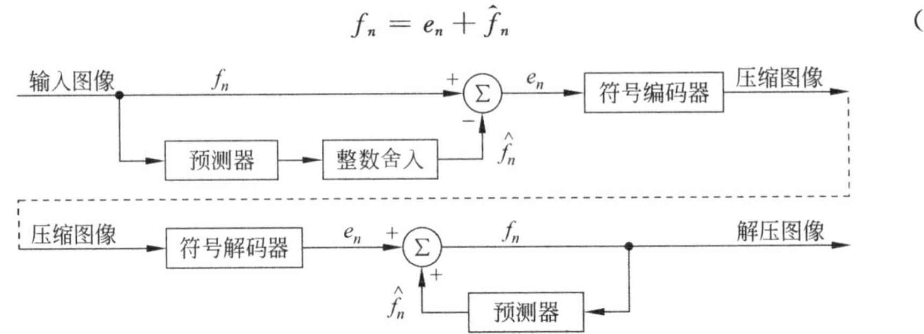

图 7.5 无损预测编码系统

在多数情况下，可通过将 m 个先前的像素进行线性组合以得到预测：

$$\hat{f}_n = \text{round}\left[\sum_{i=1}^{m} a_i f_{n-i}\right] \tag{7-14}$$

其中，m 是线性预测器的阶，round 是舍入函数，a_i 是预测系数。在式(7-12)～式(7-14)中的 n 可认为指示了图像的空间坐标，这样在一维线性预测编码中，式(7-14)可写为

$$\hat{f}_n(x,y) = \text{round}\left[\sum_{i=1}^{m} a_i f(x,y-i)\right] \tag{7-15}$$

根据式(7-15)，一维线性预测$\hat{f}_n(x,y)$仅是当前行扫描到的先前像素的函数。而在二维线性预测编码中，预测是对图像从左向右、从上向下进行扫描时所扫描到的先前像素的函数。在三维时，预测基于上述像素和前一帧的像素。根据式(7-15)，每行的最开始 m 个像素无

法(预测)计算,所以这些像素需用其他方式编码。这是采用预测编码所需的额外操作,在高维情况时也有类似开销。

最简单的一维线性预测编码是一阶的($m=1$),此时:

$$\hat{f}(x,y) = \text{round}\left[\sum_{i=1}^{m} a_i f(x,y-i)\right] \tag{7-16}$$

式(7-16)表示的预测器也称为前值预测器,所对应的预测编码方法也称为差值编码或前值编码。

在无损预测编码中所取得的压缩量与将输入图映射进预测误差序列所产生的熵减少量直接有关。通过预测可消除相当多的像素间冗余,所以预测误差的概率密度函数一般在零点有一个高峰,并且与输入灰度值分布相比其方差较小。事实上,预测误差的概率密度函数一般用零均值不相关拉普拉斯概率密度函数表示:

$$P_e(e) = \frac{1}{\sqrt{2\sigma_e}}\exp\left[\frac{-\sqrt{2}|e|}{\sigma_e}\right] \tag{7-17}$$

其中,σ_e 是误差 e 的均方差。

7.3.2 有损预测编码

在有损 DPCM 方案中,与当前像素有因果相邻关系的 m 个像素被用来对当前的像素值 x_m 做线性预测。$\hat{x}_m = \sum_{i=1}^{m-1} a_i x_i$,式中,$\hat{x}_m$ 为线性预测值,a_i 为预测系数(即加权因子)。为减少系统的复杂度,预测值通常取最接近的整数;对于 n 位的图像预测值,则应限制在 $\{0,2^n-1\}$ 的范围内;差值(误差)图像 e_m 由下式定义:

$$e_m = x_m - \hat{x}_m$$

式中,x_m 为实际的像素值,$\hat{x}_m$ 为预测值。

正像在无损压缩预测编码中那样,差值图像大大地减少了像素之间的相关性;差值图像像素的方差大大减小,其数值的分布近似于拉普拉斯分布,即双边指数分布。有损 DPCM 和无损 DPCM 的差别在于对差值图像的处理。为降低比特率,在有损 DPCM 中,在编码和传输之前,对差值图像进行量化。有损 DPCM 方案传输与接收系统的框图如图 7.6 所示。

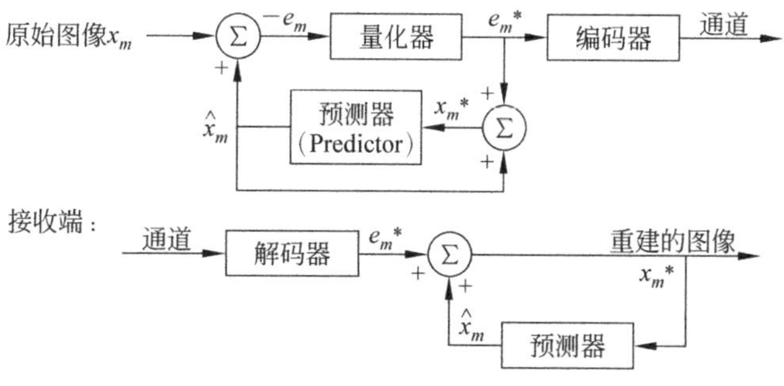

图 7.6　DPCM 框图

图 7.6 中:e_m^* 为量化后的差值图像。

$$e_m \to e_m^*$$

$$e_m^* + \hat{x}_m \to x_m^*$$

$$x\dot{A} \cdot x\dot{B} \cdot x\dot{C} \cdot \dot{D} \to \hat{x}_m$$

$$x_m - \hat{x}_m \to e_m^*$$

由于对差值图像的量化会带来误差。因此，重建的像素值就不同于原来对应像素的值。为保证在接收端和发送端的预测值相等，发送端也应以重构值为基础进行预测，因此在发送端的框图中包含了预测环。

DPCM 系统的设计由优化预测器和量化器两部分组成。由于在预测环中包含了量化器，所以应当执行理想的组合优化。然而，为了避免这种相互作用的模型的复杂度增加，这两种成分通常分别进行优化。可以证明，预测器和量化器的分别优化，可以很好地近似于两者的组合优化。

1. 预测器的优化

预测器通常可分为全局预测器、局部预测器和自适应预测器。如果预测器的一组系数，对所有的图像都固定不变，那么这种预测器就是局部预测器；如果预测器的一组系数，随一幅幅图像而变化，那么这种预测器就是全局预测器；如果预测器的一组系数，随图像内部不同位置而变化，那么这种预测器就是自适应预测器。

如果预测器中只使用当前一行扫描线的像素作为预测参数，那么它就是一维的预测器。

如果预测器中使用前一行扫描线及当前扫描的像素为预测参数，那么它就是二维的预测器。通常二维预测器的信噪比可以比一维预测器高 3dB。当然二维预测器需使用缓存器寄存先前的扫描行。一般来说，高阶预测器的性能比低阶的好。但是，研究表明，三阶以上的预测器对性能改进不大。主要是由于高阶预测器对非水平边的预测判断是有限的，而预测器中所用像素的个数对性能改变更重要。

那么，如何寻求最优化的局部（单幅图像）预测器的系数呢？广泛使用的标准是使用最小均方差预测错误标准：

$$\sigma_e^2 = E\{(x_m - \hat{x}_m)^2\}$$

即

$$\sigma_e^2 = E\left\{\left(x_m - \sum_{i=0}^{m-1} a_i x_i\right)^2\right\}$$

式中，x_m 为当前像素的值，$\hat{x}_m$ 为根据给定的一组预测系数和前 m 个像素值而求得的预测值，即 $\hat{x}_m = \sum_{i=0}^{m-1} a_i x_i, 0 \leqslant i \leqslant m-1$。

为使均方差 σ_e^2 最小，则应当使得：

$$\frac{\partial \sigma_e^2}{\partial_{a_i}} = 0 \qquad 0 \leqslant i \leqslant m-1$$

即均方差和所有的图像像素值正交。于是 m 个最优的系数可由下列方程组解得：

$$E\left\{\left(x_m - \sum_{i=0}^{m-1} a_i x_i\right) \cdot x_i\right\} = 0 \qquad i = 0,1,\cdots,m-1 \tag{7-18}$$

展开这一方程组，结果是求解图像自相关值。假设图像是二维的静态随机域，自相关值 $R_{k,l}$ 由下式定义：

$$R_{k,l}=E\{x(i,j)\cdot x(i-k,j-l)\} \tag{7-19}$$

式(7-19)中，$x(i,j)$为像素在图像中(i,j)位置的值。

对许多实时应用来说，对每幅图像的局部预测都要计算自相关值是不实用的。而且，局部预测所获得的系数对于全局预测，即对于所有的图像都固定，则增益只有百分之几。因此，全局预测在多数应用场合是很有吸引力的选择。

为典型的图像选择一组强有力的全局预测系数有许多方法。一种方法是假定一个简单的图像模型；然后，求解对应的由式(7-18)给定的方程组。具有可分离的自相关函数的马尔可夫模型已经被广泛地用于典型图像。这种模型的自相关函数如下式表示：

$$R_{k,l}=\bar{x}^2+\sigma^2 P_v^{|k|}P_h^{|l|} \tag{7-20}$$

式(7-20)中，$\bar{x}$ 和 σ^2 分别表示图像的均值和方差，k 和 l 表示垂直和水平偏移，P_v 和 P_h 表示垂直和水平的自相关系数。对于大多数图像，P_v 和 P_h 通常大于 0.9。

例如，对一个四阶的预测器，其预测系数为 α、β、γ、δ，对应的相邻像素为 A、B、C、D，如图 7.7 所示。

B	C	D		
A	x			

图 7.7　一个四阶预测器

假定已经从每个像素值中减去了图像的平均值。因此，$\bar{x}=0$。求解这一模型给定的一组方程(7-18)，可得：

$$\alpha=P_h,\quad \beta=-P_h\cdot P_v,\quad \gamma=P_v,\quad \delta=0 \tag{7-21}$$

所以，结果的预测器为

$$\hat{x}_m=P_h\cdot A-P_h\cdot P_v\cdot B+P_v\cdot C \tag{7-22}$$

在给定的模型中，像素 A、B、C 提供了有用的信息。像素 D 没有提供另外的信息，所以在预测器中，系数 $\delta=0$。

在以上最佳预测计算中，假定图像的平均值为零。一般来说，图像的平均值是未知的，是通过两步算法计算出来的(显然，在实际实现中是不希望这样做的)。对一幅平均值非零的编码，就是预测估计偏置问题。例如，预测误差的期望值，就等于差值图像的期望值：

$$\begin{aligned}E\{e_m\}&=E\left\{x_m-\sum_{i=0}^{m-1}a_i x_i\right\}\\&=E\{x_m\}-\sum_{i=0}^{m-1}a_i E\{x_i\}\\&=\bar{x}\cdot\left(1-\sum_{i=0}^{m-1}a_i\right)\end{aligned} \tag{7-23}$$

因为 $\bar{x}$ 不等零，所以差值图像的期望值将因图像不同而变化。

显然，预测器的系数之和等于 1，即：

$$\sum_{i=0}^{m-1}a_i=1 \tag{7-24}$$

这就是说，差值图像的期望值永远为零(与图像的平均值无关)。由于预测器系数之和等于 1，所以任何通道错误都会传布开来，全面影响以后图像的重建，即重建滤波器是不稳的。通常，让系数之和略小于 1，即形成有漏的预测(leaky prediction)，以减少通道错误的影响。

使用方程(7-21)作为引导，并调整系数使之接近方程(7-24)，就可以得到一组强有力的系数，提供适合于各种图像的满意的性能。以下就是例子：

$\hat{x}=0.97A$ 一阶预测器 (7-25)

$\hat{x}=0.50A+0.50C$ 二阶预测器 (7-26)

$\hat{x}=1.90A-0.81B+0.90C$ 三阶预测器 (7-27)

$\hat{x}=0.75A-0.50B+0.75C$ 三阶预测器 (7-28)

$\hat{x}=A-B+C$ 三阶、二维阶预测器 (7-29)

2. 量化器的优化

有损 DPCM 方案中，另一个部分是差值图像的量化。量化器的设计可以基于统计标准或视觉标准。已经有多种基于视觉标准的量化器被开发出来，但是，所有关于最佳标准的争议还在继续。实际上，如何评判高清晰度电视系统(HVS)的问题，一直在争论。下面的讨论仅限于基于统计的最优量化器的设计。

量化器实质上是一个阶梯函数，它映射输入值(即使连续量)到较小的、有限个数的输出级。

令 e 为实数的随机变量，其概率密度为 $P_e(e)$，即 e 可代表差值图像，$P_e(e)$ 可表示差值的分布。量化器映射变量 e 成为离散的变量 e^*，则 e^* 属于一个有限的实数集合$\{r_i, i=0,\cdots,N-1\}$。在这个有限的集合中，元素的个数称为重建的级数。映射到某一特定 e^* 的 e，它的取值范围是由一组称为精度级的点集$\{d_i, i=0,\cdots,N\}$定义的。量化规则表明，如果 e 落在(d_i, d_{i+1})区间，它被映射(量化)为 r_i。量化器的设计在于给定最优的标准，确定最优精度的重建级数(对于给的 $P_e(e)$)。

在 DPCM 系统中存在两种不同类型的量化器。它们的差别在于量化器的输出级是采用固定长度编码，还是采用可变长度编码。对于固定长度编码，DPCM 的比特率正比于 $\log_2 N$，其中，N 为量化器输出级数。在这种情况下，希望对于给定的 N，所设计的量化器能减少量化误差。如果使用 MSE 标准，这种方法就导出了被称为 Lloyd-Max 的量化器。这一类型的量化器具有非均匀的精度区域。对于可变长度编码，其比特率是趋于量化器输出级的熵，而不是 $\log_2 N$。这就导出了服从熵结果的减少量化误差的方法。由于量化器的输出分布通常大大地不对称，所以使用可变长度编码似乎更合适。对于拉普拉斯分布密度和 MSE 失真，最优量化器是均匀的，即全部的精度区域都具有相同的宽度。对于相同的 MSE 失真度，均匀的量化器比 Lloyd-Max 量化器具有更多的级数，而且具有较低的输出熵。已经证明，在同样的比特率下，对于拉普拉斯密度和大数量的量化级数，优化的可变长度编码比固定长度编码的信噪比大约改进了 5.6dB。

由于 Lloyd-Max 量化器除了在 DPCM 编码之中有用之外，在其他技术中也是有用的，所以比较详细地讨论这类量化器还是有价值的。它的导出是基于最小化下面的表达式：

$$D=\sum_{i=0}^{N}\int_{d_i}^{d_{i+1}}(e-r_i)^2 P_e(e)\mathrm{d}e \tag{7-30}$$

式(7-30)中，对 $d_i, i=0,1,\cdots,N$；对 $r_i, i=0,1,\cdots,N-1$。精度级的解是相邻重建级的1/2，重建级是落在由两个相邻精度级指定的大概率密度的中心，即在这区间上差值图像的平均值。数学上，精度和重建级数是下列非线性方程的解：

$$d_i = \frac{r_{i-1} + r_i}{2} \tag{7-31}$$

$$r_i = \frac{\int_{d_i}^{d_{i+1}} eP_e(e)\mathrm{d}e}{\int_{d_i}^{d_{i+1}} P_e(e)\mathrm{d}e} \tag{7-32}$$

一般来说，上述方程没有封闭解，必须用数值技术求解。在一定的场合，例如，拉普拉斯功率分布函数，封闭形式的解是存在的。如果必须通过数值技术求解，那么可以采用下面的算法：首先任选一组初值$\{d_i\}$，通过利用方程(7-32)找到一组最优的$\{r_i\}$；算出这一组$\{r_i\}$之后，又可以通过方程(7-31)求出一组优化的$\{d_i\}$。反复进行这样的操作，直到两次连续的近似值之差小于某一阈值。在多数场合，对于大范围的初值，可达到快速收敛。

图 7.8 表示了具有单位离差拉普拉斯密度的 3 位量化器(即 $N=8$)的最优 Lloyd-Max 精度和重构级数。

正如所期望的，在信号功率密度大的地方，量化器接近于 0；对于差值大的地方间隔变粗起来。为说明典型的性能，该量化器用于 LENA 图像，结果如表 7.3 所示。

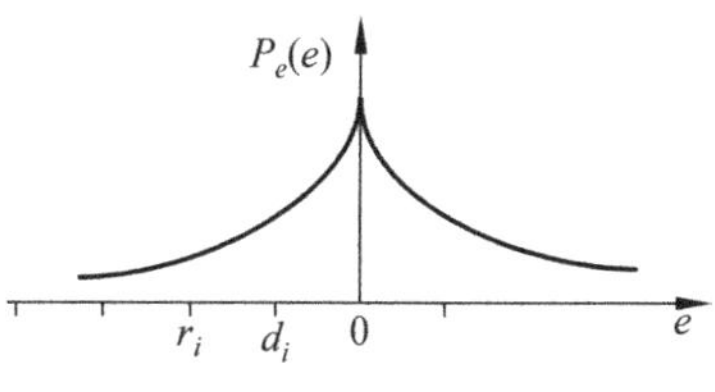

图 7.8　8 级 Lloyd-Max 量化器

表 7.3　8 级 Lloyd-Max 量化器对 LENA 图像的量化结果

i	$(d_i, d_{i+1}) \to x_i$	概率	哈夫曼编码
0	(−255,−16)→−20	0.025	111111
1	(−16,−8)→−11	0.047	11110
2	(−8,−4)→−6	0.145	110
3	(−4,0)→−2	0.278	00
4	(0,−4)→2	0.283	10
5	(4,8)→6	0.151	01
6	(8,16)→1	0.049	1110
7	(16,255)→20	0.022	111110

表中第一列表示量化器的输出值；第二列表示对于给定的量化级的精度和重建的级数。注意，在本系统中，最大重构差值的绝对值只有 20。由于需要对称，具有偶数个量化级的量化器不能重构零的差值。这类量化器称为上升中值量化器(mid-riser quantizer)。也可以设计中值量化器(mid-tread quantizer)：具有奇数个量化级并能通过零点。如果采用固定长度对量化级编码，由于存在无用的码字，所以其编码效率低一些。第三列表示量化器输出出现的概率。量化器输出的熵是 2.52b/pixel。最后一列表示的是局部哈夫曼编码，其比特熵为 2.57b/pixel，与其熵是十分接近的。正像先前指出的，利用优化的均匀量化器以及可变长度编码，允许在同样比特率下实现较高质量的重构，或者相反。

对于给定的应用设计量化器时，了解在 DPCM 量化处理中带来的视觉畸变的类型是很重要的。畸变的类型有颗粒噪声、坡度过载和边缘抖动，如图 7.9 所示。典型的 DPCM 颗粒噪声出现在与信号一致的区域。当量化器企图跟踪小的信号差值时，量化器随机地取值于内部的量化级，则造成了颗粒噪声。使用较小的内部的量化级，或者使用零点中值量化器有助于减小颗粒噪声。斜坡过载噪声出现在高对比度的边。当量化器的输出级对快速大变化信号响应不够快时，需要几个像素的延时，量化器才能跟上大幅度变化的信号，这就造成信号边的平滑化。由于量化器的波动，当重构的边从一条扫描线轻微地变化到另一条扫描线时，边缘抖动就出现了。很不幸，试图减少一种类型的图像降级时通常扩大了另一种类型的噪声。

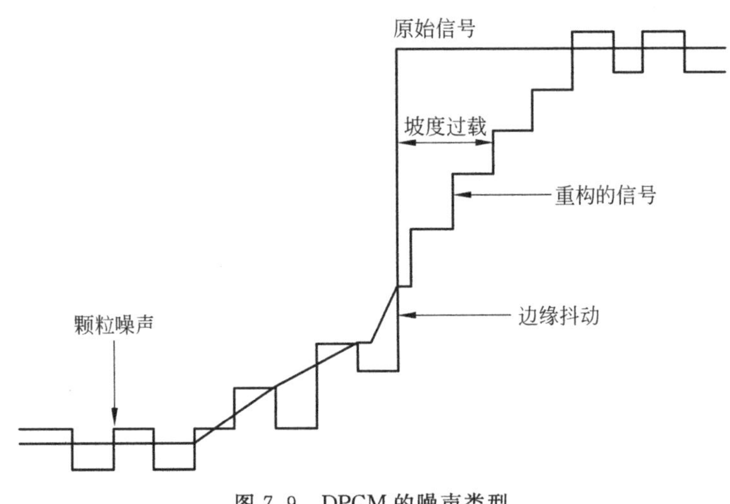

图 7.9　DPCM 的噪声类型

7.4　图像的熵编码

7.4.1　概述

1. 图像熵和平均码字长度

(1) 图像熵。设图像像素灰度级集合为$(w_1, w_2, \cdots, w_k, \cdots, w_M)$，其对应的概率分别为$P_1$、$P_2$、…、$P_k$、…、$P_M$。数字图像的熵 H 为

$$H = -\sum_{k=1}^{M} P_k \log_2 p_k (\mathrm{b}) \tag{7-33}$$

由此可见，图像熵 H 是表示各个灰度级比特数的统计平均值。

(2) 平均码字长度。设 B_k 为数字图像第 K 个码字 C_k 的长度(二进制代数的位数)。其相应出现的概率为 P_k，则该数字图像所赋于的码字平均长度 R 为

$$R = \sum_{k=1}^{M} B_k P_k (\mathrm{b}) \tag{7-34}$$

(3) 编码效率。在一般情况下，编码效率用下列简单公式表示

$$y=\frac{H}{R}(\%) \tag{7-35}$$

式(7-35)中，H 为信源熵，R 为平均码字长度。

根据信息论中信源编码理论，可以证明在 $R\geqslant H$ 的条件下，总可以设计出某种无失真编码方法。当然，如编码结果使 R 远大于 H，表明这种编码方法效率很低，占用比特数太多。例如，对图像样本量化值直接采用 PCM 编码，其结果平均码字长度 R 就远比图像熵 H 大。最好编码结果使 R 等于或很接近于 H。这种状态的编码方法，称其为最佳编码，它既不丢失信息，也不引起图像失真，又占用最少的比特数。例如，下面要介绍的哈夫曼编码即属最佳编码方法。若要求编码结果 $R<H$，则必然丢失信息而引起图像失真，这就是在允许失真条件下的一些失真编码方法。

熵编码的目的就是要使编码后的图像平均比特数 R 尽可能接近图像熵。一般是根据图像灰度级出现的概率大小赋于不同长度码字，概率大的灰度级用短码字，反之，用长码字。可以证明，这样的编码结果所获得的平均码字长度最短。这就是下面要介绍的变长最佳编码定理。

2. 变长最佳编码定义

在变长编码中，对出现概率大的信息符号赋于短码字，而对于出现概率小的信号符号赋于长码字。如果码字长度严格按照所对应符号出现概率大小逆序排列，则编码结果平均码字长度一定小于任何其他排列方式。

以上就是下面的哈夫曼编码方法的理论基础。通过对其证明的介绍进一步加强认识。

设图像灰度级为 w_1、w_2、…、w_k、…、w_N；各灰度级出现概率分虽为 P_1、P_2、…、P_k、…、P_N；编码所赋予的码字长度分别为 t_1、t_2、…、t_i、…、t_N，则编码后图像平均码字长度 R 应为

$$R=\sum_{i=1}^{N}P_it_i \tag{7-36}$$

3. 可变长度最佳编码的平均码字长度

设可变长度编码所用码元进制为 D，被编码的信息符号总数为 N，第 i 个符号出现的概率为 P_i，与其相对应的码字长度为 t_i，则可以证明，这种编码结果平均码字长度 R 落在下列区间内。

$$\frac{H}{\lg D}\leqslant t_i\leqslant-\frac{H}{\lg D}+1$$

式中，$H=-\sum_{i=1}^{M}P_i\log_2 p_i$。

由此可以引导出对某一信息符号存在下式：

$$-\frac{\lg P_i}{\lg D}\leqslant t_i<-\frac{\lg P_i}{\lg D}+1 \tag{7-37}$$

对二进制码可以进一步简化为

$$-\log_2 P_i\leqslant t_i<-\log_2 P_i+1 \tag{7-38}$$

可见，码字的长度是由信息符号出现的概率来决定的，这就是下面要介绍的香农编码方

法的理论基础。

4. 唯一可译编码

有些情况下，为了减少表示图像的平均码字长度，往往对码字之间不加同步码，但是，这样就要求所编码字序列能被唯一地译出来。满足这个条件的编码称其为唯一可译编码，也常称为单义可译码。单义可译码往往是采用非续长代码。

(1) 续长代码和非续长代码。若代码中任何一个码字都不是另一个码字的续长，也就是不能在某一码字后面添加一些码元而构成另一个码字，称其为非续长代码。反之，称其为续长代码。如二进制代码[0,10,11]即为非续长代码，而[0,01,11]则为续长代码。因为码字 01 可由码字 0 后加一个码元 1 构成。

(2) 单义代码。任意有限长的码字序列，只能被唯一地分割成一个个码字，则这样的码字序列称为单义代码。单义代码的主要条件是满足克劳夫特(Kraft)不等式。

$$\sum_{i=1}^{n} D^{-t_i} \leqslant 1 \tag{7-39}$$

式(7-39)中，D 为代码中码元种类，对二进制 $D=2$；n 为代码中码字个数；t_i 为代码中第 i 个码字的长度(即码元个数)。

如代码 $C=[00,10,001,101]$，因为是二进制码，则 $D=2$ 共有 4 个码字 $c_1=00$，$c_2=10$，$c_3=001$，$c_4=101$。其相应的长度为 $t_1=2$，$t_2=2$，$t_3=3$，$t_4=3$。代入式(7-39)可得：

$$\sum_{i=1}^{4} D^{-t_i} = 1/2^2 + 1/2^2 + 1/3^3 + 1/3^3 = 6/8 < 1$$

因此可以证明代码 C 是单义代码。

7.4.2 哈夫曼编码方法

哈夫曼编码是根据可变长度最佳编码定理，应用哈夫曼算法而定的一种编码方法。它的平均码字长度在具有相同输入概率集合的前提下，比其他任何一种唯一可译码都小。因此，也常称其为紧凑码。下面以一个具体例子说明其编码方法。

1. 编码步骤

(1) 将输入灰度级按出现的概率由大到小顺序排列(对概率相同的灰度级可以任意颠倒排列位置)。

(2) 将最小两个概率相加，形成一个新的概率集合。再按第(1)步方法重排(此时概率集合中，概率个数已减少一个)。如此重复进行直到只有两个概率为止。

(3) 分配码字。码字分配从最后一步开始反向进行，对最后两个概率一个赋于 0 码，一个赋于 1 码。如概率 0.6 赋于 0 码，0.4 赋于 1 码(也可以将 0.6 赋于 1 码。0.4 赋于 0 码)。如此反向进行到开始的概率排列。在此过程中，若概率不变仍用原码字。如下面表中第六步中概率 0.4 列第五步中仍用 1 码。若概率分裂为两个，其码字前几位码元仍用原来的。码字的最后一位码元赋于 0 码元，另一个赋于 1 码元。如下面表中第六步中概率 0.6 到第五步中由分裂为 0.37 和 0.23，则所得码字分别为 00 和 01。

2. 哈夫曼编码的编码效率计算

例：对上面(3)数据进行计算。

根据式(7-33)求出前例信源熵为

$$H=-\sum_{i=1}^{8}P_i\log_2 p_i$$
$$=-(0.41\log_2^{0.4}+0.18\log_2^{0.18}+2\times0.1\log_2^{0.1}+0.07\log_2^{0.07}+0.06\log_2^{0.06}$$
$$+0.05\log_2^{0.05}+0.04\log_2^{0.04})$$
$$=2.55$$

输入图象灰度级	灰度级出现概率	(1)	(2)	(3)	(4)	(5	(6)
W_1	0.40 (1)	0.40 (1)	0.40 (1)	0.40 (1)	0.40 (1)	0.60 (0)	0.60 (0) 0.40 (1)
W_2	0.18 (001)	0.18 (001)	0.18 (001)	0.19 (000)	0.23 (01)	0.37 (001)	
W_3	0.10 (011)	0.10 (011)	0.13 (010)	0.18 (001)	0.19 (000)	0.23 (01)	
W_4	0.10 (0000)	0.10 (0000)	0.10 (011)	0.13 (010)	0.18 (001)		
W_5	0.07 (0100)	0.08 (0001)	0.10 (0000)	0.10 (011)			
W_6	0.06 (0101)	0.07 (0100)	0.09 (0001)				
W_7	0.05 (00010)	0.06 (0101)					
W_8	0.04 (00011)						

根据式(7-34)求出平均码字长度为

$$R=\sum_{i=1}^{8}B_iP_i$$
$$=0.40\times1+0.18\times3+0.1\times3+0.10\times4+0.07\times4+0.06\times4$$
$$+0.05\times5+0.04\times5$$
$$=2.61$$

根据式(7-35)求出编码效率 η 为

$$\eta=H/R=2.55/2.61\approx97.8\%$$

7.4.3 香农编码法

香农(Shanon)编码方法根据式(7-36)、式(7-37)，按下列步骤进行。

(1) 将输入灰度级(信息符号)按出现的概率由大到小顺序排列(相等者可以任意颠倒排列位置)。

(2) 按式(7-37)或式(7-38)计算各概率对应的码字长度 t_i。

(3) 计算各概率对应的累加概率 a_i，即

$$
\begin{aligned}
a_1 &= 0 \\
a_2 &= P_1 \\
a_3 &= P_2 + a_2 = P_2 + P_1 \\
a_4 &= P_3 + a_3 = P_3 + P_2 + P_1 \\
&\vdots \\
a_i &= P_i - 1 + P_i - 2 + \cdots + P_i
\end{aligned}
$$

(4) 把各个累加概率由十进制转换成二进制数。

(5) 将二进制表示的累加概率去掉多于(2)步中计算中的 t_i 的尾数，即获得各个信息符号的码字。

为了能和哈夫曼码比较，仍用前例进行香农编码，具体步骤和结果如下：

步骤：	(1)	(2)	(3)	(4)
输入图像灰度级	灰度级出现概率	计算t_i	计算a_i	由十进制变为二进制
W_1	0.40	2	0	0
W_2	0.18	3	0.04	01100
W_3	0.10	4	0.58	10010
W_4	0.10	4	0.68	10100
W_5	0.07	4	0.78	11000
W_6	0.06	5	0.85	1101100
W_7	0.05	5	0.91	1110100
W_8	0.04	5	0.96	1111010

平均码字长度 R 为

$$
\begin{aligned}
R &= \sum_{i=1}^{8} p_i t_i \\
&= 0.4\times2+0.18\times3+0.10\times4+0.10\times4+0.07\times4+0.06\times5 \\
&\quad +0.05\times5+0.04\times4 \\
&= 3.17
\end{aligned}
$$

计算其编码效率 η：

$$\eta = H/R = 2.55/3.17 \approx 80.4\%$$

可见香农编码效率比哈夫曼编码效率低些，但也算是一种高效编码方法。

7.5 图像的变换编码

一般地，变换编码方案把 $N\times N$ 像素的图像分割成 $n\times n$ 像素的子图像，然后对每个子图像进行单位变换。单位变换是一种可逆的线性变换，其核心描述了一组完全正则的离散基本函数。变换的目的是去除原始信号中像素间的相关性。这种去除相关的操作一般会造成信号能量仅在一小组传输系数上重新分布。用这种方法，许多系数可以在量化之后，编码之前被省略掉。而且在系数量化过程中，可以借助于 HVS 对比度敏感函数达到视觉上的无损压缩。基本的变换编码的框图如图 7.10 所示。

如果只是沿着图像的一维(如一行或一列的像素)进行变换，则称为一维变换。如果一次对 n 个像素执行变换操作，则称这种变换为 n 个点的变换。如果是对二维的图像块进行变换，则称这种变换为二维变换。

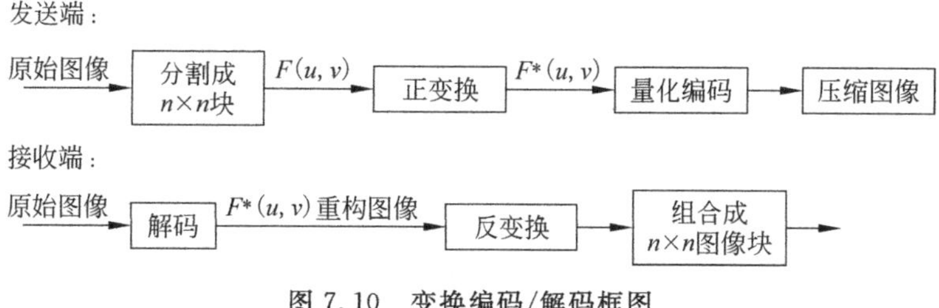

图 7.10　变换编码/解码框图

7.5.1　变换编码的策略

变换编码方案，通常采用一种与图像独立的变换。许多图像变换都可用于变换的编码。例如，KLT(Karhunen Loeve Transform)变换、DFT(离散傅里叶变换)、DCT(离散余弦变换)、WHT(Walsh-Hadamard Transform)变换，对图像块进行二维变换，然后再用给定的策略对变换的系统选择、量化和编码，需要注意的是，压缩并不是在变换步骤取得的，而是在量化变换的系数时取得的。对一个给定的编码应用，如何选择变换取决于可容许的重建误差和计算要求，变换具有将图像能量或信息集中于某些系数的能力，均方重建误差与所用变换的该性质直接相关。

从系统的角度看，图像变换编码的一般过程如下。

(1) 确定图像矩阵阶数。

(2) 选择正交变换方法。

(3) 正交变换。

(4) 对变换系数矩阵编码。

(5) 信道传输。

(6) 逆变换，图像复原。

步骤(1)～(3)产生图像变换域，其中，选择哪种变换方法，将视存储容量、图像质量、硬件条件等因素综合考虑。步骤(4)实现图像压缩。

在正交变换中，往往要将一帧图像划分成若干正方形的图像子块来进行。子块越小，计算量越小，实现时硬件装置的规模也越小。不利的是均方误差较大，在同样的允许失真度压缩比小。因此，从改善图像质量考虑，适当加大图像子块是明智的举措。但这并不意味着子块可以任意地大(极端情况子块等于图像全帧)，因为硬件的复杂程度与规模和子块大小成正比。同时，图像像素 $F(m,n)$与周围像素之间的相关性存在一定距离之内。也就是说，当子模块足够大以后，再加大子块，则加进来的像素与中心像素之间的相关性甚小，甚至不相关，而计算的复杂性将显著加大。目前，变换中图像子块一般取 8×8 或 16×16。

对变换系数矩阵编码时，比特数的分配可采用等长码与不等长码等方式。所谓等长码，就是先对变换系数做归一化处理，然后用统一的编码器对归一化变换系数编码，分配相同的比特。不等长编码就是对不同变换系统赋予不同的比特。

7.5.2　变换编码的方法

根据第 4 章方法，一幅 $n\times n$ 图像 $f(x,y)$可表示成它的二维变换 $T(u,v)$的函数：

$$f(x,y)=\sum_{u=0}^{n-1}\sum_{v=0}^{n-1}T(u,v)h(x,y,u,v) \qquad x,y=0,1,\cdots,n-1 \tag{7-40}$$

这里用 n 替换那里的 N 以表示子图像。上式的反变换核 $h(x,y,u,v)$ 只依赖于 x、y、u、v，所以可看作由式(7-40)所定义的子图像序列的一组基本函数。如果将式(7-40)表示成下列形式就更清楚了：

$$\boldsymbol{F}=\sum_{u=0}^{n-1}\sum_{v=0}^{n-1}T(u,v)H_{uv} \tag{7-41}$$

其中，$\boldsymbol{F}$ 是一个由所有 $f(x,y)$ 组成的 $n\times n$ 矩阵，而 H_{uv} 为

$$\boldsymbol{H}_{uv}=\begin{bmatrix} h(0,0,u,v) & h(0,1,u,v) & \cdots & h(0,n-1,u,v) \\ h(1,0,u,v) & \cdots & \cdots & \cdots \\ \vdots & \vdots & \vdots & \vdots \\ h(n-1,0,u,v) & h(n-1,1,u,v) & \cdots & h(n-1,n-1,u,v) \end{bmatrix} \tag{7-42}$$

式(7-41)将 $\boldsymbol{F}$ 显式地定义为 n^2 个 $n\times n$ 矩阵，即 $\boldsymbol{H}_{uv}$ 的线性组合。这些矩阵是用来计算序列展开权系数 $T(u,v)$ 的基本函数。

如果现在定义一个变换系数的模板函数：

$$m(u,v)=\begin{cases} 0 & \text{如果 } T(u,v) \text{ 满足特定的截断准则} \\ 1 & \text{其他情况} \end{cases} \tag{7-43}$$

那么：

$$\hat{F}=\sum_{u=0}^{n-1}\sum_{v=0}^{n-1}T(u,v)m(u,v)\boldsymbol{H}_{u,v} \tag{7-44}$$

给出 $\boldsymbol{F}$ 的一个截断近似。其中，$m(u,v)$ 是根据把对式(7-41)的求和贡献最少的基本函数消除掉的原则而设计的。子图像 $\boldsymbol{F}$ 和其近似 $\hat{\boldsymbol{F}}$ 之间的均方误差可表示为

$$\begin{aligned} e_{ms} &= E\{\|\boldsymbol{F}-\hat{\boldsymbol{F}}\|^2\}=E\left\{\left\|\sum_{u=0}^{n-1}\sum_{v=0}^{n-1}T(u,v)\boldsymbol{H}_{u,v}[1-m(u,v)]\right\|^2\right\} \\ &= \sum_{u=0}^{n-1}\sum_{v=0}^{n-1}\sigma_{T(u,v)}^2\boldsymbol{H}[1-m(u,v)] \end{aligned} \tag{7-45}$$

其中，$\|\boldsymbol{F}-\hat{\boldsymbol{F}}\|$ 是 $\boldsymbol{F}-\hat{\boldsymbol{F}}$ 的矩阵模，$\sigma_{T(u,v)}^2$ 是系数在变换位置 (u,v) 的方差。式(7-45)的最后一步简化是基于基本函数的正交性和 $\boldsymbol{F}$ 中的像素是由零均值和已知方差的随机过程产生的情况。总的均方近似误差就是所有截除的变换系数的方差之和。一个能把最多的信息集中到最少的系数上去的变换所产生的重建误差最小。根据在推导式(7-45)时的假设可知，一幅 $N\times N$ 图像的 $(N/n)^2$ 个子图像的均方误差是相同的，所以 $N\times N$ 图像的均方误差等于单幅子图像的均方误差。

不同变换的信息集中能力不同，在第 4 章介绍的变换中，DCT 比 DFT 和 WHT 有更强的信息集中能力。但理论上说，KLT 是所有变换中信息集中能力最优的变换。对任意的输入图和任意个保留系数，KLT 都能最小化式(7-45)中的均方误差。但 KLT 与数据有关，要对每个子图像都获得 KLT 基本函数所需计算量非常大，所以 KLT 不太实用。实际中用的都是与输入无关、具有固定基本图像的变换。在这些变换中，非正弦类变换(如 WHT)实现起来相对简单，但正弦类变换(如 DFT 和 DCT)更接近 KLT 的信息集中能力。

近年来，由于 DCT 的信息集中能力和计算复杂性综合得比较好而得到了较多的应用，

DCT 已被设计在单个集成块上，对大多数自然图像，DCT 能将最多的信息放到最少的系数上去（当相邻像素间的相关逼近 1 时，与输入相关的 KLT 基本图像和与输入独立的 DCT 基本图像变得一致）。DCT 还能给出最小的使子图像边缘可见的块效应。

下面介绍常用的两种变换编码方法。

1. 区域编码

图像矩阵[$\boldsymbol{f}$]经二维变换后的 $N\times N$ 二维矩阵[$\boldsymbol{F}$]表现出能量集中，但是 N 很大时，进行二维变换的计算量是很大的，实际进行的是用分块变换的办法，即把[$\boldsymbol{f}$]分为 $n\times n$ 的许多小块。每一块不能太小，也不必太大，一般用 16×16 方块即可。分块后的问题是吉布斯效应，它主要发生在每一块的边缘像素处。区域编码就是对一个区域中变换后的 16×16 个系数中的每一系数给以不同的二进码位数。例如，典型的码位赋值如图 7.11 所示。

62	62	62	61	60	55	54	50	54	35	26	20	16	14	12	14
52	62	62	61	60	55	54	50	54	35	26	20	16	14	12	14
63	63	62	61	59	56	54	40	30	22	19	15	14	13	12	11
62	62	60	55	51	46	35	27	22	19	16	15	12	12	13	12
39	37	34	30	22	17	15	13	12	12	12	13	16	23	30	39
56	46	42	31	21	16	14	13	13	13	13	15	20	26	36	41
57	50	40	32	20	13	13	13	15	18	24	32	40	42	40	44
55	50	36	24	16	14	12	13	15	17	22	27	37	42	43	44
55	50	35	25	16	14	12	13	15	20	25	33	38	42	44	45
46	35	24	16	25	13	13	16	21	30	36	40	42	44	45	45
34	25	19	16	15	14	14	20	29	37	40	42	43	43	43	42
25	23	20	19	16	15	17	25	36	41	42	42	42	42	42	41
30	28	26	25	23	16	16	25	35	41	42	42	42	42	42	42
41	40	32	30	26	20	18	21	33	40	42	42	42	42	42	42
40	36	33	30	26	18	20	28	38	40	42	42	42	42	42	42
52	48	36	33	28	20	23	34	40	41	41	41	41	41	41	41
56	50	40	35	33	23	26	35	39	40	40	40	40	40	40	41

(a) 原始数据图像

0	0	0	0	0	0	0	1	0	1	0	0	0	0	0	0
0	0	0	0	0	0	0	1	0	1	0	0	0	0	0	0
0	0	0	0	0	0	0	1	0	0	0	0	0	0	0	0
0	0	0	0	0	0	0	1	0	1	0	0	0	0	0	0
0	0	0	0	0	0	0	2	1	1	0	0	0	0	0	0
0	0	0	0	0	0	0	2	2	2	0	0	0	0	0	0
0	0	0	0	0	0	0	2	2	2	0	0	0	0	0	0
0	0	0	1	0	1	1	6	3	2	0	0	0	0	0	0
0	0	0	1	1	1	2	4	32	4	2	1	1	1	0	0
0	0	0	0	1	1	0	2	3	6	1	1	0	1	0	0
0	0	0	0	0	0	0	2	2	2	0	0	0	0	0	0
0	0	0	0	0	0	0	1	1	2	0	0	0	0	0	0
0	0	0	0	0	0	0	1	0	1	0	0	0	0	0	0
0	0	0	0	0	0	0	0	0	1	0	0	0	0	0	0
0	0	0	0	0	0	0	0	0	0	0	0	0	0	0	0
0	0	0	0	0	0	0	1	0	1	0	0	0	0	0	0

(b) 傅里叶变换频谱分布

图 7.11　二维傅里叶变换频率谱分布

图 7.11(a)是16×16、6 比特图像数据阵列，图 7.11(b)是原点在中心、与图 7.11(a)相对应的傅里叶变换域矩阵。由该图可见，在傅里叶变换域中，大部分区域谱能量为零，谱能量主要集中在中心附近少数列率谱上。

2. 阈值编码

在阈值编码方法中，变换后各元的值如超过某一给定的阈值时给予一定的量化层数，并对其幅值编码。对变换的每个元的位置都必须在编码后传输到接收端。一种比较简单的方法是对阈值以下丢弃的无效样本数目进行编码，这也是一种行程长度编码方案。由于这种阈值编码是自适应的，即根据各个不同的图像选取不同的传输元，因此，它的性能多少要比区域编码好些。但在阈值固定的情况下，传输系数的数目和码位数是与图像有关的，这对固定传输率的通信干线是不能适应的。因此，有一种固定码率而自适应地选取阈值的方法。

在图像变换编码中，主要的压缩技术是只传输变换域中某些系数，而把一些幅值小的系数丢弃掉，在接收端对这些丢弃的系数以零代替。也可以在接收端采用频谱外插的方法对这些系数进行估计，实践证明用外插估计的方法对图像质量的改善是明显的。变换压缩的优点是压缩比比较大，抗干扰能力强。因为干扰成分在接收端反变换后分散到全图中去了，对每一个像素的影响不会太大，传输中产生的误差也不会积累。变换压缩的缺点是计算复杂，还难以实时实现。采用变换编码和 DPCM 预测编码相结合的办法可以得到比较好的结果。例如，对 $N\times N$ 图像阵列 $f(m,n)$ 的每一行做一维变换，然后对变换系数进行预测编码，即令

$$F_m(v)=\sum_{n=0}^{N-1}f(m,n)A(n,v)$$

DPCM 产生的差值信号为

$$d(v)=F_n(v)-F_m(v)$$

而系数估值是由前一行的系数加权形成的：

$$\hat{F}_m(v)=a_m\hat{F}_{m-1}(v) \tag{7-46}$$

变换还可以采用多种形式，如余弦变换、傅氏变换、Handamard 变换等。

7.6 图像的分形编码

分形编码是目前公认的 3 种最有前途的编码方法之一(小波变换编码、模型法编码和分形编码)。分形编码是将分形理论应用于图像编码之中。

"分形(Fractal)"这个概念是美国 IBM 公司的数学家 Benoit B Mandelbrot 于 1975 年提出的，其目的是用来解决经典欧几里得几何学难以解决的自然真实图像的描绘问题。fractal 出自拉丁语 fractus，而 fractus 则是 frangere 的形容词形式，即"碎化、分裂"之意。称为分形的结构一般都存在内在的几何规律性，即"比例自相似性"。大自然中的很多景物，如树、云、海岸线，乍看起来似乎毫无规律，其实不然。在一定的标度范围内，对景物图像的局部区域进行放大会发现，其不规则程度与景物本身是一样的或极其相近的，这就是"比例性"；另外，某一局部区域经移位、旋转、缩放等处理在统计意义下与其他局部区域十分相似。

这表明分形绝不是完全的混乱，在它的不规则性中存在着一定的规则性。它同时暗示了自然界中一切形状及现象都能以较小或部分的细节反映出整体的不规则性。

分形图像压缩技术正是利用了图像本身存在的自相似性，利用局部、较小的图像区域映射、变换生成较大的区域，因而消除了图像区域之间的冗余信息，减少了存储图像的比特数，从而达到压缩图像的目的。

分形图像压缩包括 3 个基本的数学模型问题：真实世界的图像模型；图像模型的估计，该估计应与图像分辨率无关，并且以有限数据串表示；利用信息理论(information theory)对图像的有限数据串表示进行编码。

7.6.1　分形编码方法与步骤

由于分形编码出现较晚，至今尚处于继续探索的阶段，现只就迭代函数系统(IFS)方法及步骤简要介绍如下。

以平面点集合与图像为例，迭代函数系统压缩编码大致步骤如下。

1. 图像分割

分割可借助于传统的图像处理技术，如边缘检测、频谱分析、纹理分析等，也可以采用分数维的方法。分割出的图像块最好具有较明显的自相似特征。

首先将原图(集合 X 或图像)预分割(或预分解)为若干分形子图 $X(m)(m=1,\cdots,M)$，使得每一个子图 $X(m)$具有一定的分形结构，即其局部与整体之间保持某种相似特征。

2. 提取迭代函数系统(IFS)代码

在分割完分形子图 $X(m)$之后，对每一个分形子图提取 IFS 代码，其方法如下。

将子图 $X(m)$置于计算机屏幕上，利用人机对话方式，对 $X(m)$进行压缩处理(可有伸缩、平移、旋转和仿射等)。生成 $X(m)$的一个仿射图 $X_j(m)$，这个防射图应该能覆盖原子图 $X(m)$的一部分。于是可得仿射变换。

$$\varphi_j^{(m)}: X^{(m)} \rightarrow X_j^{(m)} \tag{7-47}$$

即通过仿射变换 $\varphi_j^{(m)}$，将子图 $X^{(m)}$ 生成 $X^{(m)}$ 的仿射图 $X_j^{(m)}$。例如，通过原子图 $X^{(m)}$ 上的三点(u_1,v_1)、(u_2,v_2)、(u_3,v_3)，与其仿射图 $X_j^{(m)}$ 上的三点(u_1',v_1')、(u_2',v_2')、(u_3',v_3')之间，可以建立以下的对应关系：

$$\begin{cases} u_1a+v_1b+e=u', & u_1c+v_1d+f=v_1' \\ u_2a+v_2b+e=u', & u_2c+v_2d+f=v_2' \\ u_3a+v_3b+e=u', & u_3c+v_3d+f=v_3' \end{cases}$$

解这个 6 元线性方程图，可得其 6 个仿射参数 a、b、c、d、e、f。每个变换还伴有一个概率 P_j，以表明相对于其他变换它的重要性。但需验证是否满足压缩条件。继续上述过程，直至 $X_j^{(m)}$ 足够多$(j=1,\cdots,Nm)$，使 $X_1^{(m)}\cup\cdots\cup X_{Nm}^{(m)}$能完全覆盖原子图 $X(m)$(各仿射图 $X_j^{(m)}$ 之间允许有所相交)。这个过程也称为拼贴。由此，可得一组满足压缩条件的仿射变换 $\varphi_j^{(m)}$ 的仿射参数集：

$$\{a_j^{(m)},b_j^{(m)},c_j^{(m)},d_j^{(m)},e_j^{(m)},f_j^{(m)},p_j^{(m)}\}$$

其中伴生概率 $p_j^{(m)}$ 常取为 $1/N$ 或 $\mu(Nm)/\mu(X^{(m)})$(如果对任意 i、j,有 $\mu(X_j^{(m)})\cap X_j^{(m)}=0$ 的话,$\cap$ 为交集)。这个仿射参数集即构成了原子图 $X^{(m)}$ 的 IFS 代码。为了加速 IFS 代码的提取,可建立压缩映射图库,以备查选。子图 $X^{(m)}$ 的 IFS 代码并不唯一。在用 $X_j^{(m)}(j=1,2,\cdots,N_m)$ 覆盖 $X^{(m)}$ 的过程中,仿射图 $X_j^{(m)}$ 具有相当大的主观随意性。因此,为使 IFS 代码较好地重建原子图 $X^{(m)}$ 且失真较小,覆盖图之间应尽可能贴近。

假设原总图 X 被分割为 m 个子图,每个子图又有 $7N_m$ 个 IFS 代码,则原总图 X 的 IFS 代码总数为

$$7\sum_{m=1}^{M}N_m = 7MN(\text{若假定 } N_m \text{ 这一个常数 } N) \tag{7-48}$$

这里的 7 即上述仿射参数(a、b、c、d、e、f、p)个数。显然,N(或 m)越大,则仿射图 $X_j^{(m)}$ 的 IFS 代码集 $X_j^{(m)}\cup\cdots\cup X_{Nm}^{(m)}$ 越贴近子图 $X^{(m)}$,而子图 $X^{(m)}$ 也就越逼近原总图 X。然而,N(或 m)越大,虽然图像编码的失真度较小了,但 IFS 代码个数却增多,压缩比下降;反之,若 N(或 m)越小,数据压缩比就越高,但重建图像的质量却下降了。因此,一般要综合权衡压缩比和失真度两者的要求,来折中选取适当的分割子图的个数 M 和 IFS 代码的个数 $N_m(N)$。

该方法需要人工参与,这个过程中需要注意以下几个方面。

(1) 每一块的"拷贝"必须小于原块,以保证仿射变换的收缩性,拷贝大小依图像性质而定,一般取原块尺寸的 1/2 到 1/8。

(2) 用于拼贴的每个拷贝之间最好为不相连的或紧相连的,而不要有重叠或者有空缺,这会影响图像的不变测度。对图形有空缺或重叠时,这部分的"质量"在计算时不能复用或者被简单地丢弃,并最终要保证各 P_i 之和等于 1。

3. 仿射变换的概率 P_i 的确定

P_i 的确定仍可用前面介绍的方法,即:

$$P_i=\frac{|\mathrm{Det}A_i|}{\sum_{i=1}^{N}|\mathrm{Det}A_i|}=\frac{|a_id_i-b_ic_i|}{\sum_{i=1}^{N}|a_id_i-b_ic_i|} \tag{7-49}$$

这种方式确定变换概率其实是基于变换后各图像块的相对面积,计算速度较快,但它是建立在均匀测度的假设上的,即吸引子上的能量是均匀分布的,相同大小的区域具有相同的能量。但这对灰度图像处理是行不通的。有时经仿射变换后的某个较大区域所包含的灰度能量反而很小。为此,可以重新定义概率的求取。令图像块 T_m 的能量为 Q_m,则

$$Q_{T_m}=\sum_{(i,j)\in T_m}f(x,y)$$

此处,$f(i,j)$表示点 $f(i,j)$处的图像灰度,则可定义概率如下:

$$P_i=\frac{Q_{\omega_i}(T_m)}{Q_m} \tag{7-50}$$

分子表示了图像块经仿射变换后的能量,因而较客观地反映了图像内部灰度分布的情况。

4. 使用分形库

图像经分割后生成的子像块有些是很相似的、典型的和子相似的。为此可以设计分形

库，在库中存储一些有意义的小的形状，当然这些小形状并不是以图像格式存放的，而是以它的 IFS 参数存放的。在拼贴时，可以将子像块与分形库中的小形状进行匹配，匹配的误差可以由事先确定的度量方式求得，如均方误差等。当子像块与分形库中的某个小形状相近时，可以用该形状的 IFS 参数来替代该子像块。另外，当获得了某一相近的小形状后，还可以对其 IFS 参数做细调，以获得更佳的近似度。

5. 对 IFS 代码进行编码

获得了原总图 X 的 $7\sum_{m=1}^{M}N_m$ 个 IFS代码之后，可按子图 $X^{(m)}$ 或仿射图 $X_j^{(m)}$ 的预测加权，用常规编码方法，对 IFS 代码进行编码。

总之，分形理论用于图像编码之所以有效，是因为有其客观存在的事实依据，即自然界普遍存在分形物体，它们表面上具有非常复杂的统计特性和视觉结构，但本质上却只有很少的特定信息含量，可以用几条简单的确定性规则迭代出来。这突破了建立在统计信息理论基础上的传统图编码技术，使编码技术有所前进。但是，自然界的景物千差万别，要对某一具体图像选择出其迭代函数系统代码，是十分困难的。有许多问题尚待深入探索。

7.6.2　自动分形图像编码

前面讲到了交互的分形图像压缩方法，由于人的参与，很容易找到图像中的自相似子像块及自相似方式，因而往往能获得较高的图像压缩比。但这种方法的实际应用价值并不高，因为很多情况下是不可能由人工参与的。事实上，由计算机本身来寻找自相似结构的过程并不那么简单，这也是分形压缩技术要解决的关键问题。目前已经提出了一些自动分形压缩的技术和方法，这些方法的效果与交互压缩方法相比，相差甚远，但与其他非分形压缩方法相比，有其独特的优越性。

1. 局部迭代函数系统 LIFS

为了说明这种方法，下面先说明 6 个概念。

(1) 设(X,d)为一紧距离空间，D 为 X 的一个非空紧子集。定义映射 ω: $D\rightarrow X$，s 为一实数，$0\leqslant s<1$，如果

$$d(\omega(x),\omega(y))\leqslant s\cdot d(x,y),\quad \forall x,y\in D \tag{7-51}$$

则称 ω 为在(X,d)上的局部压缩映射，其中 s 为 ω 的压缩因子。

(2) 设(X,d)为一紧距离空间，令 ω_1：$D_i\rightarrow X$ 是在(X,d)上具有压缩因子 s_i：$0\leqslant s_i<1$ 的局部压缩映射，则

$$\{X:\omega_i:D_i\Rightarrow x,\quad i=1,2,\cdots,N\} \tag{7-52}$$

称为一个局部迭代函数系统(Local Iterated Functional System，LIFS)。

(3) 设 S 表示所有 X 子集的集合，则可以定义算子 W_{local}：$S\rightarrow X$，形式为

$$W_{\mathrm{local}}(B)=\bigcup_{i=1}^{N}\omega_i\left(D_i\bigcap B\right),\quad \forall B\in S \tag{7-53}$$

如果 A 是 X 的非空紧子集，且 $W_{\mathrm{local}}(A)=A$，则称 A 为局部 IFS 的吸收子。

一个局部 IFS 也许没有吸引子，也许有多个吸收子，如果 A 和 B 都为某个局部 IFS 的吸收子，则 $A \cup B$ 也是其吸收子。这意味着，如果一个 LIFS 有吸引子，则一定可以找到其最大的吸引子，这可以通过对吸引子的并（$\cup$）运算得到。前面所说的 LIFS 的吸引子 A 正是指这个最大的吸引子。

定义一个 X 的非空紧子集序列$\{A_n: n=0,1,2,\cdots,N\}$为

$$A_0 = X$$
$$A_n = \bigcup \omega_i(R_i \cap A_n - 1), \quad n = 1,2,3,\cdots$$

可以证明

$$A_0 \supset A_1 \supset A_2 \supset A_3 \supset \cdots$$

这意味着，$\{A_n: n=0,1,2,3,\cdots\}$是一个越来越小的紧子集序列。特别地，一定存在一个非空紧子集合 $A \subset X$，满足

$$\lim_{n\to\infty} A_n = A$$

$$A = \bigcup_{i=1}^{N} \omega_i\left(R_i \bigcap A\right) = W_{\text{local}}(A) \tag{7-54}$$

A 就是该 LIFS 的一个吸引子，事实上，A 即是其最大的吸引子。

(4) 如果 $\omega: R^3 \to R^3$ 是一个映射，使 $\omega(x,y,z_1)=(x',y',z_1')$ 以及 $\omega(x,y,z_2)=(x',y',z_2')$，如果存在一个正实数 $0 \leqslant s < 1$，使 $|z_1'-z_2'| \leqslant s \cdot |z_1 - z_2|$，则称 ω 是 Z 方向压缩的，并且(x',y')是独立于(z_1,z_2)的。

对于灰度图像，$s<1$ 并非是必要的。事实上，$s<1.2$ 就是安全的。

(5) 设 f、g 是两个子图像，两个子图像的差用两种方法定义。

① 上确界定义：

$$d_{\sup}(f,g) = \sup_{x,y\in R} |f(x,y) - g(x,y)| \tag{7-55}$$

② 均方根定义：

$$d_{rms}(f,g) = \sqrt{\int_R f(x,y) - g(x,y)\mathrm{d}x\mathrm{d}y} \tag{7-56}$$

(6) 如果 ω_1、ω_2、$\cdots$、ω_N 是 Z 方向的压缩映射，则定义

$$W = \bigcup_{i=1}^{N} \omega_i \tag{7-57}$$

在上确界距离是压缩的。

2. 基于 LIFS 的自动分形图像压缩

真实世界中有些图像由于存在较好的局部与整体的相似性，因而利用 IFS 系统对图像进行分形编码会取得较好的效果。但更多的图像则只是存在局部与局部的相似性，即图像的某个局部相似于图像的另一局部，因而可以用图像自身的某一部分的小拷贝去拼贴自己，这与 IFS 中用图像自身的小拷贝去拼贴自己是不同的。显然 LIFS 系统为这类图像的压缩提供了强大的理论基础。

1) 分块及变换

(1) 图像分块：设 $G \subset R$ 是一幅给定的黑白二值图像，R 为图像的支撑，把 G 划分为不

重叠的块$\{R_i, i=1,2,\cdots,N\}$，这些块称为值域块(range block)，使 $G=R_1\cup R_2\cup\cdots\cup R_N$，且 $R_i\cap R_j=\varphi$。$i\neq j$ 时，再把 G 划分为较大的可以交迭的块，称为定义域块(domain block)，用$\{D_j\}$表示。对于任一 R_i，寻找某个 D_j，使得 D_j 通过某个仿射变换 ω_i 近似于 R_i，即 $R_i\approx\omega_i(D_j)$，也即 $G\cap R_i\approx\omega_i(G\cap D_i)$，如图 7.12 所示。

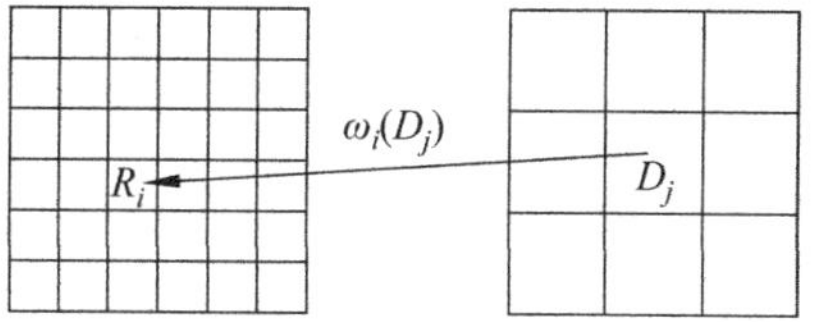

图 7.12　定义域块与值域块的映射

(2) 误差度量：R_i 与 $\omega_i(D_j)$之间的差(距离)可由上述定义的均方根误差来度量，或可简单地采用上确界定义。

(3) 仿射变换：对于灰度图像，此时的仿射变换可以写成下面形式：

$$\omega_i\begin{bmatrix}x\\y\\z\end{bmatrix}=\begin{bmatrix}a_i & b_i & 0\\c_i & d_i & 0\\0 & 0 & s_i\end{bmatrix}\begin{bmatrix}x\\y\\z\end{bmatrix}+\begin{bmatrix}e_i\\f_i\\o_i\end{bmatrix}\tag{7-58}$$

其中，z 为图像中点(x,y)处的像素灰度值。s_i、o_i 分别表示灰度变换的对比度系数和亮度偏移量。上述公式中的参数 a_i、b_i、c_i、d_i 体现了从 D_i 到 R_i 的几何映射关系。对一个方块像素块，通常采用 8 种对称变换方式(实际编码时，为提高速度，常选用 4 种)：

变换代号	距阵	含义
0	$\begin{bmatrix}1 & 0\\0 & 1\end{bmatrix}$	恒等变换
1	$\begin{bmatrix}1 & 0\\0 & -1\end{bmatrix}$	沿Y轴反射
2	$\begin{bmatrix}-1 & 0\\0 & 1\end{bmatrix}$	沿X轴反射
3	$\begin{bmatrix}-1 & 0\\0 & -1\end{bmatrix}$	180°旋转
4	$\begin{bmatrix}0 & 1\\1 & 0\end{bmatrix}$	沿$Y=X$反射
5	$\begin{bmatrix}0 & 1\\-1 & 0\end{bmatrix}$	90°旋转
6	$\begin{bmatrix}0 & -1\\1 & 0\end{bmatrix}$	270°旋转
7	$\begin{bmatrix}0 & -1\\-1 & 0\end{bmatrix}$	沿$Y=-X$反射

现在就一幅 256×256×8 的图像讨论基于 LIPS 的自动分形编码算法。

① 对图像 f 进行值域块(range block)划分：设 $R_i=8\times8$ 为值域块，各值域块互不交叠又恰好接触，即：

$f=\{\cup R_i, i=1,2,\cdots,1024\}$，且 $R_i\cap R_j=\Phi$，当 $i\neq j$ 时。

② 再把图像进行定义域块划分，令 $D_i=16\times16$ 为定义域块，D_i 是交迭的，相邻 D 块相隔两个像素，形成图像的$\{D$ 库$\}$。

在进行搜索匹配之前，首先把图像进行空间上的压缩，压缩方法为：相邻 4 个像素压缩成一个像素，其灰度值为四像素灰度值的平均。D_1 压缩成 D_i'，D_i'大小为 8×8，且 D_i'相邻差一个像素，从而形成了新的$\{D'$库$\}$。

③ 在搜索匹配过程中，计算 s_i、o_i，确定 ω_i，设 R_i：$b_1,b_2,\cdots,b_n$(每点灰度)，D_i'：$a_1,a_2,\cdots,a_n$(每点灰度)。

$$R=\omega^2(D)=\sum_{i=1}^{n}(S\cdot a_i+O-b_i)^2\tag{7-59}$$

为求得 R 的极小值，须满足：

$$\frac{\partial R}{\partial S}=0,\qquad \frac{\partial R}{\partial O}=0$$

从而

$$S=\left[n\sum_{i=1}^{n}(a_ib_i)-\sum_{i=1}^{n}a_i\sum_{i=1}^{n}b_i\right]-\left[n\sum a^2-\left(\sum_{i=1}^{n}a_i\right)^2\right]$$

$$O=\left[\sum_{i=1}^{n}b_i-S\cdot\sum_{i=1}^{n}a_i\right]\Big/n$$

可以通过对图像进行灰度增强来简化 s_i、o_i 的求解：

$$g(x,y)=\frac{d-c}{b-a}f(x,y)+C$$

则 S_i 可简化为

$$s_i=\frac{\max\{f(i,j)\}-\min\{f(x,y)\}}{\max\{g(i,j)\}-\min\{g(x,y)\}}$$

或

$$\begin{cases}s_i=\dfrac{1}{\text{var}_g}\displaystyle\sum_{(i,j)\in R,D}(f(i,j)-\overline{f})(g(i,j)-\overline{g})\\ \text{vag}_g=\dfrac{1}{n}\displaystyle\sum_{(i,j)\in R,D}(g(i,j)-\overline{g})^2\end{cases}\tag{7-60}$$

从而

$$O=\overline{R}_i-S\cdot\overline{D}'_i\tag{7-61}$$

2) 算法的基本步骤

(1) 准备工作。

① 打开图像文件。

② 创建建立变换代码的文件。

③ 建立变换文件 header(长、宽等参数)。

④ 为读出图像文件申请内存空间。

⑤ 为存放空间压缩图像 reduced-image 申请内存空间。

⑥ 生成 reduced-image。

⑦ 为搜索匹配过程做预备工作，即把要用到的参数一并计算后放在一个链表中：

$$R_i:\ n\sum a_i{}^2,\sum a_i,\cdots\rightarrow\cdots$$

$$R_i:\ \max(R_i),\max(R_i),\cdots\rightarrow\cdots$$

$$D_i:\ \sum B_i,\cdots\rightarrow\cdots$$

(2) 逐一读出 R 块，搜索 D' 块，找最佳匹配的 D'_j：

$$\text{for}(D'_y=0,D_y<=\text{RH\_SIZE},D'_y{+}{+})$$

$$\text{for}(D'_x=0,D_x{}'<=\text{RW\_SIZE},D'_x{+}{+})$$

① 指定一个 D_{rms} 大值。

② 把以 (D'_x,D'_y) 为顶点的 D' 块(记为 D'_i)复制到数组中。

③ 计算与 R_i 匹配的 $\omega_i(s_i, o_i)$。

④ 计算 (R_i, D'_i) 的 D_{rms}，判断是否需要更改。

⑤ 若 D'_i 未做完对称变换，则做对称变换，转 3，否则进入下一 R 块。

解码时，迭代结束条件可为 $d(A_{n+1}-A_n)<T_\varepsilon$，其中 T_ε 为一设定的阈值。

综上所述，解码后生成的图像块 R_i 可表示为

$$R'_i \times s_i \cdot T_i \cdot (T_i(D_j)) + o_i$$

其中，s_i 可理解为对比度系数，T_i 为空间变换，o_i 为亮度偏移量。解码后的图像块 R'_i 与原图像块 R_i 的距离为

$$d(R_i, R'_i) = \frac{1}{B_i^2}\left[\sum_{l=1}^{B_i}\sum_{m=1}^{B_i}(R_i(l,m) - R'_i(l,m))^2\right]$$

其中，B_i 为图像块 $R_i(R_i{}')$ 的边长。

7.7　图像的小波变换编码

由于小波变换在空间和频谱上都有局域性，并且小波函数具有多分辨特征，因此是处理图像数据问题的比较理想的工具。本节将给出小波变换在图像数据编码等方面的基本方法和应用。

7.7.1　小波变换编码一般方法

数据压缩的目标是对给定的数据集合用数据量比它小的集合来表示。这时出现两种情形：有失真压缩和无失真压缩。利用小波变换来实现的数据压缩一般都是有失真的。不过由于图像数据包含太多对人眼睛的分辨能力来说是冗余的数据，如果丢失的正是这些数据，对图像的品质来说并无真正的影响。

假定小波基 $\Phi_{m,n}(t)=2^{m/2}\Phi(2^m t-n)$ 是一组标准正交基，则信号 $f(t)$ 可以表示成基函数的无穷级数形式：

$$f(t) = \sum_{m=-\infty}^{\infty}\sum_{n=-\infty}^{\infty} D_{m,n}\,\Phi_{m,n}(t)$$

由于讨论的信号都是在有限时间区域内的，所以上式的求和对 m、n 来说也是在有限范围内的，即

$$f(t) = \sum_{m=m_0}^{m_1}\sum_{n=n_0}^{n_1} D_{m,n}\,\Phi_{m,n}(t)$$

这样就可以用数据集合 $\{D_{m,n}\}$ 来表示一维信号 $f(t)$。希望有一个包含更少系数的函数来逼近 $f(t)$，即给定误差 ε（对无失真压缩，$\varepsilon=0$），寻找下列函数：

$$\bar{f}(t) = \sum_{m=m'_0}^{m'_1}\sum_{n=n'_0}^{n'_1} D_{m,n}\,\bar{\Phi}_{m,n}(t)$$

使得 $\| f(t)-\bar{f}(t) \| < \varepsilon$，并且 $(m'_1-m'_0)\times(n'_1-n'_0)<(m_1-m_0)\times(n_1-n_0)$。这里的关键问题是要寻找另一组小波基函数 $\{\Phi_{m,n}(t)\}$。

现在只看最简单的一种情形，即在一种固定的基下面怎么样实现有失真的数据压缩。

这里的做法是对信号按小波基展开的系数从大到小进行重新排列，即

$$f(t)=\sum_{k=1}^{M}C_k\Phi_k(t) \tag{7-62}$$

其中，$M=(m_1-m_0)\times(n_1-n_0)$，$\Phi_k(t)(k=1,2,\cdots,M)$是$\Phi_{m,n}(t)(m=m_0,\cdots,m_1,n=n_0,\cdots,n_1)$的一个重新排列，并且$|C_1|\geqslant|C_2|\geqslant\cdots\geqslant|C_M|$，构造信号函数：

$$\bar{f}(t)=\sum_{k=1}^{\overline{M}}C_k\Phi_k(t)$$

其中，$\overline{M}<M$，则$f(t)$与$\bar{f}(t)$的误差(L_2模意义下的)为

$$\begin{aligned}\|f(t)-\bar{f}(t)\|_2&=\sqrt{<f(t)-\bar{f}(t),f(t)-\bar{f}(t)>}\\&=\sqrt{\left\langle\sum_{i=\overline{M}+1}^{M}C_i\Phi_i(t),\sum_{j=\overline{M}+1}^{M}C_j\Phi_j(t)\right\rangle}\\&=\sqrt{\sum_{i=\overline{M}+1}^{M}\sum_{j=\overline{M}+1}^{M}C_iC_j<\Phi_i(t),\Phi_j(t)>}\\&=\sqrt{\sum_{k=\overline{M}}^{M}C_k{}^2}\end{aligned}$$

只要$\sqrt{\sum_{k=\overline{M}}^{M}C_k{}^2}<\varepsilon$，用$\bar{f}(t)$来替代$f(t)$就实现了数据压缩。

有时为了计算的简便，也采用L_1模意义下的数据压缩。对给定的ε，由于$|C_1|\geqslant|C_2|\geqslant\cdots\geqslant|C_M|$，只要$|C_m|>\varepsilon$，$|C_{m+1}|\leqslant\varepsilon$就可以用

$$\bar{f}(t)=\sum_{i=1}^{m}c_i\varphi_i(t) \tag{7-63}$$

来替代$f(t)$。这时的直观解释是振幅小于ε的信号将被滤放。

7.7.2 利用正交小波变换实现图像编码

在实际应用中，尺度参数s不必连续取值，仅取离散值即可，为了便于计算，s一般取二进制序列值($s=2^j$)，以一维为例：

$$\Psi_s(x)=\Psi'_2(x)=\frac{1}{2^j}\Psi\left(\frac{x}{2^j}\right)=2^{-j}\Psi(2^{-j}x)$$

这时二进制小波变换就可以表示为

$$W_sf(x)=W_2^jf(x)=f\cdot\Psi_2^{-j}$$

上式是一个二进制变换序列，W称为二进小波算子，因此有

$$Wf=\{W_2^jf(x)\}_{j\in z}$$

在信源端对信号或图像进行变换的目的无论是为了存储还是为了传输，在信宿端接收到这些被变换和分解的分量数据都必须能够恢复出原信号或图像。这是数学物理中的一类反问题，无疑，信源在Hadamard意义下是适定的(即解存在且唯一，并连续依赖于数据)，但是反问题并不都是适定的。能不能根据$S_2^jf(x)$和$W_2^jf(x)$的数据资料恢复出满意的原信号$f(x)$是需要仔细考虑的问题。

当给定信号$f(x)\in L^2(R)$及其二进小波变换$\{W_2^jf(x)\}$作为条件时，如何恢复图像，可

以通过以下步骤来实现。

(1) 确定$|W_2^j f(x)|$的局部极大值的位置及值。

(2) 根据$|W_2^j f(x)|$的极大值建成图像的多尺度边缘链。

(3) 由图像多尺度边缘重构图像。

由于$|W_2^j f(x)|$是离散值阵列,因此求其极值的位置非常容易,这里不做详细的讨论。怎样根据$|W_2^j f(x)|$的极大值建成图像的多尺度边缘链呢?现在假定已经得到了原图像$f(x,y)$的有限形式的二进小波变换$\{W^x 2^j f(n,m)\}_{n,m\in z,j\in J}$及$\{W^y 2^j f(n,m)\}_{n,m\in z,j\in J}$,它们分别是沿水平方向和垂直方向的(在$2^j$尺度下光滑化了的)$f(x,y)$的偏导数的离散值,因而对$y$固定时,$|W^x 2^j f(x,y)|$的局部极大值点是$f(x,y)$(在$2^j$尺度下光滑化之后)在水平方向上变化比较剧烈的点,而$|W^y 2^j f(x,y)|$的局部极大值点则对应于垂直方向上变化比较剧烈的点,实际上得到是离散值,$\{W^x 2^j f(n,m)\}_{n,m\in z,j\in J}$及$\{W^y 2^j f(n,m)\}_{n,m\in z,j\in J}$,因此,由此确定的极值点的位置与真实位置有一定的偏差,这一点要引起注意,后面将对此再做分析。

注意到$\{W^x 2^j f(n,m)\}_{n,m\in z,j\in J}$及$\{W^y 2^j f(n,m)\}_{n,m\in z,j\in J}$的绝对值的局部极大值点实际上在$(x,y)$平面上形成两组极大值曲线,这两组曲线是十分重要的,它们往往与图像的边界相对应。但是,由于实际上得到的只是离散点,因此,必须把离散的局部极大值点连成极大值曲线,当j越大因而尺度也越大时,每条曲线的极大值的变化也越光滑。因此,把位置与幅度都十分接近的归为一组。实际上,把$\{W^x 2^j f(n,m)\}_{n,m\in z,j\in J}$的点从上到下相连,每一个极大值点至少与上一行或下一行的某一极大值点相连,对$\{W^y 2^j f(n,m)\}_{n,m\in z,j\in J}$则按列连接。

一条极大值曲线的长度与平均振幅是两个重要的量,这两个量的乘积称为一条极大值曲线的强度。强度越大的极大值曲线也越重要。

在二元问题中,还引进

$$Mf(x,y) = \sqrt{|\{W^x 2^j f(x,y)\}|^2 + |\{W^y 2^j f(x,y)\}|^2}$$

和

$$A f_{2^j}(x,y) = \arctan \frac{W^x 2^j f(x,y)}{W^y 2^j f(x,y)}$$

它们分别称为二元二进小波变换的模和幅角。

在每一个尺度数2^j上,二进小波变换的局部极大值点是(x,y),在该点上,$Af_2^j(x,y)$在沿由$Af2^j(x,y)$给定的梯度方向上为局部极大。

这种方式记录二进小波变换的局部值的好处在于,对于极值点的位置,只需要一张“图表”,而不像分别记录$|W^x 2^j f(x,y)|$与$|W^y 2^j f(x,y)|$的局部极值那样需要两张“图表”。

在上述基础上,可以实现对图像数据的压缩,由于图像的真正边缘应该是多尺度小波变换的局部极值,因此,在已经得到多尺度极值位置(即极值曲线)的基础上,可以做正交图,而得到一张图表,把这张图表看成是多尺度极值的共同极值点,但是极值的强度则仍需按多尺度记载。为进一步压缩数据,还可以用曲线拟合的办法来记录极值曲线的位置,用经验公式来记录多尺度极值的强度,这些都有现成的数学方法,不再细谈了。

顺便指出,多尺度极值的强度可以提供原图像边缘的奇异性指数。而不同的奇异指数反映了边缘的不同点。这正是图像进一步压缩以及图像特征抽取的依据。

由图像的多尺度边缘恢复图像的算法：根据上面提到过的理由，实际上要做的只是由图像的多尺度边缘恢复到图像的二进小波变换，尽管人们在图像中使用的是二元二进小波变换，但$|W^x 2^j f(x,y)|$的$|W^y 2^j f(x,y)|$的局部极值的抽取本质上是一元极值问题。因此，只要讨论清楚一维算法即可。此外，由多尺度边缘恢复出小波变换，实际上是在各个尺度上分别进行的。因此，不失一般性，可假定$j=0$，在这一尺度上来讨论算法实现问题，先假定$h(x)$是任一可积绝对的函数。

现设$W_2^0 f(x)$的极值点为

$$(x_0, y_0)\cdots,\cdots(x_n, y_n)$$

要求一个函数$g(x)\in H^1(x)$(一阶连续函数)，且g也仅以$(x_0,y_0)\cdots,\cdots(x_n,y_n)$为极值点，并使

$$\int_{-\infty}^{\infty}(|g(x)-h(x)|^2+|g'(x)-h'(x)|^2)\mathrm{d}x$$

为最小。现设$y_i<y_{i+1}$，令$\varepsilon(x)=g(x)-h(x)$，则在(x_i,x_{i+1})上：

$$\begin{cases}\varepsilon(x_i)=g(x_i)-h(x_i)=y_i-h(x_i)\\ \varepsilon(x_i+1)=y_{i+1}-h(x_{i+1})\\ \dfrac{\mathrm{d}g(x)}{\mathrm{d}x}\geqslant 0, \quad 即 \quad \dfrac{\mathrm{d}h(x)}{\mathrm{d}x}+\dfrac{\mathrm{d}\varepsilon(x)}{\mathrm{d}x}\geqslant 0\end{cases}$$

且

$$\int_{x_i}^{x_{i+1}}|\varepsilon(x)|^2+|\varepsilon'(x)|^2)\mathrm{d}x$$

为最小。

回到离散的模型，则$x_i=m_i, x_{i+1}=m_{i+1}$，其中，$m_i, m_{i+1}\in Z$，上式的离散形式为

$$\begin{cases}\varepsilon(m_i)=h(m_i)\\ \varepsilon(m_i+1)=y_{i+1}-h(m_{i+1})\\ \varepsilon(n+1)+h(n+1)\geqslant\varepsilon(n)+h(n)\end{cases}$$

对上式的极小化的离散形式，要涉及$\varepsilon(x)$的模似表达形式，比如设

$$\rho(x)=\begin{cases}1-|x| & 当|x|<1\\ 0 & 当|x|\geqslant 1\end{cases}$$

则若

$$\varepsilon(x)=\sum_{n=-\infty}^{\infty}\varepsilon(n)p(x-n)$$

时，通过计算可以得到

$$\int_{m_i}^{m_{i+1}}\left(|\varepsilon(x)|^2+\left|\frac{\mathrm{d}\varepsilon(x)}{\mathrm{d}x}\right|^2\right)\mathrm{d}x=\frac{1}{3}\sum_{n=m_i}^{m_{i+1}^{-1}}([\varepsilon(n+1)+\varepsilon(n)]^2-\varepsilon(n)\varepsilon(n+1))+\sum_{n=m_i}^{m_{i+1}}[\varepsilon(n)-\varepsilon(n+1)]^2$$

当$m_i<n<m_{i+1}$时，与n相关的项是

$$\frac{8}{3}\varepsilon^2(n)-\frac{5}{3}\varepsilon(n)\varepsilon(n+1)-\frac{5}{3}\varepsilon(n)\varepsilon(n-1)$$

因此，要使积分值达到极小，应有

$$\frac{16}{3}\varepsilon(n)-\frac{5}{3}\varepsilon(n+1)-\frac{5}{3}\varepsilon(n-1)=0 \qquad m_i<n<m_{i+1} \tag{7-64}$$

结合边界条件，最后得到

$$\begin{cases}\varepsilon(m_i)=y_i-h(m_i)\\ \dfrac{16}{3}\varepsilon(n)-\dfrac{5}{3}\varepsilon(n+1)-\dfrac{5}{3}\varepsilon(n-1)=0 \qquad m_i<n<m_{i+1}\\ \varepsilon(m_{i+1})=y_{i+1}-h(m_{i+1})\end{cases} \tag{7-65}$$

可以通过追赶法解出 $\varepsilon(n)$，由此得到 $\{g(n)=\varepsilon(n)+h(n)\}$ 不一定是增序列。可以用下面的方式来修正 $\{g(n)\}$ 之值：如果 $g(\bar{n})$ 是极值点，则一定存在 n_a，n_b，$n_c<\bar{n}<n_b$ 且 $g(n_a)<g(n_b)$，总假定 n_a、n_b 是满足条件的最邻近点，现令 $g(n)=\dfrac{g(n_a)+g(n_b)}{2}$（当 $n_a<n<n_b$），于是修正后的 $\{g(n)\}$ 不再有极值点了。

可以计算出完成该算法总的计算复杂度为 $O(N\log N)$，N 是原始信号的非零样本点。

7.7.3　图像编码的 KL 变换及小波包快速算法

已经知道 KL 正交变换方法，虽然在理论上它是压缩图像数据的好方法，但由于计算量太大难以在实际问题中得到应用。概括起来说，KL 变换是寻找正交变换 A，它把图像的协方差矩阵 $\boldsymbol{C}s(n,l)(n,l=1,2,\cdots,N)$ 转换成相似矩阵 $\boldsymbol{C}_B$ 而实现对角化，然后根据特征值大小删除一大部分图像分量，使产生的均方误差最小。本质上，这种做法等价于寻找一组正交基。Wickerhauser 成功地利用小波包来解决了这个问题。它的基本思路是：根据具体问题建立一个目标函数 H，它或者是均方误差函数，或者是某种阈值函数（如图像的分量绝对值大于 ε 的个数），然后从小波包中按目标函数最小化来选择一组最优正交基，从而展开图像函数，假定目标函数 H 已经取定。

现从一给定的正交小波基出发（这里只以一维情形为例，二维情形完全类似，只是计算稍繁而已），设取定的基本小波为 $\varphi(x)$ 与 $\phi(x)$，由 $\varphi(x)$ 与 $\phi(x)$ 的伸缩与平移 $2^{j/2}\varphi(2^jx-n)$，$2^{j/2}\phi(2^jx-n)$，$j,n\in Z$ 生成的子空间为

$$\cdots\subseteq V_{-1}\subseteq V_0\subseteq V_1\subseteq\cdots$$
$$\cdots\subseteq W_{-1}\subseteq W_0\subseteq W_1\subseteq\cdots$$

它们有如下关系：

$$V_{j+1}=V_j\oplus W_j,\ \overline{\underset{m\in Z}{U}V_m}=L^2(R),\ \bigcap_{m\in Z}V_m=\{0\}$$

当 N 充分大时：

$$\begin{aligned}L^2(R)\approx V_N&=W_{N-1}\oplus V_{N-1}=\cdots\\&=W_{N-1}\oplus\cdots\oplus W_1\oplus W_0\oplus\cdots\oplus W_s\oplus V_s\end{aligned}$$

取 s 充分小，使 $V_s\approx\{0\}$，则有

$$V_N\approx W_{N-1}\oplus\cdots\oplus W_1\oplus W_0\oplus\cdots\oplus W_s$$

因此对 V_N 中的函数 f 可以用 W_{N-1}、W_{N-2}，…、W_s 中的基来展开，也即用正交小波基来展开 f。但是正如前面所讨论的，当 j 增大时，必然导致相应小波基的频谱窗口增宽的缺点，利用正交小波来进一步分解 $W_j(j\geqslant 1)$ 就能克服这一缺点。采用使目标函数 H 取极小值的原则在 W_j 中选取最佳基的基，利用这种小波包中的基做正交变换来压缩数据，效果就比单纯用小波基好得多。下面以 W_j 为例来说明最佳基的选择过程。设与每一个小波包基对应的目标函数值都已经事先算出，整个过程如表 7.4 所示。

表 7.4　运算过程

W_j				50			
U_{j-1}^2		20		U_{j-1}^3		22	
U_{j-2}^4	11	U_{j-2}^5	12	U_{j-2}^6	13	U_{j-2}^7	14
U_{j-3}^8 1	U_{j-3}^9 2	U_{j-3}^{10} 3	U_{j-3}^{11} 4	U_{j-3}^{12} 5	U_{j-3}^{13} 6	U_{j-3}^{14} 7	U_{j-3}^{15} 8

假定事先规定小波基到第 $j-3$ 级为止。由于所采用的目标函数 H 对正交基具有可加性，因此，可以从下到上进行比较来选取最优小波基。例如：

$$H(U_{j-2}^4)=11,\quad H(U_{j-3}^8)=1,\quad H(U_{j-3}^9)=2$$

虽然

$$U_{j-2}^4=U_{j-3}^8\oplus U_{j-3}^9$$

由于

$$1+2<11$$

因此，选择 U_{j-3}^8、U_{j-3}^9，而不选择 U_{j-2}^4。同样：

$$H(U_{j-2}^7)=14,\quad H(U_{j-3}^{14})=7,\quad H(U_{j-3}^{15})=8 \tag{7-66}$$

虽然

$$U_{j-2}^7=U_{j-3}^{14}\oplus U_{j-3}^{15}$$

由于

$$14<7+8$$

因此，选择 U_{j-2}^7，而不选择 U_{j-3}^{14}、U_{j-3}^{15}。从下向上依此类推，得到的最佳小波基如下：

$$U_{j-3}^8,\quad U_{j-3}^9,\quad U_{j-3}^{10},\quad U_{j-1}^3 \tag{7-67}$$

用此种方法既实现了对信号的压缩，又尽可能保留了信号的细节特征。

第8章

数字图像分析

图像分析是从图像中提取有用的信息或数据，一般是通过对图像中的不同成分或不同区域，根据其必须相互关系进行划分和描述（如位置、大小、形态等），从中提取所需的信息。与图像分析含义相同或相近的术语有图像分割、图像信息提取、景像描述、自动像片诊断以及图像模式识别等。

图像分析与其他处理技术（增强、恢复及编码等）的一个重要不同点在于其处理结果或输出产品不再是带有随机分布性质的图像，而是内容比较确切的图形、图件或数据值。图像分析不限于一般的模式识别或图像波谱信息分类，还包括在空间上各种复杂变化及其相互关系的分析和识别。

图像分析需要以更具体的知识和目的为基础，其结果也要求更接近于诊断成果和实际应用的要求，因而其发展的方向是走向人工智能系统。这里具体的知识和目的包括对不同物体的波谱特征的了解及关于人体及结构特征等的分布特征和实际意义的知识等。

医学图像的分析要分为两个方面，即波谱信息的图像分析及空间信息的图像的分析。前者的主要内容是多变量图像分类方法及有关的统计分析；后者一般是由单维图像或单组分（如第一主组分）图像的灰阶（亮度值）空间变化出发，当然，不少图像空间信息分析方法或算法也可以应用于多维图像及非图像数据。

图像分析的基本概念是将图像中有意义的特征或者需要应用的特征提取出来。这些特征可以是图像场的原始特性，如物体占有区的像素灰度值、物体轮廓曲线和纹理特征等。也还可以是空间频谱，或直方图特征等。不同种类的图像，不同的应用要求所要求提取的特征是不相同的。当然，特征提取方法也就不同。因此没有唯一的标准分割方法。图像分析方法很多，从分析依据角度出发，可以分为相似性分析和非连续性分析。相似性是指图像中间一区域的像素的某种特性应是类似的，如灰度级相同。非连续性是指图像中一个区域到另一个区域像素的某种特性突变，如灰度级突变。另一种是依照工作对象来分类，一般可分为：以逐个像素为基础的点相关分析和以区域为基础的区域相关分析。还可以按分析算法本身来分为阈值法、界线探测法、匹配法、跟踪法等。人的视觉系统对图像分析是十分复杂的，也是相当有效的。但分析方法原理和模型都未搞清楚，这是一个很值得研究的问题。另外已提出应用模糊数学理论，对物体仅在“模糊”意义上确定。使用连续的“资格函数”来描写物体的“确定程度”。资格函数取 0 的点，判为肯定不属于物体，而资格函数为 1 的点判为肯定属于物体。对于资格函数值在 0～1 之间的点，再依某种准则判决属于物体的程度。

图像分析技术所讨论的范围，广义来讲是指从图像中提取有用的数据或其他信息。它们可能包含在图像灰度特性中，如结构性质等；也可能包含在图像的几何特性中，如某个目标物的面积、周长和连缘位置等；或者是几个目标物位置之间的关系，如连通情况、相互距离等。图像的几何性质分析指的是后者。

图像中的目标或背景都可以看成是一些特性相同的像素所构成的集合。如果认为图像本身是个集合，那么它们就是图像集合的子集。

8.1 图像分割方法

图像分割是图像分析的一项基本内容，又常常是关键的第一步处理。图像分割就是将图像划为一些区域，在同一区域内，图像的特征相近，而不同的区域，图像特征相差较远。所谓图像特征可以是图像本身的特征，如图像像素的灰度值、边缘轮廓和纹理等。图像分割也可以考虑为图像像素的分类问题，例如，可以根据像素的灰度值等特性判断哪些像素属于物体，哪些像素属于背景，或判断哪些像素属于各个区域内部像素，哪些像素属于区域之间边界的像素等。由于区域之间应有明显的界限，因此也可以用检出区域边界的方法分割图像。

8.1.1 阈值法

在经过增强处理的图像上不同物体之间的差别会更加明显，更便于识别和诊断。但是这种差别往往并没有一个明确的截然的界线。不同色调的物体类型之间的界线，健康与病变组织的划分，还要有经验的人来做出判断和进行描绘，往往很难达到准确。阈值法是对图像进行自动分割的基本方法。例如，按照图像的亮度值及其概率分布(直方图)特征，选择一个或几个分界点，把图像分为几个类别，代表不同的物体。这种分界点就是阈值或门限值。可以由人来选定，也可以由计算机程序来确定。

最基本和常见的情况是对一幅单维图像确定一个阈值，从而把图像划分为目标和背景两个部分，其像元素是 1 和 0，因而又称为二值化。例如，由医学图像中提取出来的病变体图，可用 1 表示线条像元(在 8 位显示系统中常用最大值 255)，0 为背景。

用 $f(x,y)$ 表示任一像元的亮度值或灰阶，$G=\{0,1,\cdots,l-1\}$ 包括所有的正整数灰阶。令 $t\in G$ 为阈值，$B=\{b_0,b_1\}$ 为一对二值灰阶，$b_0,b_1\in G$。把一幅图像 f 用 t 来阈值化，得出二值图像 f，即

$$f(x,y)=\begin{cases}b_0 & \text{若 } f(x,y)<t\\ b_1 & \text{若 } f(x,y)>t\end{cases} \tag{8-1}$$

若单维图像中 f 中有灰阶 $[z_1,z_k]$，包括 I 种不同物体或目标，则阈值化的图像 f 可表示为

$$f(x,y)=\begin{cases}i & f(x,y)<z_t\\ 0 & \text{其他}\end{cases} \tag{8-2}$$

其中，$z_i\in[z_1,z_k]$，$i=1,2,\cdots,I$，即为 f 中所有灰阶中的一个子集合。

Sahoo 等归纳了各种已发表的阈值化算法，分为全局性和局部性方法两大类，其中每一类又包括按点计算(point dependent)和邻域计算(region dependent)两种算法。同时还可以分为两级阈值法和多级阈值法。以下将参照上述分类，选择介绍几种不同的阈值算法。

要把一幅图像 $f(x,y)$用阈值 T 划分为两部分(如目标和背景),即把灰阶或亮度分为两段,找出其间的分界,可以先分别沿水平(行向)及垂直(列向)两个方向进行处理,得出两个中间性图形 $g_1(x,y)$和 $g_2(x,y)$,然后,再把两者结合一个边界图形 $g(x,y)$或二值图像。其中,

$$g_1(x,y)=\begin{cases}L_e & \text{当} f(x,y) \text{ 和 } f(x,y-1) \text{ 在不同的灰阶中}\\ L_b & \text{其他}\end{cases} \tag{8-3}$$

L_e 和 L_b分别为给定的边缘和背景值,如 1 和 0。

$$g_2(x,y)=\begin{cases}L_e & \text{当} f(x,y) \text{ 和 } f(x-1,y) \text{ 在不同的灰阶中}\\ L_b & \text{其他}\end{cases} \tag{8-4}$$

$$g(x,y)=\begin{cases}L_e & \text{当} g_1(x,y) \text{ 及 } g_2(x,y) \text{ 至少有一个为 } L_e\\ L_b & \text{其他}\end{cases} \tag{8-5}$$

这种计算步骤可推广到两个以上的灰阶段,即相邻像元有灰阶段的变化即为 L_e,不同的是,对不同性质的界线要给以不同的编码。

1. 全局阈值法

全局阈值法是由整个图像的数据特征或统计特征出发来确定阈值的方法。应用的统计特征包括直方图或概率分布、极值(最大值和最小值)、类内协方差、类间协方差及熵值等。这里扼要介绍几种比较简便的方法。

按点计算方法是以每个像元为单位逐点进行计算的,主要是由直方图或概率分布出发。

1) 已知或估计目标区的百分数

如果已经知道目标区在图像中所占的面积百分数,或者根据经验可以估计一个百分数,则可从直方图中直接找到阈值。例如,从医学图像中提取边缘或线条信息,经验表明边缘像元数一般占图像的 15%左右,可以作为选定阈值的依据之一。

平滑化可以提高阈值法的效果。因为图像中的随机噪声及局部灰度变化会使用阈值法得出的图形支离破碎,不易辨认,一个有效的改进方法是预先对图像做平滑化处理,如用局部平均法及中值滤波等。

2) 根据双峰直方图选择阈值(众数法、统计阈值法)

若图像直方图为 $P(Z)$,找出两个局部最大值 $P(Z_i)$和 $P(Z_j)$对应的 Z_i 和 Z_j,其间有一点 Z_k,在此点上 $P(Z)$有最低值。如果 $P(Z)$比 $P(Z_i)$和 $P(Z_j)$小得多,Z_k 就是一个好的阈值。这是一种直观的判断,但不一定是最佳的。

如果已知两类的概率密度分布,比如说是高斯分布,则可得到二次式:

$$AT^2+BT+C=0 \tag{8-6}$$

其中,T 为阈值,而

$$A=\sigma_1^2-\sigma_2^2 \tag{8-7}$$

$$B=2(\mu_2\sigma_2^2-\mu_2\sigma_1^2) \tag{8-8}$$

$$C=\sigma_1^2\mu_2^2\sigma_2^2\mu_1^2+2\sigma_1^2\sigma_2^2\ln(\delta_1P_1/\delta_2P_2) \tag{8-9}$$

μ、σ 分别是均值及标准差,P_1、P_2 为两类的先知概率。从中可能得到两个解,表明可能需要用两个阈值来得到最佳结果。

若方差相等，即 $\sigma_1^2=\sigma_2^2=\sigma^2$，则只需一个阈值：

$$T=\frac{\mu_1+\mu_2}{2}+\frac{\sigma^2}{\mu_1+\mu_2}\ln\left(\frac{P_2}{P_1}\right) \tag{8-10}$$

若两类先知概率相等，即 $P_1=P_2$，则 T 为 μ_1、μ_2 的平均值。

2. 局部阈值法

局部阈值法先把要处理的图像划分为小的子图像，然后为每一个子图像确定阈值。这样产生的阈值化图像在不同的子图像的边界上可能产生灰度的不连续。随后可以用平滑化的方法来消除这种不连续。

Chow 和 Kaneko(1972 年)提出用 7×7 窗口进行局部阈值化。其方法是把原始图像分为 7×7 的子图像，由每个子图像算出一个阈值。但如果子图像的直方图是单峰的，就不从中计算阈值，而是由相邻的子图像通过内插而得出。对于具有双峰分布的子图像，首先把灰度直方图用两个高斯分布的和来逼近，然后通过使分类误差最小化来得出阈值。

当照明或透射不均匀时，整幅图的分割将没有合适的单一门限，这时可把图像分块，对每块选一局部门限进行分割，如果某块内有目标和背景，则直方图呈双峰，可定出局部门限值；如果一块内只有目标或只有背景，则直方图不呈双峰，找不出合适局部门限值，但可根据邻近有双峰的诸块所定出的各局部门限，通过内插给这块规定一门限进行分割。

例如，一幅心脏及 X 射线造型图，经过预处理，即经过：

(1) 对每一像点取对数(与放射吸收引起的指数效应取反变换)。

(2) 把注射造型剂前后的两幅图相减，以消除存在于两图中的不变背景如脊柱等。

(3) 对数造型图取平均以去噪声。

要检测心脏轮廓，用单阈值是不能胜任的。现在把一幅 256×256 的照片分为 7×7 个分块，相互之间存在的 50%的重叠，每个分块的大小为 64×64。在每一分块内找出直方图，如分块 A 存在明显双峰，可方便地用最小误差分割法确定其门限；对于分块 B，直方图呈单峰，分割门限值难确定。计算完所有块子图的直方图后丢弃单峰不管，对双峰用混合 Gaussian 密度函数拟合，使均方误差最小，由此求出最佳门限值。通过对有双峰直方图的各子图的门限值做内插，可得到有单峰直方图的各子图的门限值。接着做第二次内插，即用相邻门限值逐点做内插，使图上每一像点都有一阈值 $T_{x,y}$，最后由下式求得心脏边沿图：

$$g(x,y)=\begin{cases}1 & 若\ f(x,y)\geqslant T_{x,y}\\ 0 & 其他\end{cases}$$

8.1.2 边缘检测

边缘检测和区域分割是图像分割的两种不同的方法，两者具有相互补充的特点。在边缘检测中，是提取图像中不连续部分的特征，根据闭合的边缘确定区域。而在区域分割中，是把图像分割成特征相同的区域，区域之间的边界就是边缘。由于边缘检测方法不需要将图像逐个像素地分割，因此更适合大图像的分割。进行边缘检测的最基本的方法是图像的微分(即差分)、梯度和拉普拉斯算子等方法，有些基本内容已经在第 5 章中叙述过，这里主要介绍模板匹配法。

在数学图像处理中，模板是为了检测某些不变区域特性而设计的阵列。模板可根据检测目的不同而分为点模板、线模板、梯度模板和正交模板等。

点模板的例子如图 8.1 所示。下面用一幅具有恒定强度背景的图像来讨论。这幅图像包含了一些强度与背景不同且互相隔开的小块(点)，假定小块之间的距离大于$[(\Delta x)^2+(\Delta y)^2]^{1/2}$，这里 Δx、Δy 分别是在 x 和 y 方向的取样距离，用点样板的检测步骤如下。

$$\begin{matrix} -1 & -1 & -1 \\ -1 & 8 & -1 \\ -1 & -1 & -1 \end{matrix}$$

图 8.1　点模板

模板中心(标号为 8)沿着图像从一个像素移到另一个像素，在每一个位置上，把处在模板内的图像的每一点的值乘以模板相应方格中指标的数字，然后把结果相加。如果在模板区域内所有图像的像素有相同的值，则其和为零。另一方面，如果模板中心位于一个小块的点上，则其和不为零。如果小块在偏离模板中心的位置上，其和也不为零，但其响应幅度比起这个小块位于模板中心的情况要小一些，这时，可以采用阈值法清除这类较弱的响应，如果其幅度值超过阈值，就意味着小块检测出来了，如果低于阈值则忽略掉。

例如，设 w_1、w_2、…、w_9 代表 3×3 模板的板，并使 x_1、x_2、…、x_9 为模板内容各像素的灰度值，从上述方法来看，应求两个矢量的积，即

$$\boldsymbol{W}^{\mathrm{T}}\boldsymbol{X} = w_1x_1 + w_2x_2 + \cdots + w_9x_9 = \sum_{n=1}^{9} w_nx_n$$

$$\boldsymbol{W} = \begin{bmatrix} w_1 \\ w_2 \\ \vdots \\ w_9 \end{bmatrix} \qquad \boldsymbol{X} = \begin{bmatrix} x_1 \\ x_2 \\ \vdots \\ x_9 \end{bmatrix}$$

设置一阈值 T，如果

$$\boldsymbol{W}^{\mathrm{T}}\boldsymbol{X} > T \tag{8-11}$$

就认为小块已检测出来了。这个步骤可很容易地推广到 $n\times n$ 大小的模板，不过此时要处理 n^2 维矢量。

线检测模板如图 8.2 所示，其中模板(a)沿一幅图像移动，它将对水平取向的线(一个像素宽度)有最强的响应。对于恒定背景，当线通过模板中间一行时出现最好响应，模板(b)45°方向的那些线具有最好响应，模板(c)对垂直线有最大响应，模板(d)则对$-45°$方向的那些线有最好的响应。

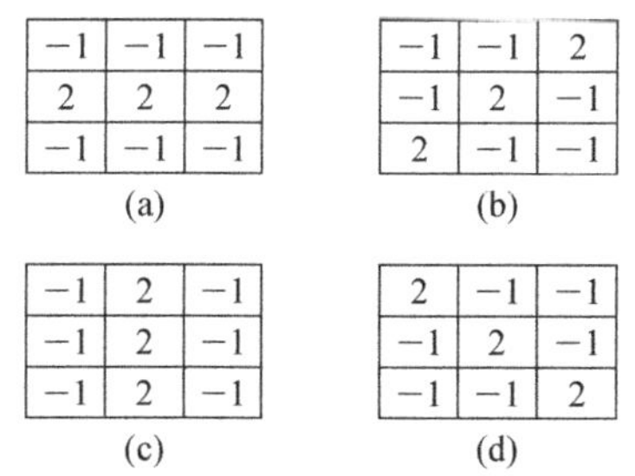

图 8.2　线检测模板

设 w_1、w_2、…、w_9 是图 8.2 中 4 个模板的权值得出的九维矢量。与点模板的操作步骤一样，在图像中的任一点上，线模板的各个响应为 $\boldsymbol{W}_i^{\mathrm{T}}\boldsymbol{X}$，这里 $i=1,2,3,4$。此处 $\boldsymbol{X}$ 是模板面积内 9 个像素形成的矢量。给定一个特定的 $\boldsymbol{X}$，希望能确定在讨论问题的区域与 4 个线模板中的哪一个有最合适的匹配。如果第 i 个模板响应最大，则可以断定 $\boldsymbol{X}$ 和第 i 个模板最相近。换言之，如果对所有的 j 值，除 $i=j$ 外，有

$$\boldsymbol{W}_i^{\mathrm{T}}\boldsymbol{X} > \boldsymbol{W}_j^{\mathrm{T}}\boldsymbol{X}$$

则可以说 $\boldsymbol{X}$ 和第 i 个模板最相近。如果 $\boldsymbol{W}_i^{\mathrm{T}}\boldsymbol{X}>\boldsymbol{W}_j^{\mathrm{T}}\boldsymbol{X}$，$j=2,3,4$ 则可以断定 $\boldsymbol{X}$ 代表的区域有水平线的性质。

对于边缘检测来说同样也遵循以上原理，通常采用的方法是执行某种形式的二阶导数。类似于离散梯度计算，考虑 3×3 大小的模板，如图 8.3 所示。

在 3×3 的图像区域内，G_x 及 G_y，分别用下式表示：

$$\begin{cases} G_x=(g+2h+i)-(a+2b+2c) \\ G_y=(c+2f+i)-(a+2d+g) \end{cases} \tag{8-12}$$

在 e 点的梯度为

$$G=[G_x^2+G_y^2]^{\frac{1}{2}}$$

采用绝对值的一种定义为

$$G=|G_x|+|G_y| \tag{8-13}$$

梯度模板如图 8.4 所示，把图 8.4 的区域与式(8-12)比较，可以看出 G_x 为第一行和第三行的差，其中最靠近 e 的元素(b 和 h)的加权等于角偶上加权值的两倍，因此，G_x 代表在 x 方向上导数的估值，式(8-13)可用图 8.4 中的两个模板来实现。

a	b	c
d	e	f
g	h	i

图 8.3　3×3 模板

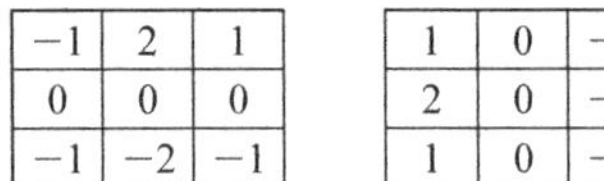

−1	2	1
0	0	0
−1	−2	−1

1	0	−1
2	0	−2
1	0	−1

图 8.4　梯度模板

8.2　图像的纹理分析

纹理(texture)一词最初指纤维物的外观，但通常的定义为“任何事物构成成分的分布或特征，尤其是涉及外观或触觉的品质”。更有关的定义是：“一种反映一个区域中像素灰度级的空间分布的属性”。

纹理在图像处理中起到重要的作用。例如，根据卫星摄影和航空摄影的地形和森林的分析，生物组织和细胞的显微镜照片的分析等。此外，在一般的以自然风景为对象的图像分析中，纹理也具有重要的作用。

对纹理分析的方法，可分为统计方法和结构方法，统计方法常被用于像木纹、沙地、草坪那样的纹理而且不规则的物体，并根据关于像素间灰度的统计性质对纹理规定出特征。结构分析法，适合于像布料的印刷图案或砖花样等一类组成纹理的元素及其排列规则来描述纹理的结构。下面介绍主要为求得纹理特征所需的各种统计的方法。

8.2.1　直方图特征

纹理常可以用粗糙性来描述，粗糙性的大小与结构的空间重复周期有关。粗纹理周期较大，细纹理周期小。因此，进行纹理分析可以先分析其粗糙性。

根据图像求出边缘或灰度极大、极小点上的二维局部特征，并分析其统计特性，可以估计出图像的纹理特征。这往往需要先对图像进行微分求出边缘，再做出关于边缘大小和方向的直方图，并将这些直方图和灰度直方图合并，作为图像的纹理特征。比如较粗纹理的图像单位面积内的边缘数目较少，而细纹理图像的边缘数相对较多。另外，利用加缘的方向性，也可以识别哪些灰度直方图相同，而纹理不同的图像模式，如图 8.5 所示。

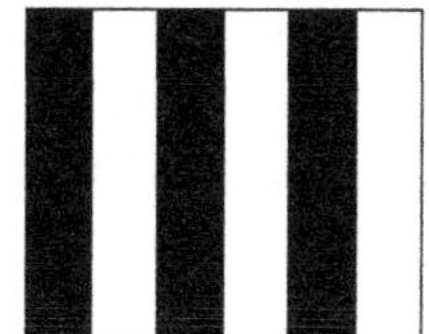
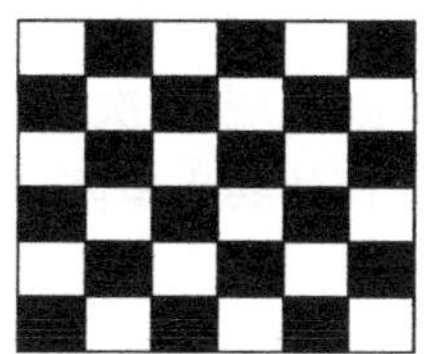

图 8.5　具有相同灰度直方图的纹理

8.2.2　傅里叶特征

对图像进行傅里叶变换，从其频率成分的分布来求得纹理特征的方法。图像 $f(i,j)$ 的傅里叶变换 $F(u,v)$ 的功率谱，用下式定义：

$$P(u,v)=|F(u,v)|^2$$

其值表示了空间频率的强度。为了从 $P(u,v)$ 计算纹理特征，把它用极坐标的形式表示，并设为 $P(r,\theta)$ 之后，可求得

$$\begin{aligned} P(r) &= 2\sum_{\theta=0}^{\gamma} P(\gamma,\theta) \\ q(\theta) &= 2\sum_{\gamma=0}^{W} P(\gamma,\theta) \end{aligned} \tag{8-14}$$

如图 8.6 所示，$P(r)$ 是在功率谱空以原点为中心的环形区域内的能量之和，$q(\theta)$ 表示扇形区域内的能量之和。作为纹理特征，使用 $P(r)$、$q(\theta)$ 图形的峰的位置和大小，$P(r)$、$q(\theta)$ 的平均值和方差等。例如 $q(\theta)$ 的峰，表示纹理在其方向或直角的方向上具有明确的方向性；$P(r)$ 的峰，表示纹理的构成元素的大小（纹理的粗糙程度）。

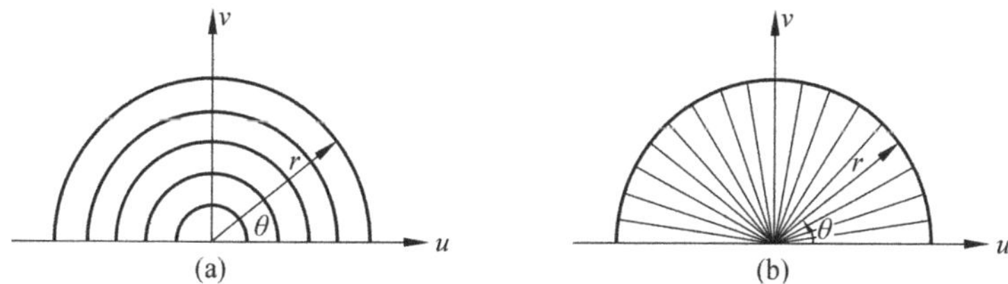

图 8.6　图像功率谱的环特征和楔特征

8.2.3　灰度共生矩阵特征

在灰度直方图中，因为各个像素的灰度是独立地进行处理的，所以不能很好地给纹理赋予特征。因此，如果研究图像中两个像素组合中灰度配置的情况，就能很好地给纹理赋予特征。这样的特征，称为二次统计量。其中有代表性的有以灰度共生矩阵为基础的纹理特征计算法。

灰度共生矩阵被定义为从灰度为 i 的点离开某个固定位置关系 $\delta=(D_x,D_y)$ 的点上的灰度为 j 的概率(见图 8.7)。

$$P_\delta(i,j) \quad i,j=1,2,\cdots,n$$

式中,n 表示灰度级数,而 i、j 表示灰度,例如图 8.7 的图像中,设 $\delta=(1,0)$ 时,$i=0,j=1$ 的组合(在 0 值的右邻为 1 的频率)有两次,即为 $P_{(1,0)}(0,1)=2$。另外在图 8.7 中,为表示 $\delta=(-1,0)$ 的关系而使用了相同的共生矩阵,用 $P_{(1,0)}(1,0)$ 表示其概率。因此,所有的共生矩阵 $P_\delta(i,j)$ 都是对称矩阵。

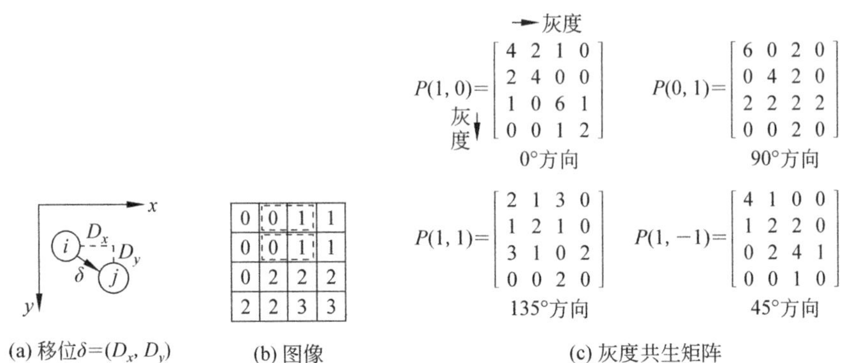

(a) 移位 $\delta=(D_x,D_y)$　(b) 图像　(c) 灰度共生矩阵

图 8.7　灰度共生矩阵

如果计算关于所有的 δ 的灰度共生矩阵,这就等于计算出了图像的所有二次统计量,但是,因为如果那样一来信息量就会过多,所以在实际中选择适当的 δ,只对它求共生矩阵,多数场合使用图 8.7(c)中所示的 4 种位移。作为纹理识别的特征量,不是原封不动地用上述的共生矩阵,而是要从各共生矩阵计算如下的特征量,并根据这些值给出纹理特征。

$$\begin{cases} q_1=\sum\limits_{i=1}^{n}\sum\limits_{j=1}^{n}\{P_\delta(i,j)\}^2 \\ q_2=\sum\limits_{k=0}^{n-1}k\left\{\sum\limits_{i=1}^{n}\sum\limits_{j=1}^{n}P_\delta(i,j)\right\}_{|i-j|=k} \\ q_3=-\sum\limits_{i=1}^{n}\sum\limits_{j=1}^{n}P_\delta(i,j)\lg P_\delta(i,j) \\ q_4=\dfrac{\sum\limits_{i=1}^{n}\sum\limits_{j=1}^{n}i,jP_\delta P_\delta(i,j)-\mu_x\mu_y}{\sigma_x\sigma_y} \end{cases} \tag{8-15}$$

式中,

$$\mu_x=\sum_{i=1}^{n}i\sum_{j=1}^{n}P_\delta(i,j) \quad \mu_y=\sum_{i=1}^{n}i\sum_{j=1}^{n}P_\delta(i,j)$$

$$\sigma_x^2=\frac{1}{n}\sum_{i=1}^{n}(i-\mu_x)^2\cdot\sum_{j=1}^{n}P_\delta(i,j) \quad \sigma_y^2=\frac{1}{n}\sum_{i=1}^{n}(i-\mu_y)^2\cdot\sum_{j=1}^{n}P_\delta(i,j)$$

除了这些特征之外,还有由共生矩阵计算的特征。根据一些实验,确认它的有效性,但是，因为所有的特征都是由数学上来定义的，所以究竟对应于哪一种纹理特征，对人来讲不太直观。另外，通常的图像灰度级 n 一般要大到 256 左右，为了解决对特征计算费时间以及消除拍照时照明的影响，常常在求共生矩阵之前，根据直方图的平坦化预先就换成 $n=256$ 左右的图像。

8.2.4　纹理边缘的检测

如同对于局部特征有边缘检测和区域分割两种方法一样，对于纹理特征，除了纹理区域的分割之外，还有纹理边缘的检测。如果用一般的边缘检测法，无法区别出依靠纹理区域内灰度变化图案所得的边缘和纹理区域之间的边缘。为了求得纹理边缘，可以分别求出 (i,j) 的 $n\times n$ 邻域内的局部特征（如灰度、边缘点的密度、方向等）的平均值，用它们的差来定义边缘的值。

此时，最大的问题是把邻域的大小 n 设成多大为好。若把 n 设大了，则边界会出现模糊，相反，若设小了，则反应纹理本身有波动。

8.2.5　纹理区域分割

上面所叙述的方法，是从具有同样的纹理特征的区域计算其特征的方法。在图像内存在着若干个不同的纹理区域的场合，为了利用这样的方法提取纹理区域，可以把图像分成 $n\times n$ 的小矩形区，在各矩形区内计算纹理特性。但是为了计算纹理特征，需要具有某种大小的小区域，所以用这种方法不能有效地产生细微的区域边界。

为了提取点密度不同的纹理区域，最好先计算以各点为中心的 $n\times n$ 区域内的点的密度，并求出密度直方图的峰。但是如果画面内存在多个结构区域的话，则不能用这种方法顺利地进行区域分割。为解决这一问题，在各点周围设置 5 个邻域，把在最一致邻域中的点密度作为该点输出值，再根据直方图进行分割，据此，应可以提取出细微的区域边界。

以上是把点密度作为纹理特征来使用。一般情况下，进行某种适当的滤波（如把图像微分）之后，把以各点的中心局部区域中的边缘平均值的大小和方向作为该点的纹理特征，就能够应用上述的方法。

8.3　形状分析的细化

形状是图形分析中常遇到的概念。形状分析中的重要环节是细线化及骨骼化。

图形中的线条一般都有一定的宽度，直接处理这样的图形会有一些麻烦。在提取线的分枝、弯曲等特征时，线的宽度也会带来不便，为此，有必要从这样的线条中找出位于中央部位的宽度大致为一个像素的中心线来。提取中心线的结果如图 8.8 所示。求中心线的方法之一是线条图形的细线化处理。细线化的基本方法是针对图形边缘上的点，首先观察其相邻点的状况，在不破坏图形连接性的情况，逐渐消去位于边缘的这些点。例如，可以用图 8.9 所示的模板。这个模板可以旋转 90°、180°、270°使用。如果在图形的边缘处有符合该模板的部分，则中心点的 1 强制变为 0。用这样的方法即可消去边缘的点，实现细线化。

用这种方法进行细线化，一般要按照从上至下、从左到右、从下到上、从右至左的顺序对图形反复处理多次之后才能逐步得到宽度近似为一个像素的中心线。

```
0000000000000000000000000000000001100000
000000000000000000000000000000011XX00000
0000000000111111000000000000111111XX100000
00000000001111111000000000011111XX1100000
0000000001111111100000000001111XX11000000
000000000111111110011110011111XX111000000
0000000111111111111111111111XX1110000000
000001111111111111111111111XX11110000000
00000111111111111111111111XX111100000000
000001111111XXXXXXXXXXX111X1111000000000
000001111XX1111111111XXXXX111100000000000
000001111X111111111111111X1111000000000
000001111XX1111111111111111XX111000000000
000001111X11111111101111111X111000000000
0000011XX111111000001111111XX11000000000
00000111X111000000000000011111111100000000
000001XX1100000000000000011111100000000
000001X110000000000000000011111100000000
000001X11000000000000000000111000000000
000001X11000000000000000000000000000000
000001XX1110000000000000000000000000000
0000011X11110000000000110000000000000000
0000011XX1110000011111111000000000000000
000001111X1111111111111X1000000000000000
000001111XX111111111111XX1100000000000000
000001111XXXXXXXXXXX1XX1110000000000000000
000001111XX111111111XXX1111000000000000000
000001111X111111111111XXX111100000000000000
000001111X11100000111X1XX111000000000000000
0000011XX111000011XX11X11100000000000000
0000011111111000011XX111XX1100000000000000
000001111111100011XX11111X110000000000000
000001111110000011XX100011X1110000000000000
000000011100000011X110001111111000000000000
0000000000000000000000000000000000000000
```

图 8.8　细化处理的例子（X 为中心线）

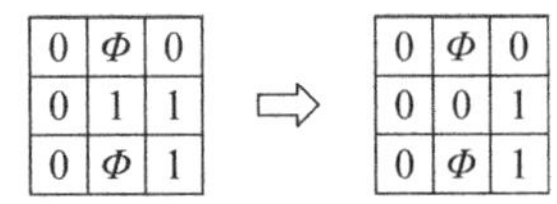

图 8.9　细化处理模板（Φ 表示 0 或 1）

这种细化方法要准备多种细化模板，操作较麻烦。另外一种简单的细化方法如图 8.10 所示。

第一步，将左边用 L 标志的边界像素去掉，只要它们不是孤点而且也不破坏八连通性的都可以去掉。

第二步，如果与左边的条件一样，可用同样的方法把右边的用 R 标志的边缘像素去掉。然后，同样是只要不是孤点而且去除后不致破坏八连通性的顶部点（以 T 标志）和底部点（以 B 标志）都去掉。这样对边缘点进行反复处理即可实现细线化。

无论用哪种细化法都会存在一些困难问题，即边缘存在有毛刺或凸起时，细化的结果会在这些凸起处形成分枝线。

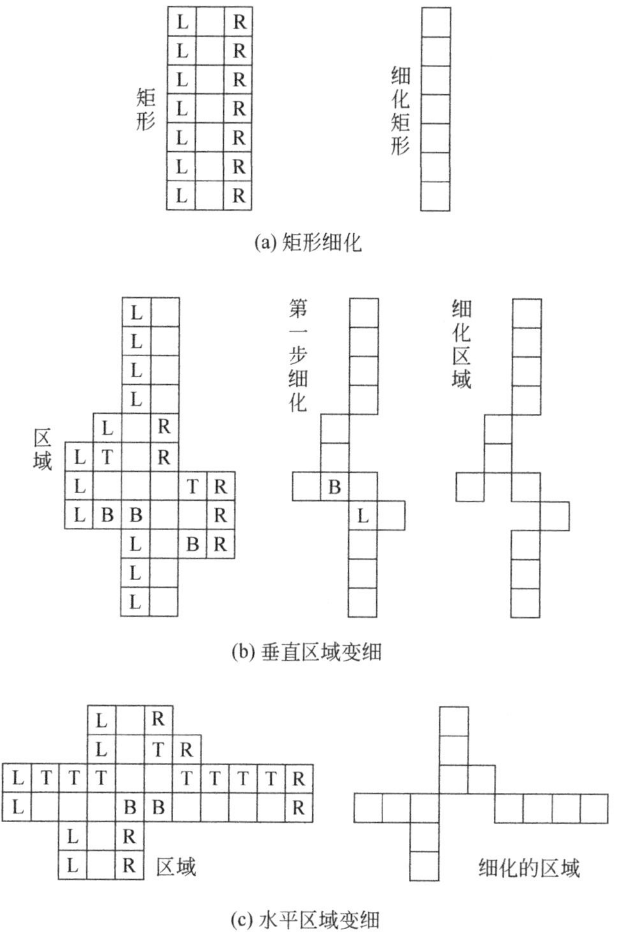

图 8.10　细化算法

8.4　图像特征的描绘方法

当一幅图像被分割或确定之后，通常希望用一系列符号或某种规则来具体地描述该图像的特征，以便在进一步地识别、分析或分类中有利于区分不同性质的图像。同时，也可以减少图像区域中的原始数据量。一般把表征图像特征的一系列符号称为描绘子。对这些描绘子的基本要求是它们对图像的大小、旋转、平移等变化不敏感。也就是说，只要图像内容不变，仅仅产生几何变化，描绘图像子将是唯一的。

8.4.1　区域描绘

1. 拓扑描绘子

拓扑学是研究图形性质的理论。拓扑特性可用于描绘图像平面区域。有些图形只要不撕裂或连接,其拓扑性质并不受形变的影响。图 8.11 是带有两个孔的图形,如果把区域中孔洞数作为拓扑描绘子,显然这个性质不受伸长或旋转变换的影响,但是,如果撕裂或折叠时孔洞数就要变化了。

区域描绘的另一种有用的拓扑特性是连接部分的个数。一个集合的连接部分就是它的最大子集,在这个子集中的任何两点都可以用一条完全在子集中的曲线加以连接。图 8.12 所示图形就有 3 个连接部分。

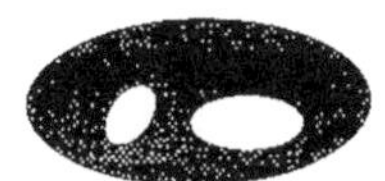

图 8.11 带有两个空洞的区域

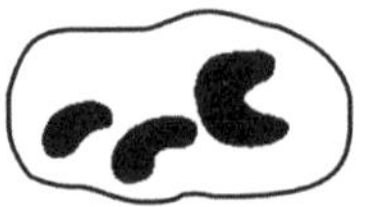

图 8.12 有 3 个连接部分的区域

如果一幅图像的孔洞数为 H,连接部分为 C,则欧拉数的定义如式(8-16)所示。欧拉数也是拓扑特性之一。如图 8.13(a)所示图形有一个连接部分和一个孔,所以它的欧拉数为 0;而图 8.13(b)有一个连接部分和两个孔,所以它的欧拉数为−1。

$$E = C - H \tag{8-16}$$

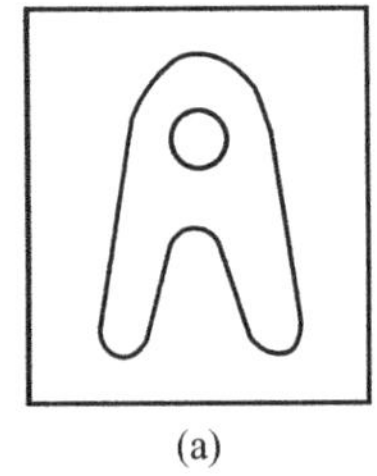

(a)

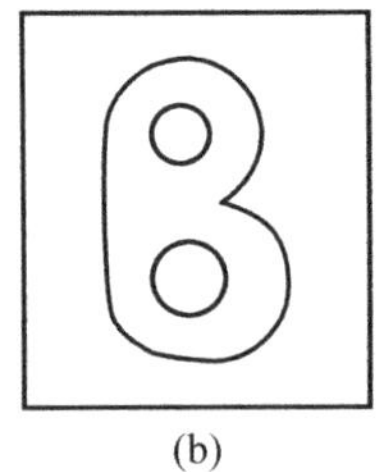

(b)

图 8.13 具有欧拉数为 0 和−1 的图形

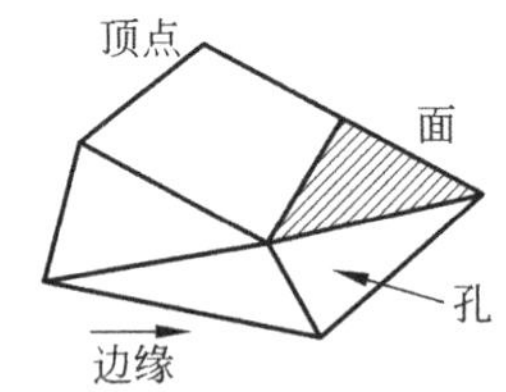

图 8.14 包含多角网络的区域

由直线表示的区域,按照欧拉数有一个简单的解释,如图 8.14 所示的多角网络,把这样的网络内部区域分成面和孔。如果设顶点数为 W,边缘数为 Q,面数为 F,将得到下列关系,这个关系称为欧拉公式:

$$W - Q + F = C - H \tag{8-17}$$

即

$$W - Q + F = C - H = E$$

在图 8.14 的多角网络中,有 7 个顶点、11 条边、2 个面、1 个连接区、3 个孔,因此,由式可得到:7−11+2=1−3=−2。

拓扑的概念通常在图像中确定特征区域很有用。

2. 傅里叶描绘子

当一个区域边界上的点已被确定时,可以从这些点中提取信息。这些信息就可以用来鉴别不同区域的形状。假如一个区域上有 M 个点可利用,可以把这个区域看作是复平面内,纵坐标为虚轴,横坐标为实

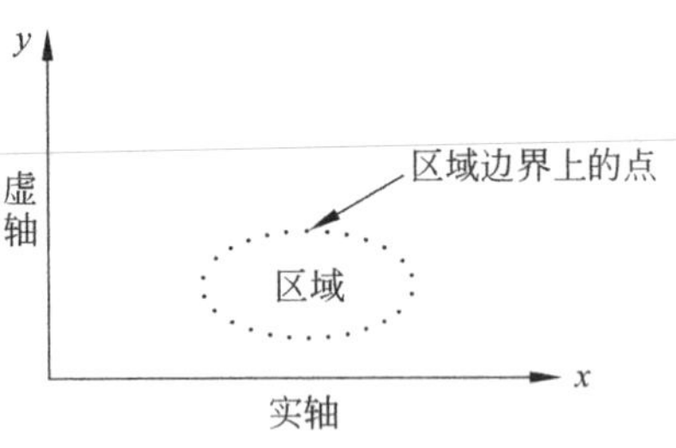

图 8.15 在复平面上区域边界的表示

轴，如 8.15 所示。

在边界上要分析每一个点的坐标(x,y)可以用一复数来表示，即 $x+\mathrm{j}y$。从边界上任一点开始，沿此边界跟踪一周就可以得到一个复数序列。这个复数序列称为傅里叶描绘子(FD)。

因为 DFT 是可逆的线性变换，因此，在这个过程中没有信息的增益或损失。对于形状的这种频域表示做些简单的处理就可以避免对于位置、大小及方向的依赖性。当给定任意的 FD，用若干步骤可以使之归一化，从而不必考虑其原始形状的大小、位置及方向。

关于归一化问题可直接从 DFT 的性质中得出结论。例如，要改变轮廓大小，只要把 FD 分量乘一个常数就行了。由于傅里叶变换是线性的，它的反变换也会被乘以同样的常数。又如，把轮廓旋转一个角度，只要把每一个坐标乘以 $\exp(\mathrm{j}\theta)$就可以使其旋转 θ 角。由 DFT 的性质，在空域旋转了 θ 角度，那么在频域中也会旋转 θ 角度。关于轮廓起始点的移动，由 DFT 的周期性可以看到，在空域中有限的数字序列实际上代表周期函数的一个周期。DFT 的系数就是这个周期函数的傅里叶表示式的系数。当轮廓的起点在空域中移动时，就相当于在频域中把第 k 次频率系数乘以 $\exp(\mathrm{j}kT)$，这里 T 是周期的一部分，这部分即为起始点移动的部分。实际上这就是傅里叶变换的平移性质所导致的结果。当 T $0\sim2\pi$ 变化时，则起始点将把整个轮廓点经历一次。

给定一任意轮廓的 FD 后，归一化就可以执行一系列步骤，使轮廓有一个标准的大小、方向和起点。

在实际执行中还要考虑到如下一些问题：其一，如果取样不均匀将会给问题带来困难，因此，在理论上采用均匀间隔取样；其次，FFT 的算法要求阵列长度为 2 的整数次幂，这样在采用 FFT 之前，应调整表达式的长度。为做到这一点，首先计算出轮廓的周长，再用所希望的长度(当然应是 2 的整数次幂)去除，然后从一个起始点去追踪，所希望的 2 的幂次可以是大于序列长度的最小的 2 的幂次。

实际上，输入到形状分析运算中的将是从取样图片中取出的轮廓。这个轮廓的周长近似等于轮廓的实际周长。如果原始图像的取样密度足够高的话，那么序列将是轮廓的很好的近似。例如，图 8.16 所示的等边直角三角形，如果用 4 个取向的链码来追踪则会比较粗糙，如果用 8 个取向的链码来追踪，就得到精确得多的结果。由图 8.16 可见，追踪后的轮廓长度是直角边长度的 4 倍。如图 8.17 所示，用 8 个方向来追踪，其结果更接近实际轮廓的长度。在归一化中，为了克服噪声和量化误差带来的扰动，应选择最大幅度系数作为归一化系数。

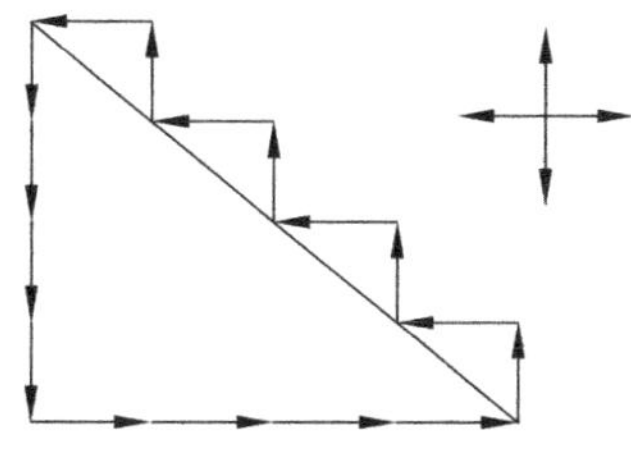
图 8.16　4 个取向的链码追踪

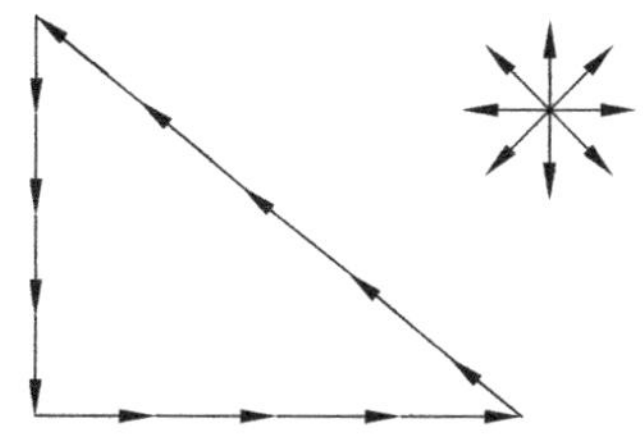
图 8.17　8 个取向的链码追踪

3. 矩描绘子

采用傅里叶描绘子是以边界上的集合点(可用的)为基础。有时,一个区域以内部点的形式给出,那么,可用另外一种描绘子来描述。它对于图像的变换、旋转和大小变化都是恒定的,这就是矩描绘子。

设 $f(x,y)$是一个二维函数,可用下式来表示$(p+q)$阶矩:

$$m_{pq} = \int_{-\infty}^{+\infty}\int_{-\infty}^{+\infty} x^p y^q f(x,y)\mathrm{d}x\mathrm{d}y \tag{8-18}$$

式(8-18)中,$p,q=0,1,2\cdots$

中心矩由下式表示:

$$\mu_{pq} = \int_{-\infty}^{+\infty}\int_{-\infty}^{+\infty} (x-\bar{x})^p\ (y-\bar{y})^q f(x,y)\mathrm{d}x\mathrm{d}y \tag{8-19}$$

式(8-19)中,$\bar{x}=\dfrac{m_{10}}{m_{00}}$,$\bar{y}=\dfrac{m_{01}}{m_{00}}$,对数字图像来说,式(8-19)可表示为下式:

$$\mu_{pq} = \sum_x \sum_y (x-\bar{x})^p\ (y-\bar{y})^q f(x,y) \tag{8-20}$$

m_{00}、m_{10}、m_{01}如下:

$$m_{00} = \int_{-\infty}^{+\infty}\int_{-\infty}^{+\infty} f(x,y)\mathrm{d}x\mathrm{d}y$$

$$m_{10} = \int_{-\infty}^{+\infty}\int_{-\infty}^{+\infty} xf(x,y)\mathrm{d}x\mathrm{d}y$$

$$m_{01} = \int_{-\infty}^{+\infty}\int_{-\infty}^{+\infty} yf(x,y)\mathrm{d}x\mathrm{d}y$$

如果假定所给图像 $f(x,y)$在每一点(x,y)处的灰度级是在(x,y)点的“质量”,那么就可以定义 $f(x,y)$的重心点$(\bar{x},\bar{y})$,其中

$$\bar{x} = \frac{\int_{-\infty}^{+\infty}\int_{-\infty}^{+\infty} xf(x,y)\mathrm{d}x\mathrm{d}y}{\int_{-\infty}^{+\infty}\int_{-\infty}^{+\infty} f(x,y)\mathrm{d}x\mathrm{d}y}$$

$$\bar{y} = \frac{\int_{-\infty}^{+\infty}\int_{-\infty}^{+\infty} yf(x,y)\mathrm{d}x\mathrm{d}y}{\int_{-\infty}^{+\infty}\int_{-\infty}^{+\infty} f(x,y)\mathrm{d}x\mathrm{d}y}$$

因此有:

$$\bar{x} = \frac{m_{10}}{m_{00}},\quad \bar{y} = \frac{m_{01}}{m_{00}}$$

由上边各式可得到三阶中心矩概括起来有如下一些结果:

$$\mu_{00} = m_{00}\mu_{01} = 0\mu_{10} = 0$$

$$\mu_{20} = m_{20} - \bar{x}m_{10}\mu_{02} = m_{02} - \bar{y}m_{10}$$

$$\mu_{11} = m_{11} - \bar{y}m_{10}$$

$$\mu_{30} = m_{30} - 3\bar{x}m_{20} + 2m_{10}\bar{x}^2$$

$$\mu_{12} = m_{12} - 2\bar{x}m_{11} - \bar{x}m_{02} + 2\bar{y}^2 m_{10}$$

$$\mu_{21} = m_{03} - 3\bar{y}m_{11} - \bar{y}m_{20} + 2\bar{x}^2 m_{01}$$
$$\mu_{03} = m_{03} - 3\bar{y}m_{02} + 2\bar{y}^2 m_{01}$$

定义归一化中心矩为

$$\eta_{pq} = \frac{\mu_{pq}}{\mu_{00}^{\gamma}} \tag{8-21}$$

$$\gamma = \frac{p+q}{2} \tag{8-22}$$

利用第二阶和第三阶矩可导出 7 个不变矩组：

$$\begin{cases} \Phi_1 = \eta_{20} + \eta_{02} \\ \Phi_2 = (\eta_{20} - \eta_{02})^2 + 4\eta_{11}^2 \\ \Phi_3 = (\eta_{30} - 3\eta_{12})^2 + (3\eta_{21} + \eta_{03})^2 \\ \Phi_4 = (\eta_{30} + \eta_{12})^2 + (\eta_{21} + \eta_{03})^2 \\ \Phi_5 = (\eta_{30} - 3\eta_{12})(\eta_{30} + \eta_{12})[(\eta_{30} + \eta_{12})^2 - 3(\eta_{21} + \eta_{03})^2] \\ \qquad + (3\eta_{21} - \eta_{03})(\eta_{21} + \eta_{03})[3(\eta_{30} + \eta_{12})^2 - (\eta_{21} + \eta_{03})^2] \\ \Phi_6 = (\eta_{20} - \eta_{02})[(\eta_{30} + \eta_{12})^2 - (\eta_{12} + \eta_{03})^2] + 4\eta_{11}(\eta_{30} + \eta_{12})(\eta_{21} + \eta_{03}) \\ \Phi_7 = (3\eta_{12} - \eta_{30})(\eta_{30} + \eta_{12})[(\eta_{30} + \eta_{12})^2 - 3(\eta_{21} + \eta_{03})^2] \\ \qquad + (3\eta_{21} - \eta_{03})(\eta_{21} + \eta_{03})[3(\eta_{30} + \eta_{12})^2 - (\eta_{21} + \eta_{03})^2] \end{cases} \tag{8-23}$$

Hu 于 1962 年已经证明了这个矩组对于平移、旋转和大小比例变化都是不变的，因此用它们可以描绘一幅给定的图像。

8.4.2 关系描绘

如果图像已经被分割为区域或部分，则图像描绘的下一步任务就是如何把这些元素组织成为有意义的关系结构。结构描绘一般是以文法概念为基础的。例如，从一幅图像中已分割出图 8.18 所示的阶梯形结构，要用某种方法来描绘它，首先要定义一些基本元素，然后再定义一个重写规则就可以描绘出此阶梯形结构。图 8.18(a)是阶梯结构，图 8.18(b)是基本元素，图 8.18(c)是编码结构。

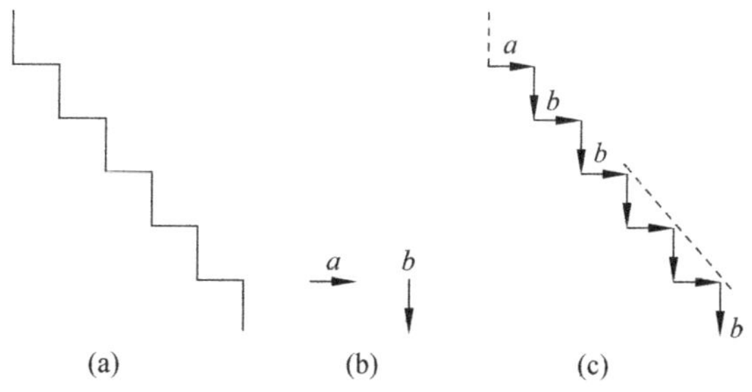

图 8.18　阶梯形结构之描绘

在描绘过程中规定基本元素为 a 和 b，重写规则如下：

$$S \rightarrow aA$$
$$A \rightarrow bS$$

$$A \rightarrow b$$

这里 S 和 A 是变量，元素 a 和 b 是常量。第一个规则说明 S 可以用基本元素 a 和变量 A 来代替，变量 A 可以用 b 和 S 来代替，也可以用 b 来代替。如果用 bS 来代替 A，则可以重复第一个规则的步骤。如果用 b 来代替，则步骤终止。这里假定都用 S 为起始点，第一个元素后面总是 b。由上例可见只需 3 条重写规则就可以产生无穷多的相似结构。

常用的关系描述方法有串文法、短语结构文法、位置算子描述、高维文法等，下面主要介绍位置算子描述。

如图 8.19 所示，利用有向线段并用已定义的一些运算来描绘图像的某些部分。图 8.19(a)是用有向线段来表示某些区域，图 8.19(b)是定义的某些运算。下面用一个具体例子来说明这些概念。

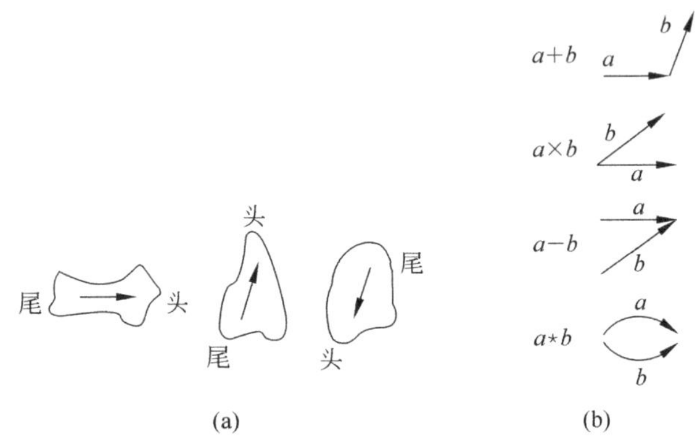

图 8.19 描绘方法

例如，染色体特征的描绘。描绘染色体的文法所用的基本像元如图 8.20(a)所示。这些基本像元是对染色体沿边界顺时针方向循迹而检测出来的。典型的半中期和末期染色体的形状如图 8.20(b)所示，描绘文法如下：

```
  G=(V_N,V_T,P,S)
  V_T={a,b,c,d,e}
  V_N={S,T,A,B,C,D,E,F}
P:(1)S→C·C
  (2)T→A·C
  (3)C→B·C
  (4)C→C·B
  (5)C→F·D
  (6)C→E·F
  (7)E→F·c
  (8)D→c·F
  (9)A→b·A
  (10)A→A·b
  (11)A→e
  (12)B→b·B
  (13)B→B·b
```

(14)B→b

(15)B→d

(16)F→b · F

(17)F→F · b

(18)F→a

其中,算子"·"用于描绘在按顺时针方向追迹边界时在产生式中各项的可连接性。在这个文法中,S 和 T 均为起始符,S 可产生相应于半中期染色体的结构,T 可以产生相应于末期染色体的结构。

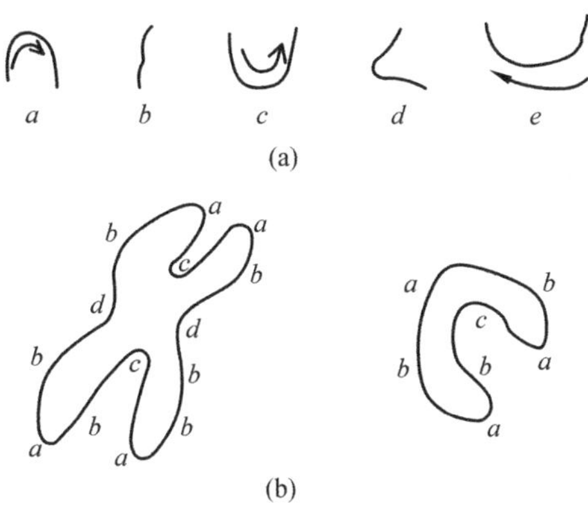

图 8.20 用边界轨迹描述染色体

8.4.3 相似性描绘

图像描绘的另外一种途径可借助于与已知描绘子的相似程度来进行,这种方法可以在任何复杂的程度上建立相应的相似性测度。它可以比较两个简单的像素,也可以比较两个或两个以上的景物。

相关性

当给定一幅大小为 $M\times N$ 的数字图像 $f(x,y)$,要确定它是否包含一个区域,该区域与某个大小为 $J\times K$ 中的某个区域 $w(x,y)$ 相类似,其中 $J<M, K<N$。解决这样问题常用的方法之一是求 $w(x,y)$ 和 $f(x,y)$ 之间的相关性。两个函数之间的相关的定义由下式表示:

$$R(m,n)=\sum_{x}\sum_{y}f(x,y)\omega(x-m)(y-n) \tag{8-24}$$

其中,$m=0,1,2,\cdots,M-1$,$n=1,2,\cdots,N-1$。

具体检测步骤如下:对于 $f(x,y)$ 中的任意值 (m,n) 用式(8-24)可求得一个 R 值,在 m、n 变化时,$w(x,y)$ 沿着图像移动,这时可得到 $R(m,n)$。求出 $R(m,n)$ 的最大值就说明 $w(x,y)$ 和 $f(x,y)$ 在此处最相似。但是在 m、n 接近边缘时,其精度较差。这个误差量正比于 $w(x,y)$ 的大小。上述步骤可由图 8.21 加以形象地

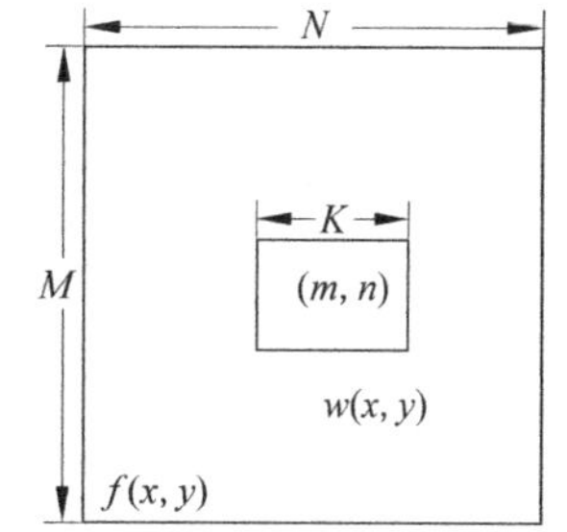

图 8.21 在给定点 (m,n) 上求 $f(x,y)$ 和 $w(x,y)$ 的相关性步骤

说明。

这里提到的相关检测法与前述的样板匹配法颇为相似。在这个意义下，样板就是 $\omega(x,y)$。相关检测法与样板匹配法的主要区别是 $\omega(x,y)$ 一般是一幅子图像。适合于图像特性的更复杂的相关定义由下式表示：

$$R(m,n)=\frac{\sum_x\sum_y f(x,y)\omega(x-m,y-n)}{\left[\sum_x\sum_y f^2(x,y)\right]^{\frac{1}{2}}} \tag{8-25}$$

式(8-25)中引入了归一化因子。归一化因子的计算是在 $w(x,y)$ 被划定的整个面积上进行的，因此它是作为位移函数而变化的。

相关性的计算可通过 FFT 算法在频域进行，这样比直接在空域计算更有效。

前面研究过的一些方法可以用来作为两幅图像区域之间进行比较的准则。例如，以矩作为描绘子，假如两个区域的矩分别为 $\boldsymbol{X}_1$ 和 $\boldsymbol{X}_2$。把它们写成向量式如下：

$$\begin{cases}\boldsymbol{X}_1=\{x_1,x_2,\cdots,x_n\}\\ \boldsymbol{X}_2=\{x_1,x_2,\cdots,x_N\}\end{cases} \tag{8-26}$$

此时，$\boldsymbol{X}_1$ 和 $\boldsymbol{X}_2$ 之间的距离可定义如下：

$$D(\boldsymbol{X}_1,\boldsymbol{X}_2)=|\boldsymbol{X}_1-\boldsymbol{X}_2|=\sqrt{(\boldsymbol{X}_1-\boldsymbol{X}_2)^{\mathrm{T}}(\boldsymbol{X}_1-\boldsymbol{X}_2)} \tag{8-27}$$

采用距离这一测度可以测量两个描绘子之间的相似性。如果已知描绘子用 $\boldsymbol{X}_1$、$\boldsymbol{X}_2$、…、$\boldsymbol{X}_L$ 表示，未知描绘子用 X 表示，可以计算 X 与已知描绘子的距离 $D(X,X_i)$，如果

$$D(X,X_i)<D(X,X_j) \tag{8-28}$$

就可以判定 X 更接近第 i 个描绘子。式中 $j=1,2,\cdots,L$，并且。这个方法原则上可用于各种描绘子，只要它们能够用一矢量来表示就可以。

第9章

图像测量与医学图像重建

前面介绍了图像的变换、增强、复原、匹配等技术，这些都是对输入图像的某种有效的改善，其输出仍然是一幅完善的图像。

随着数字图像处理技术的发展和实际应用的需求，出现了另一类问题，就是不要求其结果输出是一幅完整图像的本身，而是将经过上述处理后的图像，再经过分割和描述提取有效的特征，进而加以判决分类。例如，要从遥感图像中分割出各种农作物、森林资源、矿产资源等，并进一步判断其产量或蕴藏量，由气象云图结合其他气象观察数据进行自动天气预报，用人工地震波形图寻找有油的岩层结构，根据医学 X 光图像断层分析各种病变，邮政系统中的信函自动分拣等。因此，可以认为把图像进行区别分类就是图像的模式识别。模式识别方法和应用十分广泛，也相当复杂，正在发展之中。模式识别的研究对象基本上可概括为两大类：一类是有直觉形象的(如图像、相片、图案、文字等)；另一类是没有直觉形象而只有数据或信息波形(如语声、心电脉冲、地震波等)。但是，对模式识别来说，无论是数据、信号还是平面图形或立体景物都是除掉它们的物理内容而找出它们的共性，把具有同一共性的归为一类，而具有另一种共性者归为另一类。模式识别研究的目的是研制能够自动处理某些信息的机器系统，以便代替人完成分类和辨识的任务。

一个图像识别系统可分为 3 个主要部分，其框图如图 9.1 所示。第一部分是图像信息的获取，它相当于对被研究对象的调查和了解，从中得到数据和材料，对图像识别来说就是把图片、底片、文字图形等用光电扫描设备变换为电信号以备后续处理；第二部分是信息的加工与处理，它的作用在于把调查了解到的数据材料进行加工、整理、分析、归纳以去伪存真，去粗取精，抽出能反映事物本质的特征。当然，抽取什么特征，保留多少特征与采用何种判决有很大关系；第三部分是判决或分类，这相当于人们从感性认识升到理性认识而做出结论的过程。第三部分与特征抽取的方式密切相关，它的复杂程度也依赖于特征的抽取方式，例如，类似度、相关性、最小距离等。

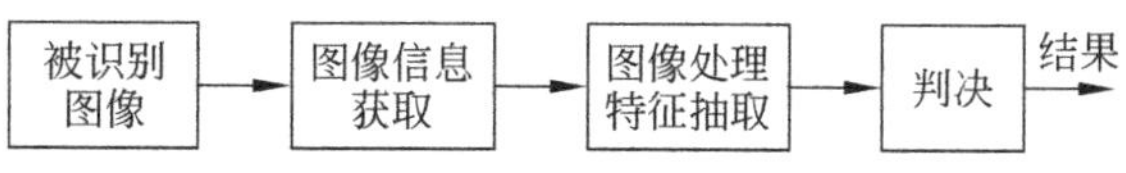

图 9.1　图像识别的简单框图

9.1 图像的几何测量

图像形状测量是医学影像和工业检测的重要部分，本节论述了常用参数的图像测量，如面积测量、周长测量和距离测量等。

图像形状测量的过程如图 9.2 所示。

图像形状测量时，首先，选用像素数量表示空间尺度，从灰度级计算光量度。然后实际的长度和面积可通过乘以像素间隔或一个像素的面积加以适当地校准。数字化仪中的光量度校准曲线提供了一种将灰度级转换为光量度单位的方法。通常，这是一个简单的线性方程。对图像进行的任何点运算也必须使用于光量度校准。

9.1.1 长度测量

长度测量就是测量图像上两点间的距离，只要知道两点的坐标，就可以用两点间的距离公式算出两点间的距离。

假定已知两点 $A(x_1,y_1)$和 $B(x_2,y_2)$，则 A、B 两点间的距离为

$$AB=\sqrt{(x_2-x_1)^2+(y_2-y_1)^2} \tag{9-1}$$

9.1.2 面积和周长测量

1. 三角形面积计算

为了计算多边形的面积，先计算三角形面积，如图 9.3 所示。

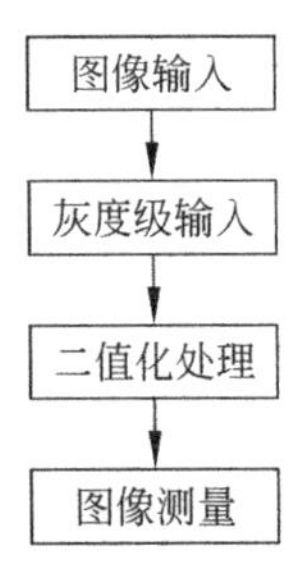

图 9.2 形状测量的过程

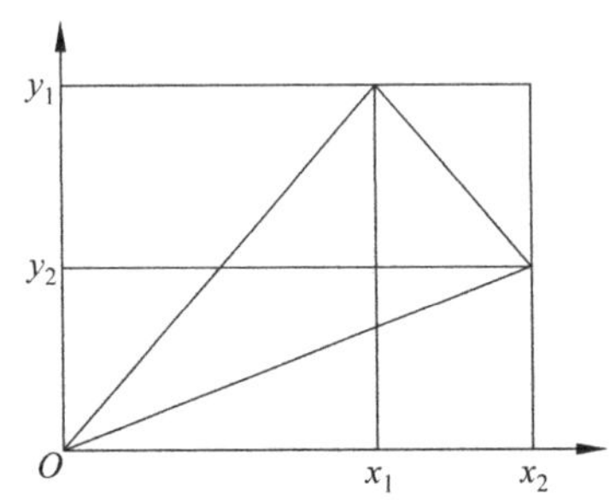

图 9.3 计算三角形面积

图 9.3 中的水平和垂直线将区域划分为若干个矩形，其中有些以三角形的边作为其对角线，因而，这种矩形有一半面积落在三角形之外，通过对这张图的研究，可以得出：

$$A=x_2y_1-\frac{1}{2}x_1y_1-\frac{1}{2}x_2y_2-\frac{1}{2}(x_2-x_1)(y_2-y_1) \tag{9-2}$$

展开并整理该公式可简化为

$$A=\frac{1}{2}(x_1y_2-x_2y_1) \tag{9-3}$$

2. 多边形的面积计算

有一种在计算上简单的方法,可在对多边形的一次遍历算出其面积和周长。图 9.4 表明这样一个事实,即一个多边形的面积等于由各顶点与内部任意一点的连线所组成的全部三角形的面积之和。不失一般性,可以令该点为图像坐标系的原点。

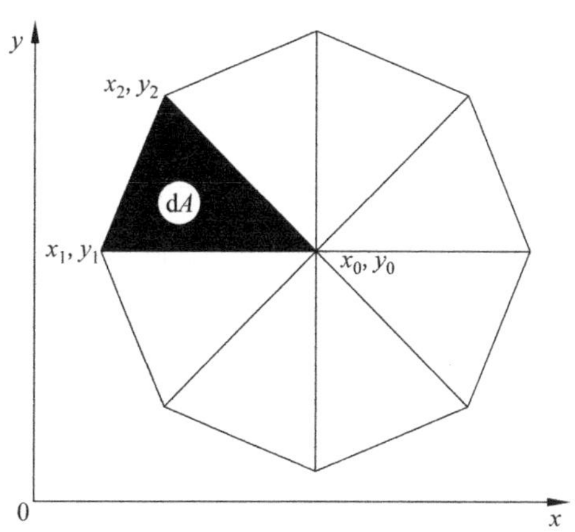

图 9.4　计算多边形的面积

而整个多边形的面积是

$$A = \frac{1}{2}\sum_{i=1}^{N_b}(x_i y_{i+1} - x_{i+1} y_i) \tag{9-4}$$

其中,N_b是边界点的数目。

需注意的是,如果原点位于物体之外,任意一个特定的三角形都包含了一些不在多边形内的面积,还应注意一个特定三角形的面积可以为正或负,它的符号是由遍历边界的方向来决定的。当对边界做了一次完整的遍历后,落在物体之外的面积都已被减去。

利用 Green 定理可以构造一个更简单的,并且具有同样结果的方法,这个由积分计算得到的结论表明在 x、y 平面中的一个闭合曲线包围的面积由其轮廓积分给定。

$$A = \frac{1}{2}\oint(x\mathrm{d}y - y\mathrm{d}x) \tag{9-5}$$

其中的积分沿着该闭合曲线进行。将其离散化,式(9-5)变为

$$A = \frac{1}{2}\sum_{i=1}^{N_b}[x_i(y_{i+1} - y_i) - y_i(x_{i+1} - x_i)] \tag{9-6}$$

这个公式可以化为公式(9-4)的形式。

3. 多边形周长计算

多边形的周长等于多边形各边长之和。如果该多边形的所有边界点都用作顶点,周长将成为前面所得出的所有横竖向和对角线方向测量值之和。

$$A = \sum_{i=1}^{N_b}\sqrt{(x_{i+1} - x_i)^2 + (y_{i+1} - y_i)^2} \tag{9-7}$$

9.1.3 角度测量

假如有一角如图 9.5 所示，令 $A(x_1,y_1)$、$B(x_2,y_2)$、$C(x_3,y_3)$是在图像上的 3 个点，其中，A、C 分别在该角的两条线上，B 为顶点，测角算法：

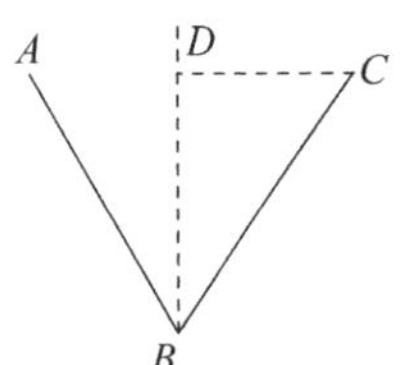

图 9.5 角度计算示意图

$$\angle ABC = \angle ABD + \angle DBC$$
$$\angle ABD = \arctan\left(\left|\frac{x_2 - x_1}{y_2 - y_1}\right|\right) \tag{9-8}$$

若 $y_1 = y_2$，则$\angle ABD = 90°$

$$\angle DBC = \arctan\left(\left|\frac{x_3 - x_2}{y_3 - y_2}\right|\right) \tag{9-9}$$

若 $y_2 = y_3$，则$\angle BCD = 90°$，令所测的角为 Angle，则 Angle$=\angle ABD + \angle DBC$。

另外，在图像形状分析中，计算图像尺寸时常用链码方法见下一节介绍。

9.2 形 状 分 析

可以通过一类物体的形状分析将它们从其他物体中区分出来，形状特征可以独立地或与尺寸测量值结合使用。

9.2.1 圆形度

有一组形状特征被称为圆形度指标，因为它们在对圆形形状计算时取最小值。它们的幅度值反映了被测量边界的复杂程度。最常用的圆形度指标是

$$C = \frac{P^2}{A} \tag{9-10}$$

也就是周长的平方与面积的比。这个特征对圆形形状取最小值 4π。越复杂的形状取值越大。圆形度指标 C 与边界复杂性概念有着粗略的联系。

一个相关的圆形度指标是边界能量。假定一个物体的周长为 P，用变量 p 表示边界上的点到某一起始点的距离。在任一点，边界都有一个瞬时曲率半径 $r(p)$。这是在该点与边界相切的圆的半径(见图 9.6)。在 p 点的曲率函数是

$$K(p) = \frac{1}{r(p)} \tag{9-11}$$

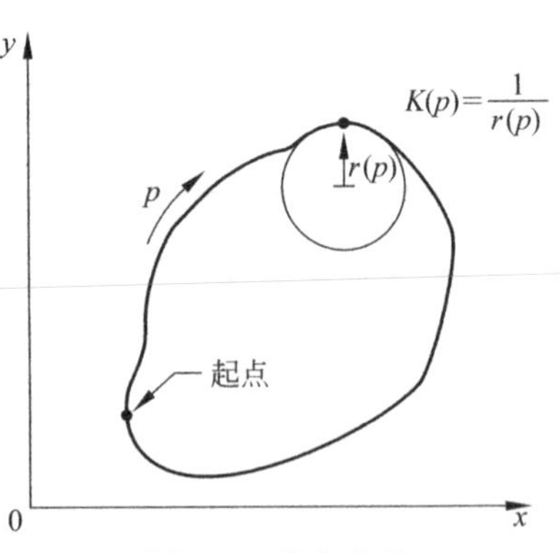

图 9.6 曲率半径

函数 $K(p)$是周期为 P 的周期函数。可以用下式计算单位边界长度的平均能量：

$$E = \frac{1}{P}\int_0^p |K(p)|^2 \mathrm{d}p \tag{9-12}$$

对于一固定的面积值，一个圆具有最小边界能量：

$$E_0 = \left(\frac{2\pi}{P}\right)^2 = \left(\frac{1}{R}\right)^2 \tag{9-13}$$

这里 R 是该圆的半径，曲率可以很容易地由链码算出，因而边界能量也可方便计算，边界能量式(9-10)

中的圆形度指标更符合于人感觉上对边界复杂性的评价。第 3 个圆形度指标利用了从边界上的点到物体内部某点的平均距离，这个距离是：

$$\overline{d} = \frac{1}{N}\sum_{i=1}^{N} x_i \tag{9-14}$$

其中 x_i 是从一个具有 N 个点的物体中的第 i 个点到与其最近的边界点的距离。相应的形状度量为

$$g = \frac{A}{\overline{d}^2} = \frac{N^3}{\sum_{i=1}^{N} x_i} \tag{9-15}$$

经距离变换后的图像中某像素的灰度级反映了该像素与其最近边界的距离。图 9.7 显示了一个二值图像及其距离变换的结果。

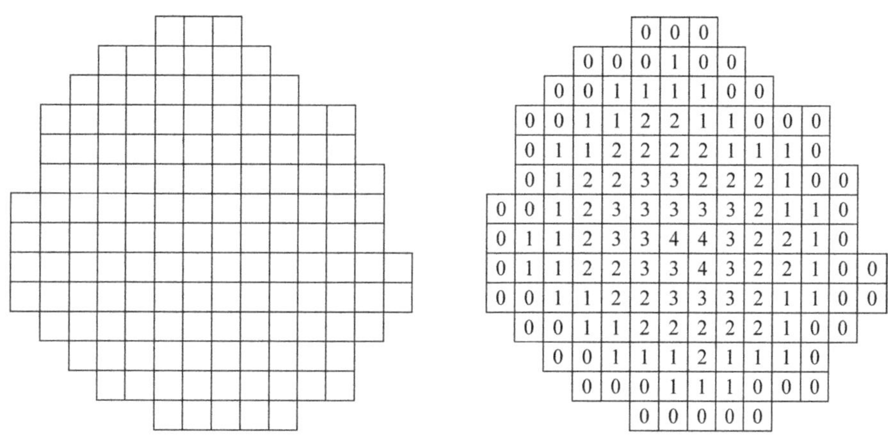

图 9.7　距离变换

9.2.2　矩形度

反映一个物体矩形度的一个参数是矩形拟合因子：

$$R = A_O / A_R \tag{9-16}$$

其中，A_O 是该物体的面积，而 A_R 是其 MER 的面积。R 反映了一个物体对其 MER 的充满程度。对于矩形物体 R 取得最大值 1.0；对于圆形物体 R 取值为 $\pi/4$；对于纤细的、弯曲的物体取值变小，矩形拟合因子的值限定在 0～1 之间。

另一个与形状有关的特征是长宽比：

$$A = W/L \tag{9-17}$$

它等于 MER 的宽与长的比值。这个特征可以把较纤细的物体与方形或圆形物体区分开。

说明：

(1) 对于圆和规则的多边形，等式(9-15)与等式(9-10)给出同样的值。但对于更复杂的形体，等式(9-15)的分辨能力更强。

(2) MER：物体的最小外接矩形。

(3) IOD：物体所有像素的灰度级之和。

9.2.3 中心矩

一个物体的重心坐标是：

$$\bar{x} = \frac{M_{10}}{M_{00}} \qquad \bar{y} = \frac{M_{01}}{M_{00}} \tag{9-18}$$

中心矩是以重心作为原点进行计算：

$$M_{jk} = \int_{-\infty}^{+\infty}\int_{-\infty}^{+\infty}(x-\bar{x})^j\ (y-\bar{y})^k f(x,y)\mathrm{d}x\mathrm{d}y \tag{9-19}$$

因此中心矩具有位置无关性。

9.2.4 主轴

使二阶中心矩 μ_{11} 变得最小的旋转角 θ 可以由下式得出：

$$\tan 2\theta = \frac{2\mu_{11}}{\mu_{20}-\mu_{02}} \tag{9-20}$$

对 x、y 轴旋转 q 角得坐标轴 x'、y'，称为该物体的主轴，等式(9-20)中在 θ 为 90°时的不确定性可以通过指定

$$\mu_{20} < \mu_{02} \quad \mu_{30} > 0 \tag{9-21}$$

得到解决。如果物体在计算矩之前旋转 θ 角，或相对于 x'、y'轴计算矩，那么矩具有旋转不变性。

下面用链码的方法，进行形状分析。

9.2.5 链码及形状分析

通过边界的搜索等算法的处理，所获得的输出最直接的方式是各边界点像素的坐标，也可以用一组被称为链码的代码来表示，这种链码组合的表示既利于有关形状特征的计算，也利于节省存储空间。

对于离散的数字图像，区域的边界轮廓可理解为相邻边界像点之间的单元连线逐段相连而成。对于图像中的像点而言，它必然有 8 个方向的邻域：正东、东北、正北、西北、正西、西南、正南、东南，如图 9.8(a)所示。显然在某像点处的边界只能在上述几个方向延伸，对于每个方向赋以一种码表示，如上面 8 个方向分别对应 0、1、2、3、5、6、7，这些码称为方向码。

假设从某个起点开始，将区域边界的走向按上面的编码方式记录下来，可形成如下的序列 a_1、a_2、a_3、…、a_n，其中 $a_1 \sim a_n$ 的取值为 0～7，这一序列称为链码的方向链。从图 9.8(a)可知，偶数链码段为垂直或水平方向的代码段，奇数链码段为对角线段。对图 9.8(b)所示的一个区域，若以 S 点为出发点，按逆时针的方向进行，所构成的边界链码应为 556570700122333。当然，也可以按顺时针方向进行，所构成的边界链码完全不同逆时针方向行进的情况。因此，边界链码具有行进的方向性，在具体应用时必须加以注意。

有了链码的方向链后，再加上一些标识码，即可构成链码。常用的标识码有两种。

(1) 加上特殊专用的链码结束标志。如采用“!”作为结束标志，则图 9.8(b)的链码应为 5565707001223331。

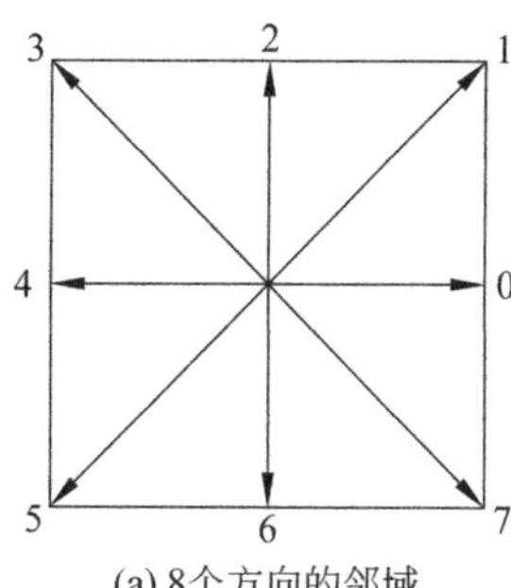

(a) 8个方向的邻域

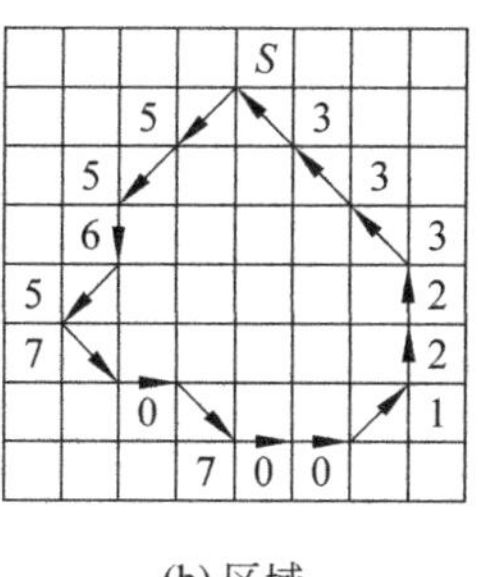

(b) 区域

图 9.8 八链码原理图

(2) 标上起始点的坐标。如图 9.8(b)的链码为 556570700122333XYZ,XYZ 为起点 S 的坐标,用三位八进制数表示。

从链码可以得出边界的许多形状特征。

1. 区域边界的周长

假设区域的边界链码为$\{a_1,a_2,a_3,\cdots,a_n\}$,每个码段 a_i 所表示的线段长度为 Δl_i,那么该区域边界的周长为

$$L=\sum_{i=1}^{n}\Delta l_i=n_e+(n-n_e)\sqrt{2}+n_e+n_0\sqrt{2} \tag{9-22}$$

式(9-22)中,n 为链码序列中码段总数;n_e 为链码序列中偶数码段数;n_0 为链码序列中奇数段数。

2. 边界所表示区域的宽度和高度

设方向链为$\{a_1,a_2,a_3,\cdots,a_n\}$,定义 a_i 在 x 轴上的分量为 a_{ix},在 y 轴上的分量为 a_{iy},则:

$$
\begin{array}{lll}
a_i=0\text{ 时}, & a_{ix}=1, & a_{iy}=0\\
a_i=1\text{ 时}, & a_{ix}=1, & a_{iy}=1\\
a_i=2\text{ 时}, & a_{ix}=0, & a_{iy}=1\\
a_i=3\text{ 时}, & a_{ix}=-1, & a_{iy}=1\\
a_i=4\text{ 时}, & a_{ix}=-1, & a_{iy}=0\\
a_i=5\text{ 时}, & a_{ix}=-1, & a_{iy}=-1\\
a_i=6\text{ 时}, & a_{ix}=0, & a_{iy}=-1\\
a_i=7\text{ 时}, & a_{ix}=1, & a_{iy}=-1
\end{array}
$$

设 x_0 和 y_0 是起始点的坐标,则:

$$
\begin{cases}
\text{宽度}=\max_i\left(\sum_{k=1}^{i}a_{kx}+x_0\right)-\min_i\left(\sum_{k=1}^{i}a_{kx}+x_0\right)\\
\text{高度}=\max_i\left(\sum_{k=1}^{i}a_{ky}+y_0\right)-\min_i\left(\sum_{k=1}^{i}a_{ky}+y_0\right)
\end{cases} \tag{9-23}
$$

3. 链码所围区域的面积

$$S = \sum_{i=1}^{n} a_{ix}\left(y_{i-1} + \frac{a_{iy}}{2}\right) \qquad y_i = \sum_{k=1}^{n} a_{ky} + y_0 \tag{9-24}$$

4. 链码所围区城的圆度

定义区域的圆度为

$$C = \frac{(\text{周长})^2}{4\pi \times \text{面积}} = \frac{L^2}{4\pi S} \tag{9-25}$$

在相同面积的条件下,区域边界光滑且为圆形,则周长最短,其圆度为$C=L$。若区域边界凹凸变化程度增加,则相应周长也增加,C值也随之增大,那么区域的形状越偏离圆形。可以用C来衡量区域的形状是否最接近于圆形或远离圆形,故称为圆度。

5. 像素点的距离

假若两个像素点可用链码$\{a_1, a_2, a_3, \cdots, a_n\}$连接,则该两像素点之间的距离为

$$d = \sqrt{\left(\sum_{i=1}^{n} a_{ix}\right)^2 + \left(\sum_{i=1}^{n} a_{iy}\right)^2} \tag{9-26}$$

以上所得的区域形状特征用链码来进行计算,优点是直观性强,计算又很简单。但是在描述形状时,信息并不完全,这些几何数值与具体形状之间并不一一对应,而是一对多的对应。通过这些几何数值并不能唯一地得到原来的形状。所以,这类数值可用于形状的描述,而不能用于形状的分类识别,但可作为它的补充。

9.3 图像的特征值提取

数字图像分析是图像处理的高级阶段,所研究的是使用机器分析和识别周围物体的视觉图像从而可得出结论性的判断。但是,人类视觉系统认识的图像,如何能让计算机系统也能认识呢?必须寻找出算法,分析图像的特征,然后将其特征用数学的办法表示出来并教会计算机也能懂得这些特征。这样计算机也就具有了认识或者识别图像的本领了,称之为图像模式识别,也称为图像识别。要使计算机具有识别的本领,首先要得到图像的各种特征,称为图像特征提取。

图像特征提取工作的结果给出了某一具体的图像中与其他图像相区别的特征。例如,描述物体表面灰度变化的纹理特征,描述物体外形的形状特征等。这些特征提取的结果需要一定的表达方式,要让计算机能懂得,这就是本节的任务。

9.3.1 图像的特征

图像特征有些是视觉直接感受到的自然特征,如区域的亮度、边缘的轮廓、纹理或色彩;有些是需要通过变换或测量才能得到的人为特征,如变换频谱、直方图等。

下面分别介绍图像的各种特征。

1. 直方图统计特征

由于一幅数字图像可以看作是一个二维随机过程的一个样本，可以用联合概率分布来描述，通过测得的图像各像元的幅度值，可以设法估计出图像的概率分布，从而形成图像的直方图特征。图像灰度的一阶概率分布定义为

$$P(b)=P\{F(i,j)=b\} \qquad 0\leqslant b\leqslant L-1$$

式中 b 是量化层的值，共 L 层，$P(b)$是一阶近似直方图，它为

$$P(b)\approx\frac{N(b)}{M} \tag{9-27}$$

式(9-27)中，M 为围绕(i,j)点被测窗孔内的像元总数，$N(b)$是该窗口内灰度值为 b 的像点数。

图像的直方图特征可以提供图像信息的许多特征，例如，若直方图密集地分布在很窄的区域之内，说明图像的对比度很低，若直方图有两个峰值则说明存在着两种不同亮度的区域。

一阶直方图的特征参数如下。

$$\text{平均值 } b=\sum_{b=0}^{L-1}bP(b)$$

$$\text{方差 } \sigma_b^2=\sum_{b=0}^{L-1}(b-\bar{b})^2P(b)$$

$$\text{歪斜度 } b_n=\frac{1}{\sigma_b^3}\sum_{b=0}^{L-1}(b-\bar{b})^3P(b)$$

$$\text{峭度 } b_k=\frac{1}{\sigma_b^4}\sum_{b=0}^{L-1}(b-\bar{b})^4P(b)-3$$

$$\text{能量 } b_N=\sum_{b=0}^{L-1}P(b)^2$$

$$\text{熵 } b_E=-\sum_{b=0}^{L-1}P(b)\log_2[P(b)] \tag{9-28}$$

二阶直方图特征是在像点对的联合概率分布的基础上得出的。若两个像元 $f(i,j)$及$f(m,n)$，它们分别位于(i,j)点及(m,n)点，两者的间距为$|i-m|$、$|j-n|$并可用极坐标、Q表达，那么它们的幅度值的联合分布为

$$P(a,b)\triangleq P_k\{f(i,j)=a,f(m,n)=b\} \tag{9-29}$$

式(9-29)中，a、b 为量化的幅度值。为此，直方图估值的二阶分布为

$$P(a,b)\approx\frac{N(a,b)}{M} \tag{9-30}$$

式(9-30)中，$N(a,b)$表示在图像中，在 Q 方向上，经向间距为 r 的像元对两点 $f(i,j)=a$，$f(m,n)=b$ 出现的频数，而 M 是测量窗孔中像元的总数。

假如图像的各像元对都是相互联系的，则 $P(a,b)$将在阵列的对角线上密集起来，以下列出一些度量，用来描述围绕 $P(a,b)$对角线能量扩散的情况：

$$
\begin{cases}
\text{自相关 } B_A = \sum_{a=0}^{L-1}\sum_{b=0}^{L-1} abP(a,b) \\
\text{协方差 } B_C = \sum_{a=0}^{L-1}\sum_{b=0}^{L-1} (a-\bar{a})(b-\bar{b})P(a,b) \\
\text{惯性矩 } B_I = \sum_{a=0}^{L-1}\sum_{b=0}^{L-1} (a-b)^2 P(a,b) \\
\text{绝对值 } B_V = \sum_{a=0}^{L-1}\sum_{b=0}^{L-1} |a-b| P(a,b) \\
\text{能量 } B_N = \sum_{a=0}^{L-1}\sum_{b=0}^{L-1} [P(a,b)]^2 \\
\text{熵 } B_E = -\sum_{a=0}^{L-1}\sum_{b=0}^{L-1} [P(a,b)]\log_2[P(a,b)]
\end{cases}
\tag{9-31}
$$

2. 图像的自相关特征

定义图像$\{f(i,j);i,j=0,1,2,\cdots,N-1\}$的自相关函数为

$$
\rho(x,y) = \frac{\sum_{i=0}^{N-1}\sum_{j=0}^{N-1} f(i,j)f(i+x,j+y)}{\sum_{i=0}^{N-1}\sum_{j=0}^{N-1} f_2(i,j)} \qquad x,y \geqslant 0 \tag{9-32}
$$

$\rho(x,y)$也可以看作是一幅图像，其大小为 $N\times N$。右 $i+x\geqslant N-1$ 或 $j+y>N-1$，可以定义 $f(i+x,j+y)=0$，也就是说，图像之外的图像值为零。

自相关函数$\rho(x,y)$随 x、y 的大小而变化，与图像中纹理粗细的变化有着对应的关系。定义 $d=\sqrt{x^2+y^2}$，则 $x=0,y=0$ 时 $\rho(x,y)=1$ 达到最大值。若图像的纹理较粗，则$\rho(x,y)$随 d 增加下降速度较快。随着 d 的继续增加，$\rho(x,y)$会呈现某种周期性变化，这种周期性可以反映纹理基元的排列规则，例如稀疏、稠密程度。

通过观察$\rho(x,y)$随哪个方向变化最慢，就可知道纹理基元有很大的可能是沿着这个方向排列的。这可以通过对$\{\rho(x,y;x,y=0,1,2,\cdots,N-1)\}$的每一点求梯度方向来得到变化最慢的方向。

3. 图像的纹理特征

通过对实际图片的观察，可以看到，由种子或草地之类构成的图片，表现的是自然纹理图像；由织物或砖墙等构成的图片，表现的是人工纹理图像。一般来说纹理图像中的灰度分布具有周期性，即使灰度变化是随机的，它也具有一定的统计特性。霍金斯认为纹理的标志有三要素：一是某种局部的序列性在该序列更大的区域内不断重复；二是序列是由基本部分非随机排列组成的；三是各部分大致都是均匀的统一体，纹理区域内任何地方都有大致相同的结构尺寸。当然，以上这些也只从感觉上看来是合理的，并不能得出定量的纹理测量。正因为如此，对纹理特征的研究方法也是多种多样的，有待于进一步探讨。

纹理可分为人工纹理和自然纹理。人工纹理是由自然背景上的符号排列组成，这些符号可以是线条、点、字母、数字等。自然纹理是具有重复性排列现象的自然景像。前者一般是有规则的，而后者往往是无规则的。

对纹理有两种看法：一是凭人们的直观印象；二是凭图像本身的结构。从直观印象出发包含了心理因素，这样就会产生多种不同的统计纹理特性，从这一观点出发，纹理分布应该用统计方法。如果是从图像结构观点出发，则认为纹理是结构，纹理分析应该采用句法结构方法。描述纹理图像特性的参数有很多种，例如，必须知道各个像素及其邻近像素的灰度分布情况。了解邻近像素灰度值变化的最简单方法是取一阶、二阶微分的平均值与方差。如要考虑纹理的方向性特性，则可考虑 Φ 方向与 $\Phi+\pi/2$ 方向差分的平均值与方差。

另一种方法是检查小区域内的灰度直方图。例如，取小区域为 $n\times n(n=3\sim7)$，做这 n^2 个像素的灰度直方图。然后检查各小区域直方图的相似性，具有相似直方图的小区域同属于一个大区域，而直方图不同的小区域分属于不同的区域。

4. 图像的幅度特征

在所有的图像特征中最基本的是图像的幅度量。可以在某一图像点或其邻区做出幅度的测量，例如在 $(2N+1)\times(2N+1)$ 区域内的平均幅度，即

$$\bar{F}(i,j)=\frac{1}{(2N+1)^2}\sum_{m=-N}^{N}\sum_{n=-N}^{N}F(i+m,j+n) \tag{9-33}$$

可以直接从图像像元的灰度等级，也可以从某些线性、非线性变换中构成新的图像幅度的空间来求得各式各样的图像的幅度特征图。

图像的幅度特征对于分离目标物的描述等都具有十分重要的作用。

5. 傅里叶变换的特征

由第 4 章可知，在纹理分析中使用傅里叶变换的原因主要是因为图像傅里叶变换的能量谱能在一定程度上反映某些纹理特征，图像 $f(x,y)$ 的傅里叶变换：

$$F(u,v)=\iint f(x,y)\exp[-\mathrm{j}2\pi(ux+vy)\mathrm{d}x\mathrm{d}y]$$

其功率谱为 $|F(u,v)|^2=F(u,v)F*(u,v)$，其中，$*$ 表示复共轭。

很容易证明，如果一幅图像的纹理较粗糙，即图像的灰度变化很少或较慢，则在小 $\sqrt{\mu^2+\nu^2}$ 的值处 $|F(u,v)|^2$ 应有较大的值；如果一幅图像的纹理较细腻，即图像的灰度变化频繁或较快，则在大的 $\sqrt{\mu^2+\nu^2}$ 值处 $|F(u,v)|^2$ 应有较大的值。因此，如果想要检测纹理的粗糙、细腻性质，一个有用的度量就是 $|F(u,v)|^2$ 随 $\sqrt{\mu^2+\nu^2}$ 变化的情况。将 $|F(u,v)|^2$ 用极坐标表示为 $|F(\rho,\theta)|^2$，$\sqrt{\mu^2+\nu^2}$ 就成为 $\rho_0\,|F(\rho,\theta)|^2$，不仅与 p，而且与 θ 有关。暂时不考虑 θ，而用下面的综合性度量来检测纹理的粗糙性：

$$t(\rho)=\int_0^{2x}|F(\rho,\theta)|^2\mathrm{d}\theta \tag{9-34}$$

这样，$t(\rho)$ 的峰的位置反映了纹理构成元素或纹理基元的大小。设 ρ_0 是 $t(\rho)$ 的峰点，ρ_0

越小，说明纹理基元越大，纹理越粗糙；ρ_0 越大，说明纹理基元越小，纹理越细。如果 $t(\rho)$ 没有明显的峰或峰的数目很多，说明图像中纹理杂乱无章，存在有多种尺度上的纹理或空间相关性。

另一个与能量谱紧密相连的是纹理的方向性。假如一幅图像有一条朝向（与 x 轴夹角）为 θ_0 的边缘，那么沿着与此边缘垂直的方向上，即 $\theta_0 \pm \pi/2$ 的方向上，有可能观察到明显的纹理。这是因为纹理基元一定是靠边缘将其与其他基元或物体分开的。这样的话，图像的傅里叶变换在(u,v)空间的 $\theta_0 \pm \pi/2$ 方向上应有较大的分量，即 $|F(\rho,\theta)|^2$ 应在 $\theta = \theta_0 \pm \pi/2$ 方向上有较大的值。为此，构造如下对方向敏感的度量：

$$t(\theta) = \int_0^{+\infty} |F(\rho,\theta)|^2 \mathrm{d}\rho \tag{9-35}$$

如果 $t(\theta)$ 在 θ_0 存在峰点，则说明原图像的纹理很有可能是沿着 θ_0 方向延伸的。如果不存在明显的峰点或者峰点过多，则说明纹理无明显方向性或者纹理排列杂乱。

注意：$t(\rho)$ 是对方向不敏感而对频率敏感（指(u,v)空间的频率），而 $t(\theta)$ 对频率不敏感但对方向敏感。因而可以发展一些综合这两种度量的方法。

6. 灰度边沿特征

图像的灰度、纹理的改变或不连续是图像的重要特征，它可以指示图像内各种物体的实际含量，图像幅度水平的局部不连续性称为“边缘”，大范围的不连续性被称为“边界”，一个理想的边缘检测器应该能指出有边缘存在，而且还能定出斜坡中点的位置（精度达到一个像元）。

边缘检测通常的方法是先对图像进行灰度边缘的增强处理，得出一个增强处理后的图像，然后设立阈值，进行对阈值操作来确定出明显边缘的像元位置，由于图像的空间幅度分布有时为正向变化，有时为负向变化，幅度值又具有慢变化的性质。所以阈值应随着空间总体幅度的变化而变化，阈值设得过高，将漏掉小幅度变化的边缘；阈值设得低，将出现由噪声引起的许多虚假的图像边缘，寻找一种对噪声不敏感、定位精确、不漏检真边沿又不引入假边沿的检测方法，始终是人们努力的目标。

9.3.2 图像的特征值提取概述

在模式识别中，确定判据是重要的。但是问题的另一面，即如何提取特征也是相当重要的。如果特征找不对，分类就不可能准确。这好比医生看病，如果只注意病人穿什么衣服，头发的长短，就不会正确诊断。当然，特征是很多的，如果把所有的特征不分主次全都罗列出来，N 会很大，这也会给正确判断带来麻烦。例如，如图 9.9 所示。有两类模式，用两个特征 x_1、x_2 来表达。在 x_1 上的投影为 ab、cd，在 x_2 上的投影为 ef、gh。那么，由图可见，ac 这一段肯定是属于 ω_1 的，bd 肯定是属于 ω_2 的，但是 cd 段就难以分出属于哪一类，一种设想是把坐标轴做一个旋转，变成 y_1、y_2，此时不再去测量 x_1、x_2，而是去测量 y_1、y_2，如图 9.10 所示。由图可见，这时检测 y_1 当然也分不清，可是检测 y_2 就可以分得很清。这说明当做一变换后，y_2 是一个很好的特征。

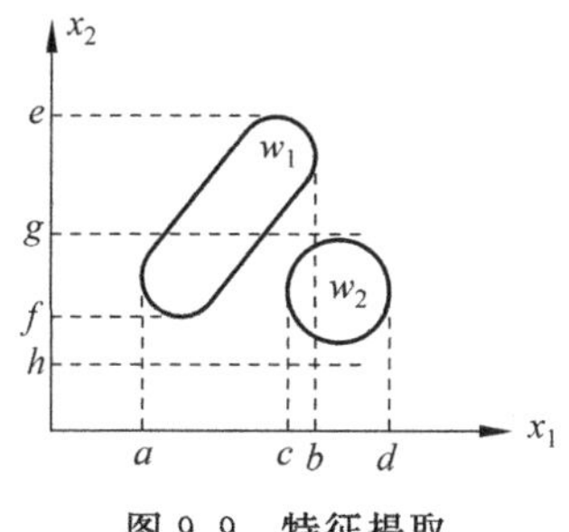

图 9.9　特征提取

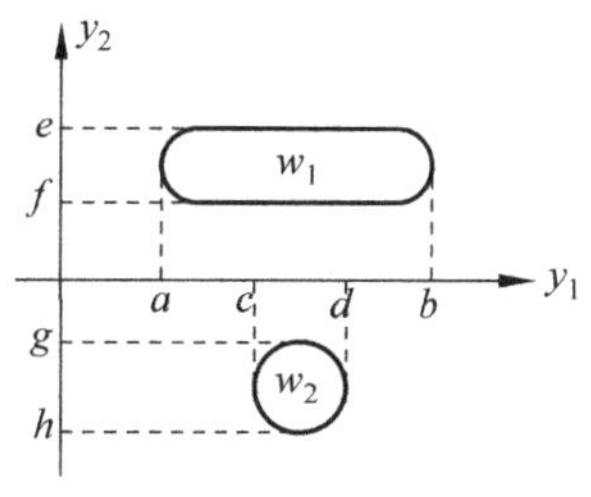

图 9.10　变换后特征提取

特征提取的方法是很多的。从一个模式中提取什么特征，将因不同的模式而异，并且与识别的目的、方法等有直接关系。常用的方法有离散直角坐标系中的弗里曼链码法。它可以方便地描述在离散直角坐标系中的曲线。图 9.11(a)是在 8 邻接定义下的弗里曼链码。位于坐标系内的任一条曲线便可用一个数字序列来表示。图 9.11(b)示出了一条曲线，若从 a 点出发可编出其链码如下：100123110777645421。在提取边缘细条的过程中，会出现断线，因此，断线的接续是特征提取中的一个处理步骤。最基本的方法是利用膨胀和收缩技术。所谓膨胀是以二值图像内为 1 的像素为中心，强制性地把与其 4 邻接或 8 邻接的相邻像素都变成 1，如图 9.12 所示。

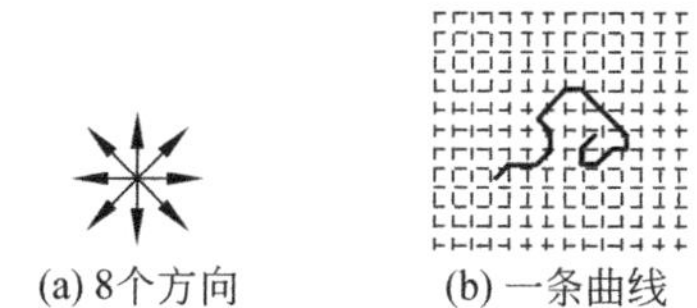

(a) 8个方向　　(b) 一条曲线

图 9.11　8 邻接弗里曼链码的定义及其编码示例

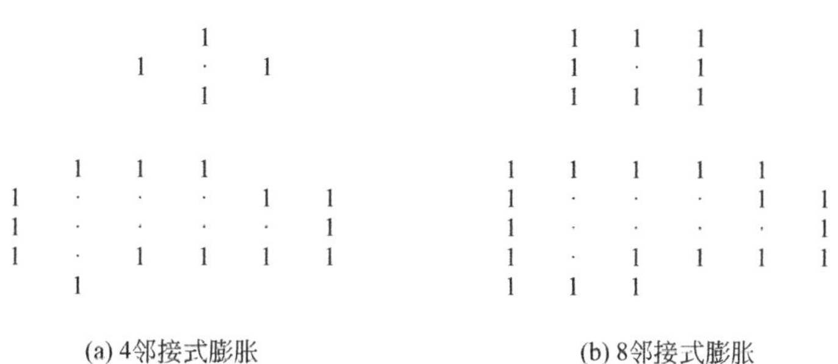

(a) 4邻接式膨胀　　(b) 8邻接式膨胀

图 9.12　膨胀操作

收缩方法是把值为 0 的像素作为中心，强制性地把与其 4 邻接或 8 邻接的相邻像素变成 0。这样连续膨胀 n 次，再连续收缩 n 次，就可以把断线长度为 $2n$ 以内的线接续起来。

接续断线的另一种方法是山脊线寻迹法。具体做法是使用某种方法找出直到点(x,y)为止的一段山脊线，接着判断点$(x+1,y+1)$、$(x+2,y+2)$等点是否也位于该山脊线的延长线上。判断的标准就是看这些点的微分值是否足够大，这些点周围的灰度变化斜率最大的方向是与线的延长线方向垂直。这些点与周围延长线方向成直角方向上的点相比灰度值是否为极大值等。这种方法碰到折点及分枝点比较难于判断。

在特征提取中，关于线的检测及表达方法有最小二乘法曲线拟合法、霍夫变换法等。在进行线提取时，往往不是简单地用一些直线段把检测出来的点连接起来就行了，而是希望用某个数学方程式所描述的曲线去逼近检测出来的点列。这种用数学方程式去近似图像中各种线条的方法称为曲线拟合。

最简单的曲线拟合是用直线方程去近似所给出的点列，这种方程有 $y=g(x)$之形式。在拟合处理中自然需要一定的标准去评价该方程与点列的近似程度，常用的评价标准是观察直线方程所代表的直线与点列之间的距离大小。对距离大小有不同的定义，常用的如下：

$$d=\sum_{i=0}^{M}\left|y_i-g(x_i)\right| \tag{9-36}$$

$$d=\sum_{i=0}^{M}\left[y_i-g(x_i)\right]^2 \tag{9-37}$$

$$d=\max_i\{\left|y_i-g(x_i)\right|\} \tag{9-38}$$

式(9-36)是以直线方程与各点之差的绝对值的和为最小作为评价标准；式(9-37)是以差的平方和最小作为评价标准，通常称为最小二乘法判决函数；式(9-38)是以差值中的最大值是否小于某一标准进行评价。

霍夫变换也广泛用于线检测，它的概念已在第 4 章中做了介绍，在此不再赘述。除此之外，用于线检测的特征提取方法还有很多，如用曲率作为曲线的特征，曲线分割、距离变换、骨骼化及细化等均是在特征提取处理中常用的方法。

在图 9.9 和图 9.10 所说明的特征提取的例子中，用坐标旋转的方法得到了既少又好的特征。空间坐标的旋转就是特征空间的线性变换。空间怎样变换才能找到较好的特征呢？其普遍的方法是把每一类的协方差距阵变成对角形矩阵，在变换后的矩阵中取其特征向量及与其相对应特征。然后，把特征向量按其特征值的大小排列起来。特征值大的那个特征向量就是最好的特征，另外，在变换后的空间中，如果有 m 个彼此关系的特征，可采用前 n 个最大特征值对应的特征向量作为特征，这样既可保证均方误差最小，又可大大减少特征的数目。

另外一个途径是寻找一种变换，使同一类向量靠得更近些，以便把它聚合到一起。在这种思想指导下，可以找每一类点与点之间的距离，使它最小化。这样做是应用特征值最小的那些特征向量。

假定有两类模式，测量两种特征都是正态分布，均值是 m_1 和 m_2。这两个分布离得越远越容易识别。所谓离得远不一定均值相关较远。在这种情况下，不能用点与点间的距离，也不是点与一组点间的距离，而是两个分布间的距离，这是一个统计距离。如果在统计意义上两类离得远就容易识别。如果有 M 个特征，就要计算它们的统计距离，哪个特征上的统计距离最远，哪个特征就最好。一般计算统计距离的方法有许多。例如，贝叶斯误差概率、疑义度或香农熵、贝叶斯距离、广大柯尔莫哥洛夫距离等。

另外，在 M 很大时，同时分开 M 类比较复杂，这时不如采用树状分类结构，每次分两三类，逐次细分。当然，寻找一个最好的树也并非容易。

9.4 医学图像重建

数字图像处理是对已获得的图像进行处理和转化，即视处理技术为系统，其输入和输出为数字图像。但在某些情况下，图像处理过程也涉及将数据进行处理并最终转化为图像的过程，即图像重建。这种情况更多地出现在医学领域中，如 CT、MR、超声成像和核素成像。这些医学成像系统往往通过获得尽可能多的物体投影数据，并将数据进行计算处理，最终生成图像，这就是图像重建(image reconstruction)。

需要指出的是，目前图像重建往往包含两种含义：一种是上述通过医学成像系统，对数据进行处理和计算，获得断层图像；另一种则是三维重建或者三维可视化，这是一个将二维图像进行可视化处理，合成为体数据并显示成三维物体，加强人们对物体三维形态的观察和理解的技术，涉及一些计算机图形学和机器视觉的内容。

图像重建与图像可视化都是较为复杂的计算与处理过程，本章将仅做简单讨论。

传统的医学成像技术或手段是将成像区域内的三维人体组织，投射于二维的成像范围内，形成二维医学影像。这种方式会造成人体组织信息在影像上的重叠和遮挡，使病灶缺失某一维度的信息，虽然可以通过多体位摄影进行适当补偿，但并不能解决根本问题。在医学成像技术的发展过程中，曾出现了体层摄影术(X-ray tomography)，光源和影像记录装置(胶片或成像板)沿相反方向运动，但保持与成像区域的垂直距离不变，如图 9.13 所示。这样成像区域中的某层组织处于聚焦面上，被记录于影像记录装置从而成像，其余层面组织影像由于受到光源和影像记录装置的运动而模糊，无法清晰显示。体层摄影虽然可以获得人体某一层面的影像，但却存在辐射面积广、剂量大等缺点。同时，体层摄影的图像质量也较差，且图像缺乏连续性，对物体的空间认知差。

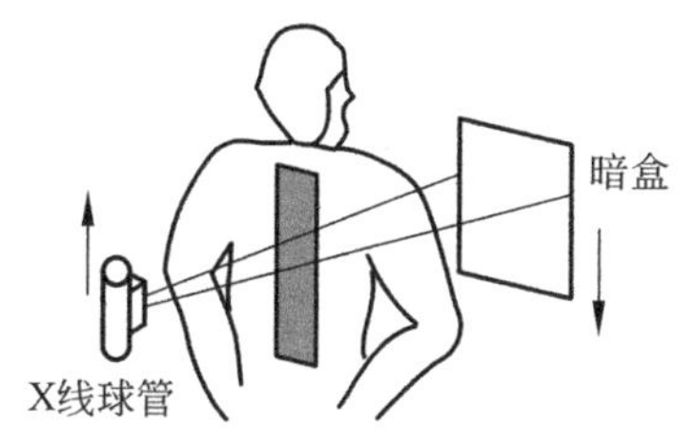

图 9.13　直线运动体层摄影

随着 CT 技术的出现，真正的断层成像得以实现。其图像重建的数学理论最早始于奥地利数学家 Radon 于 1917 年提出的，即三维的物体可以以它的投影的无限集合唯一地重建出来。此后经过了很多数学及物理学家的实践和发展，最终由英国 EMI 公司的 Hounsfield 实现。断层成像不同于体层摄影，其射线束中心面与断层成像的平面平行，因此射线范围仅覆盖成像层面，其余层面不受 X 线辐射。成像区为一薄层区域，可近似认为二维吸收系数分布。这样组织重叠问题简化为部分容积效应，因此对组织的观察效果大大提高，给人一种人体“切开”观察的效果。

9.5 医学图像重建方法

图像重建算法在其发展过程中出现过很多种，其数学原理各不相同。先后有方程联立法、迭代法、二维傅里叶变换法、反投影(back projection)法等重建算法。

9.5.1 方程联立法

X 线束具有一定的能量和穿透能力，当 X 线束遇到物体时，物体对射入的 X 线有着衰减作用，即物体对 X 线的吸收。普通 X 线成像正是利用不同组织对 X 线衰减不同，将穿过人体后 X 线自然形成的对比度转化为图像对比度的，其成像过程不需要进行数学计算。而 CT 成像时，需要获得入射和出射 X 线的强度值来进行重建运算。

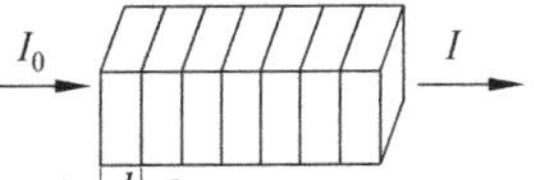

图 9.14 X 线透射多个小单元组织

若 X 线穿过非均匀物体，将沿着 X 线束通过的物体分割成许多小体素，令每个体素的厚度相等，记为 d。设 d 足够小，使得每个体素可认为是均匀的，其吸收系数为常值，如图 9.14 所示。

当入射 X 线强度为 I_0 时，透过第一个体素的 X 线强度 I_1 为

$$I_1 = I_0 e^{-\mu_1 d} \tag{9-39}$$

μ_1 是第一个体素的吸收系数。对于第二个体素来说，I_1 就是入射的 X 线强度。设第二个体素的吸收系数为 μ_2，X 线经第二个体素透射出的强度 I_2 为

$$I_2 = I_1 e^{-\mu_2 d}$$

将 I_1 的表达式代入上式，有：

$$I_2 = (I_0 e^{-\mu_1 d}) e^{-\mu_2 d} = I_0 e^{-(\mu_1+\mu_2)d}$$

经过第三个体素的投射出的强度为 I_3：

$$I_3 = I_2 e^{-\mu_3 d} = I_0 e^{-(\mu_1+\mu_2+\mu_3)d}$$

$$\vdots$$

最后，依次代入各式，消除中间项 I_1、I_2、I_3 等，得第 n 个体素透射出的 X 线强度 I 为

$$I = I_n = I_0 e^{-(\mu_1+\mu_2+\cdots+\mu_n)d} \tag{9-40}$$

等式两边取对数，化简得：

$$\mu_1 + \mu_2 + \cdots + \mu_n = -\frac{1}{d}\ln\frac{I}{I_0} \tag{9-41}$$

表示为求和形式：

$$\sum \mu_i = \frac{1}{d}\ln\frac{I_0}{I_n} = P \tag{9-42}$$

此处的 P 值，我们称为投影，意为 X 线投射过该路径后得到的相对强度值。因为矩阵较小，所以可以使用累加来离散表示吸收系数分布，不必使用积分表示。在简化的情况下看，得到 P 值，就可以建立一个 n 元一次方程，只要能获得足够多的方程，即可求解出 n 个 X 线通过路径上的吸收系数，得到肢体成像区域的吸收系数二维分布，即可获得影像。CT 成像系统通过从不同方向上进行多次 X 线投射(即扫描)，来获取足够的方程联立求解吸收系数。

早期 CT 因为图像矩阵较小，可使用方程联立求解吸收系数。但随着 CT 图像清晰度的提高，图像矩阵往往大于等于 512×512，显然采用方程联立法时，求解的矩阵过大，运算量惊人，因此该方法已不再应用于现在的 CT 系统。

9.5.2　迭代法

迭代法是使用多次迭代运算，逐步逼近吸收系数真实值的重建方法，广泛应用于 CT、PET 等断层成像系统。迭代先假设一个近似图像，将近似图像(吸收系数的二维分布)进行理论计算得到投影值，同实际扫描组织获得的投影值进行比较，并采用迭代的方法不断修正逼近，按照某种最优化准则寻找最佳求解。

迭代法的优点在于计算量相对简化，在迭代过程中可以将校正因子包含进最优化准则中，方便进行衰减校正，降低伪影。常用的迭代重建算法有代数重建迭代(algebraic reconstruction technique，ART)、同时迭代、最大似然法等。

代数迭代包括加法迭代和乘法迭代，加法迭代算法的公式为

$$\mu^{N+1}(i,j)=\mu^{N}(i,j)+\frac{P_k(\theta)-R_k(\theta)}{M_k(\theta)} \tag{9-43}$$

$\mu^{N+1}(i,j)$与$\mu^{N}(i,j)$表示第 $N+1$ 次迭代和第 N 次迭代，$P_k(\theta)$表示某一角度照射组织获得的实际投影值，$R_k(\theta)$是假设图像在迭代过程中的计算投影值，$M_k(\theta)$是射线束穿过的体素个数。乘法迭代是对加法迭代的改进，其迭代公式为

$$\mu^{N+1}(i,j)=\mu^{N}(i,j)\cdot\frac{P_k(\theta)}{R_k(\theta)} \tag{9-44}$$

某些 CT 系统中，将反投影法同迭代法相结合，可以综合两者的优点。

这里采用一个简单的 2×2 矩阵及其投影来说明迭代过程，图 9.15 中数值为真实组织的吸收系数和投影值，我们可以得到组织在 6 个方向上的真实投影值。现在根据真实值迭代求解原始 4 个像素的吸收系数，可以最先假设各像素值均为 0，计算其 6 个投影，并与真实投影值进行比较，按照公式 $x-x$ 计算真实投影和假设投影之差。并将差值除以每条线上的两个单元，再加到每个像素中。或按照乘法迭代计算。具体计算过程这里不再赘述。

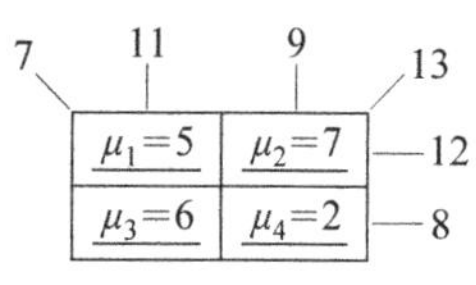

图 9.15　2×2 矩阵

9.5.3　二维傅里叶变换法

傅里叶变换法是应用 Radon 理论和中心切片理论进行吸收系数求解的重建方法，因此也称为直接求解方法。傅里叶变换法采用积分式描述投影函数 P，设 $f(x)$是沿着 X 线束路径，随 X 连续变化的物体吸收系数，是 X 的函数。X 射线穿过非均匀物体获得投影的形式可写为

$$P=\int_{-\infty}^{+\infty}\mu(x)\mathrm{d}x=-\ln\frac{I}{I_0} \tag{9-45}$$

式(9-45)中的 P 是对连续函数 $\mu(x)$变化的积分，重建图像的过程，即是由 P 求解吸收系数分布函数 $\mu(x)$的过程。

由于人体断面图像的建立是二维图像的计算过程，需要将这一体层平面设定在直角平面坐标系(X-Y 坐标系)中。在体层平面上每一点的吸收系数是坐标(x,y)的函数，设为$\mu(x,y)$。当CT 进行扫描时，X 线束是围绕着体层平面的中心点进行平移或旋转的，X 线的投影 P 也总是与 X 线束路径 L 有关。为此，我们引进一个新的坐标系，极坐标 R-θ 来描述

X 线束路径 L 的位置和角度。设 X 线束路径 L 到坐标中心 O 的距离为 R，与 y 轴夹角为 θ，则 X 线束路径 L 的直线方程为

$$x\cos\theta + y\sin\theta = R$$

或

$$x\cos\theta + y\sin\theta - R = 0 \tag{9-46}$$

式(9-46)中，θ 可以在 $0\sim2\pi$ 之间变化，R 从中心点至被测人体体面最大外缘间变化。

X 线的投影是随着扫描方向和穿过路径的不同而变化的，经过坐标变换后，X 线束穿过吸收系数为 $\mu(x,y)$ 的物体，变换到 R-θ 坐标平面上的投影是关于自变量(R,θ)的函数，记为 $P(R,\theta)$。当在某一 θ 角度时：

$$P_\theta(R,\theta) = \iint \mu(x,y)\mathrm{d}x\mathrm{d}y \tag{9-47}$$

实际成像时，系统扫描物体获得足够多投影函数后，求解 $\mu(x,y)$ 的过程依据于中心切片理论，是由 Radon 关于投影重建图像理论中的一个核心部分演化得来。

中心切片理论的定义：沿某一角度方向的投影函数 $P_\theta(R,\theta)$ 的一维傅里叶变换的结果，就是密度函数 $f(x,y)$ 的二维傅里叶变换函数在同样角度下过原点的直线上的值。

密度函数 $f(x,y)$ 的二维傅里叶变换为

$$F(u,v) = \iint f(x,y)\mathrm{e}^{-\mathrm{j}2\pi(ux+vy)}\mathrm{d}x\mathrm{d}y$$

式中，x、y 为空间直角坐标系的坐标，$f(x,y)$ 为二维图像的吸收系数，u、v 为傅里叶空间频率坐标系的坐标。若空间频率坐标用极坐标来表示，即 $F(u,v)=F(\rho,\beta)$，其中：

$$\begin{cases} u = \rho\cos\beta \\ v = \rho\sin\beta \end{cases}$$

则二维傅里叶变换式可写为

$$F(\rho,\beta) = \iint f(x,y)\mathrm{e}^{-\mathrm{j}2\pi\rho(x\cos\beta+y\sin\beta)}\mathrm{d}x\mathrm{d}y \tag{9-48}$$

要得到扫描直线为到原点的距离为 R，与 y 轴夹角为 θ 的路径 l，可以利用狄拉克函数(δ-函数)的筛选性质，即 $f(x,y)\delta(x\cos\theta+y\sin\theta-R)$ 为路径 l 的吸收系数分布，其投影值表示为

$$P_\theta(R,\theta) = \iint f(x,y)\delta(x\cos\theta + y\sin\theta - R)\mathrm{d}x\mathrm{d}y$$

按照中心切片理论，图像在某一 θ 角度上投影的傅里叶变换，正好等于该图像吸收系数 $f(x,y)$ 二维傅里叶变换形式在相同角度($\beta=\theta$)直线上的值。如果将所有角度投影值的一维傅里叶变换，

$$F(\rho,\theta) = F\{P_\theta(R,\theta)\} \tag{9-49}$$

并填满整个极坐标平面，再改为空间直角坐标，将完整的 $F(\rho,\beta)$ 转化为 $F(u,v)$ 表示，就等同于得到衰减系数 $f(x,y)$ 分布的二维傅里叶变换，再由二维傅里叶反变换即可得重建原图像的吸收系数分布函数，有：

$$f(x,y) = \iint F(u,v)\mathrm{e}^{\mathrm{j}2\pi(ux+vy)}\mathrm{d}u\mathrm{d}v \tag{9-50}$$

以上即 CT 图像重建的二维傅里叶变换法。其信号处理过程如图 9.16 所示。

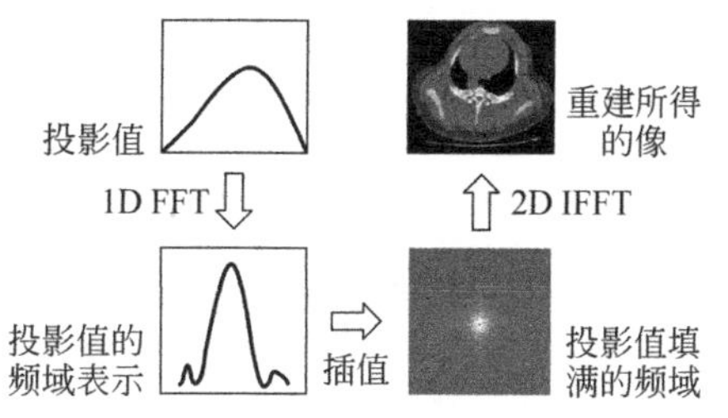

图 9.16　二维傅里叶变换法重建的信号处理过程

二维傅里叶变换法按照中心切片理论进行重建，算法严谨，重建结果准确。但需要进行两次二维傅里叶变换，计算量大，耗费时间，不利于快速扫描成像；此外，在极坐标形式的数据转换为直角坐标形式表示时，需要进行插值，这也增大了运算量。在 CT 的扫描技术由单束改为扇形束，并向更快速的螺旋扫描方向发展时，傅里叶算法已不适应设备的发展，不再使用。但它仍是理解 CT 图像重建最直观的算法之一。

9.5.4　反投影法

反投影法包括基本反投影法、滤波反投影法(filtering back projection，FBP)、卷积反投影法等，应用比较普遍的是滤波反投影法。反投影法的基本原理是将投影数值 P 按其原扫描路径反方向投影，将值平均的分配到每一个体素中，各个投影在影像处进行叠加，从而推断出原图像。

设被测人体断面上器官或组织的吸收系数分布为 $f(x,y)$，X 线束扫描时在某一 θ 角度方向的投影表示为

$$P_\theta(R,\theta)=\iint f(x,y)\delta(x\cos\theta+y\sin\theta-R)\,\mathrm{d}x\mathrm{d}y$$

则在 θ 角度的反投影可表示为

$$b_\theta(x,y)=\int_{-\infty}^{+\infty}P_\theta(R,\theta)\delta(x\cos\theta+y\sin\theta-R)\,\mathrm{d}R \tag{9-51}$$

式(9-51)中的 $b_\theta(x,y)$是由 $P_\theta(R,\theta)$沿反方向进行反投影所产生的吸收系数，δ 函数起筛选角度作用。将上式全部角度上的反投影值相加，即对应 θ 从 0 变化到 π 所有反投影值加在一起，可得到图像重建的吸收系数分布为

$$f_b(x,y)=\int_0^\pi b_\theta(x,y)\,\mathrm{d}\theta=\int_0^\pi\mathrm{d}\theta\int_{-\infty}^{+\infty}p_\theta(R,\theta)\delta(x\cos\theta+y\sin\theta-R)\,\mathrm{d}R \tag{9-52}$$

重建图像后组织的吸收系数 $f_b(x,y)$与实际的吸收系数 $f(x,y)$不完全相同，需要进行滤波。滤波后达到与实际物体一定的近似程度，可以认为得到重建图像。

反投影法存在着缺点，即只有反投影数量越多，重建图像才会越接近于真实断面。但反投影毕竟是有限个，这就会在图像上呈现出星形伪影，造成影像边缘处的不清晰，如图 9.17 所示。利用反投影法重建图像，必然存在使得重建图像的边缘部分模糊不清的星形伪影，只有通过滤波的方法来改善。

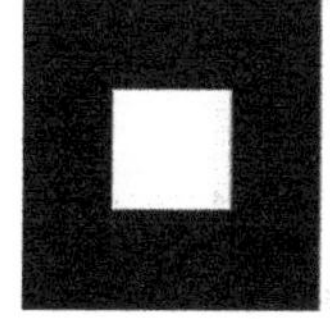
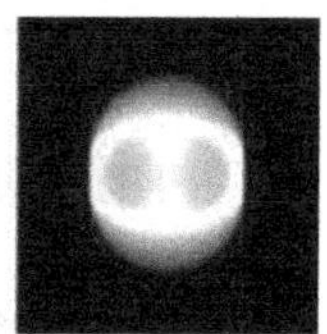

图 9.17　反投影法重建图像的边缘失锐

滤波反投影法通过卷积滤波因子的方法修正模糊伪影。反投影重建图像的吸收系数 $f_b(x,y)$ 可描述为

$$f_b(x,y) = f(x,y) ** \frac{1}{r} \tag{9-53}$$

式(9-53)中**表示二维卷积。反投影的吸收系数 $f_b(x,y)$ 与实际的 $f(x,y)$ 之间存在一个 $\frac{1}{r}$，$\frac{1}{r}$ 称为模糊因子，是造成图像边缘模糊的主要原因。

消除模糊因子的影响，可以采取对每一投影的傅里叶变换值用 $|\rho|$ 加权，$\frac{1}{|\rho|}$ 是 $\frac{1}{r}$ 的傅里叶变换形式，即：

$$f(x,y) = \int_0^{\pi} \mathrm{d}\theta \int_{-\infty}^{+\infty} F_1\{P_\theta(R,\theta)\} |\rho| \mathrm{e}^{\mathrm{j}2\pi\rho(x\cos\theta + y\sin\theta)} \mathrm{d}\rho \tag{9-54}$$

这就是滤波反投影方法，即用投影的一维傅里叶变换 $F\{P_\theta(R,\theta)\}$ 与一维滤波函数 $|\rho|$ 进行有效地滤波，消除 $\frac{1}{r}$ 因子的干扰，再经反傅里叶变换、反投影叠加来重建图像。

滤波反投影算法可以较好地校正普通反投影算法的模糊伪影。相对于二维傅里叶变换法，滤波反投影法只需做一维傅里叶变换，运算量减少，提高了重建速度。

9.6 图像三维可视化

图像三维可视化也称为三维重建，是指对获得的数据或二维图像信息进行处理，生成物体的三维结构，并按照人的视觉习惯进行不同效果的三维立体显示。在医学成像及医学图像处理中，图像三维可视化基于医学成像设备获得的大量二维断层图像，如 CT、MRI 等，并按照不同的诊断目的和算法进行显示。

常见的显示可视化形式有多平面重建(multiplanar reconstruction，MPR)、曲面显示(curved multiplanar reconstruction，CMPR)、表面阴影显示(shaded surface Display，SSD)、最大(小)密度投影(maximum/minimum intensity projection，MIP)、虚拟内窥镜(virtual endoscopy，VE)等。还有一些医学图像三维可视化基于专门的三维扫描技术获得体数据，直接处理体数据成生三维结构，如 MRI 中的容积扫描等。这种可视化的算法与借助断层图像重建无本质的差异。

三维可视化尽管显示形式较多，但其根本算法常用的只有两类：面绘制(surface rendering)技术和体绘制(volume rendering)技术。此外，多平面显示和曲面显示属于将三维体视数据进行再切面，并将二维切面影像显示出来的技术形式，因此也称为二维重建或图像重排。

9.6.1 面绘制

面绘制实际上是显示对三维物体在二维平面上的真实感投影，就像当视角位于某一点时，从该点对三维物体进行“照相”，相片上显示的三维物体形象。当然，目前的面绘制技术

要求能实时交互，即提供视角变化时物体的显示，形成可以转动物体在任意视角观察的效果。

面绘制算法由三维空间均匀数据场构造中间几何图元，如三角体、小曲面等，然后再用传统的计算机图形学技术实现绘制，加上光照模型、阴影处理，使得重建的三维图像产生真实感。表面阴影显示就是面绘制的一种，它能提供了更多的物体表面几何信息，给医生以组织整体的结构信息，并可以较好地描述不同组织间的解剖关系。但表面阴影显示不能显示物体的内部信息和结构，三维体数据的内部数据均被完全遮盖，因此，临床应用时，往往对二维图像先进行分割，对分割出的感兴趣区域进行三维重建和面绘制。

面绘制算法目前有移动立方体法（marching cubes，MC）和 Cuberille 算法等，最为常用的是移动立方体法，由 W. Lorensen 等人于 1987 年提出，也被称为"等值面提取"（isosurface extraction），它是面绘制算法中的经典算法，原理较简单，易于实现。

移动立方体算法描述：将三维数据网格分成许多体元，根据物体表面特征，给出物体等值面的相关阈值，再逐个测试体元的 8 个顶点是否位于等值面，通过线性插值得出体元中位于等值面的点，用连接这些点得到的三角形或多边形来代替立方体，由这些全部的三角形或多边形得到三维数据场的三维表面信息。最后按照某种光照模型计算等值面的显示亮度，并将等值面投影显示出来。

9.6.2 体绘制

直接由三维数据场产生屏幕上的二维图像，称为体绘制算法。这种方法能产生三维数据场的整体图像，包括每一个细节，并具有图像质量高、便于并行处理等优点。体绘制不同于面绘制，它不需要中间几何图元，而是以体素为基本单位，直接显示图像。体绘制如图 9.18 所示。

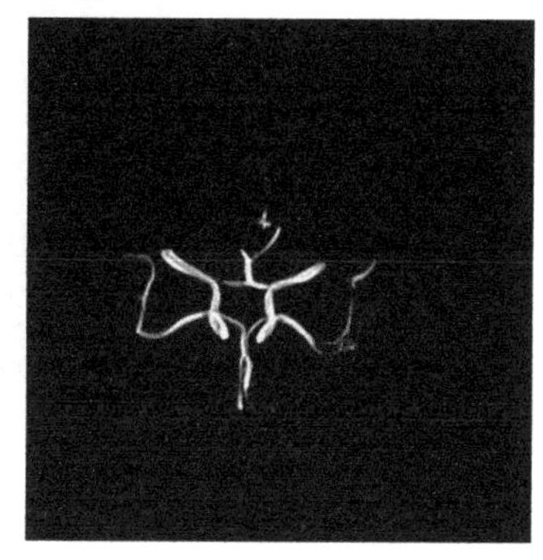

图 9.18　体绘制中的最大密度投影

目前的常用体绘制算法主要研究光线在带颜色、透明的材质中传播的数学算法，这是实际应用尤其是医学应用所要求的。面绘制的三维重建，医生可以观察到某个脏器或骨骼的外观形态，以及它们相互的解剖位置。但相对于一个三维物体，其内部的信息是没有的，人们只能观察外表，看不到内部包含和内部的几何关系。而目前的体绘制技术就是力求将某一三维感兴趣区域的内所有的组织（皮肤、骨骼、肌肉等）集中在一幅图中显示，同时重叠或包含的组织之间不是互相完全遮挡的，而是相互有一定的透明度，人们可以透过某种组织观察其内部，如透过肌肉观察到内部包含的骨骼。

因此，物体甚至物体的每一个体元，都要有一个描述其透光程度的量，即透明度。它表示光线可以穿过该物体或体元的程度，我们用 α 量化表示透明度的反，即阻光程度。如果 $\alpha=0$，说明物体 100％透明；$\alpha=0.5$，说明物体 50％透明；$\alpha=1$，说明物体不透明。当出现两种组织重叠时，如果上面一种组织有一定的透光性，则由下到上射出的光强中，会包含下面

一种组织的密度或颜色，并与上面组织的颜色或密度混合。组织重叠时，计算颜色和 α 值的公式为

$$R = \alpha_s R_s + (1-\alpha_s)R_b \tag{9-55}$$

$$G = \alpha_s G_s + (1-\alpha_s)G_b \tag{9-56}$$

$$B = \alpha_s B_s + (1-\alpha_s)B_b \tag{9-57}$$

$$\alpha = \alpha_s + (1-\alpha_s)\alpha_b \tag{9-58}$$

式中，设光线自下而上射出，s 表示上面组织的颜色，b 表示下面组织的颜色，$(1-\alpha_s)$ 表示透明度。

9.6.3 体数据二维重建

人体的断面显示对于临床诊断的重要性无须多言，即使在三维重建已经广泛应用的现在，二维断面显示也仍是必需的。但很多时候，成像设备的条件和受被检者的自身因素影响，某些组织的断面图像无法获得。例如，倾斜平面或弯曲平面。这种情况下我们可以借助已有断面生成三维体数据，在三维体数据基础上进行二次截面(切片)，通过已有数据模拟出其他的断面或者斜面、曲面。这就是多平面重建和曲面重建，如图 9.19 所示。

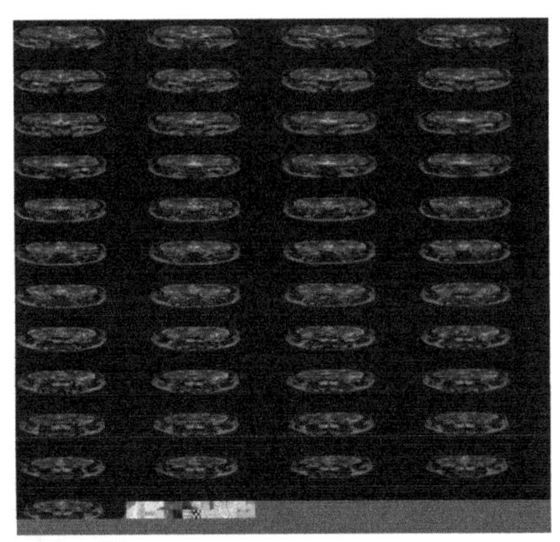

图 9.19 多平面重建(由横断位原始图像获得的冠状位像)

一般的医学成像系统(如 CT)，主要产生薄层、连续的横断位图像。因此，MPR 主要从连续横断位图像中产生冠状平面、矢状平面和斜平面。MPR 重建的方法相对三维重建简单很多，一般算法步骤如下。

(1) 采集二维断面图像序列，对每幅图像进行降噪等预处理。

(2) 对图像序列进行简单配准，一般仅对图像进行简单的刚体变换即可。如序列图像尺度不同或涉及不同成像系统，则应进行更准确的对齐配准。

(3) 叠加序列图像，生成三维数据体，如有 30 幅 256×256 的图像，则图像顺序生成 256×256×30 的三维矩阵。大多数多平面重建考虑到图像质量问题，还会进行层面间插值，生成实际大于 30 层的图像矩阵。

(4) 按照拟生成冠状面、矢状面的层数和间隔，切割三维数据体，显示切面的二维数据，得到二维图像。MPR 平面不需要是平的，这对血管或骨结构的显示非常有用。曲面重建要显示的是一个弯曲的线切割三维数据体所得到的断面，弯曲切割线往往要由医生根据诊断要求交互设定(如在横断面上沿某一血管或骨骼设定曲线)，算法识别曲线切面于三维体数据的交点，并将交点置于二维平面内显示。

附录A

常用数字图像处理英文词条

图像增强：image enhancement

图像平滑处理：image smoothing processing

图像锐化处理：image sharpening

图像彩色增强：image color enhancement

图像分析：image analysis

图像恢复：image restoration

图像分割：image segmentation

图像重建：image reconstruction

图像压缩：image compression

离散傅里叶变换(DFT)：discrete Fourier transform

快速傅里叶变换(FFT)：fast Fourier transform

快速傅里叶反变换(IFFT)：inverse fast Fourier transform

FFT 滤波器：FFT filters

调色板：palette

饱和度：saturation

饱和加法和减法：add and subtract with saturate

背景淡化：background flatten

边缘和条纹测量：edge and stripe/measurement

边缘和条纹的提取：find edge and stripe

单帧采集：snap shot

低通：low pass

高通：high pass

定位精度：positional accuracy

对比度：contrast

对比度拉伸：contrast stretch

二值和灰度：binary and grayscale

翻转：reverse

腐蚀：erode

复合视图：view composite

傅里叶变换：Fourier transform

灰度：grayscale

基于校准映射的畸变校正：distortion correction based on calibration mapping

拉普拉斯：Laplacian

拉伸：elongation

滤波器：filters

膨胀：dilate

匹配率：match scores

匹配数目：number of matches

平滑：smooth

平均：average

平移：translation

前景色：foreground color

取反：negate

缺省填充和相连粒子分离：fill holes and separate touching blobs

任意指定位置的中心矩和二阶矩：central and ordinary moments of any order location

锐化：sharpen

三维视图：view 3D

梯度：rank

替换：replace

细化：thin

校准：calibration

旋转：rotation

映射：mapping

域值：threshold

直方图均衡：histogram equalization

中值：median

重建：reconstruct

转换：convert

附录B

常用医学数字图像处理 Visual Basic 程序

相关变量说明

(1) bf：指向文件头的变量。
(2) bl：指向信息头的变量。
(3) picdata()：三维数组，存放图像(i,j)点的 B、G、R 数据。
(4) xpos：图像宽度。
(5) Xpos：图像高度。
(6) picturename：图像的文件名及路径。

'module 模块中结构声明的全局变量

```
Option Explicit
'文件头
Public Type bitmapfileheader
        bftype As Integer
        bfsize As Long
        bfreserved1 As Integer
        bfreserved2 As Integer
        bfoffbits As Long
End Type
'信息头
Public Type bitmapinfoheader
        bisize As Long
        biwidth As Long
        biheight As Long
        biplanes As Integer
        bibitcount As Integer
        bicompression As Long
        bisizeimage As Long
        bixpelspermeter As Long
        biypelspermeter As Long
        biclrused As Long
        biclrimportant As Long
```

```
End Type
'调色板
Public Type rgbquad
        rgbblue As Byte
        rgbgreen As Byte
        rgbred As Byte
        rgbreserved As Byte
End Type
Public bf As bitmapfileheader
Public bl As bitmapinfoheader
Dimpicdata(256, 256, 2) As Byte
Dim xpos As Integer
Dim ypos As Integer
Dim picturename As String
End Sub
'
```

'程序部分

'程序 1——图像数据读入

```
Private Sub mnuRead()
If picturename="" Then
MsgBox "请先打开图像文件,再读数据!", vbCritical, "错误"
Exit Sub
End If
Dim colornum, i, j, kk, l As Integer
Dim pix As Byte
Dim col As Byte
Open picturename For Binary As #1
Get #1, , bf
Get #1, , bl
xpos=bl.biwidth
ypos=bl.biheight
colornum=bl.bibitcount
Screen.MousePointer=12
Select Case colornum
Case 24   '24 位真彩色图像
For i=0 To ypos -1
For j=0 To xpos -1
For l=0 To 2
Get #1, , col
picdata(j, i, l)=col
Next
Next
```

```
If Int((xpos * 3) / 4) <> (xpos * 3) / 4 Then
For kk=1 To 4 - ((xpos * 3) Mod 4)
Get #1, , pix
Next
End If
Next
Case 8  '256 色图像
Dim index As Byte
Dim palentry As Byte
Dim unused As Integer
Dim rgbpalette(256, 3) As Byte
Dim palettesize As Integer
palettesize=2 ^ colornum
For i=0 To palettesize -1
For j=0 To 2
Get #1, , palentry
rgbpalette(i, j)=palentry
Next
Get #1, , palentry
unused=palentry
If unused <>0 Then
GoTo readend
End If
Next
readend: For i=0 To ypos -1
For j=0 To xpos -1
Get #1, , index
picdata(j, i, 0)=rgbpalette(index, 0)
picdata(j, i, 1)=rgbpalette(index, 1)
picdata(j, i, 2)=rgbpalette(index, 2)
Next
If Int(xpos / 4) <>xpos / 4 Then
For kk=1 To 4 -xpos Mod 4
Get #1, , pix
Next
End If
Next
End Select
Close #1
End Sub
```

'程序 2——图像的灰度拉伸

```
Private Sub cmdLash_Click()
Dim Vpic(2) As Integer
```

```
Dim a0, a1, a2, b0, b1, b2 As Integer
a0=picdata(0, 0, 0)
a1=picdata(0, 0, 1)
a2=picdata(0, 0, 2)
b0=picdata(0, 0, 0)
b1=picdata(0, 0, 1)
b2=picdata(0, 0, 2)
For i=0 To ypos -1
 For j=0 To xpos -1
  If a0 >picdata(j, i, 0) Then
 a0=picdata(j, i, 0)
 End If
 If b0 <picdata(j, i, 0) Then
 b0=picdata(j, i, 0)
 End If
  If a1 >picdata(j, i, 1) Then
 a1=picdata(j, i, 1)
 End If
 If b1 <picdata(j, i, 1) Then
 b1=picdata(j, i, 1)
 End If
  If a2 >picdata(j, i, 2) Then
 a2=picdata(j, i, 2)
 End If
 If b2 <picdata(j, i, 2) Then
 b2=picdata(j, i, 2)
 End If
 Next j
 Next i
 For i=0 To ypos -1
  For j=0 To xpos -1
  Vpic(0)=CInt((picdata(j, ypos -i -1, 0) -a0) / (b0 -a0) * 255)
  Vpic(1)=CInt((picdata(j, ypos -i -1, 1) -a1) / (b1 -a1) * 255)
  Vpic(2)=CInt((picdata(j, ypos -i -1, 2) -a2) / (b2 -a2) * 255)
  Picend(f).PSet (j, i), RGB(Vpic(2), Vpic(1), Vpic(0))
  Next j
  Picend(f).Refresh
  Next i
End Sub
```

'程序 3——图像平滑处理

```
Private Sub cmdSmooth_Click()
Dim rr, gg, bb As Single
For i=1 To ypos -2
```

```
For j=1 To xpos - 2
rx=0: gx=0: bx=0
For k1=-1 To 1
For k2=-1 To 1
r=picdata(j + k2, ypos - 1 - i + k1, 0)
g=picdata(j + k2, ypos - 1 - i + k1, 1)
b=picdata(j + k2, ypos - 1 - i + k1, 2)
rx=rx + r
gx=gx + g
bx=bx + b
Next k2
Next k1
rr=rx / 9
gg=gx / 9
bb=bx / 9
If rr < 0 Then rr=0
If rr > 255 Then rr=255
If gg < 0 Then gg=0
If gg > 255 Then gg=255
If bb < 0 Then bb=0
If bb > 255 Then bb=255
Picend(f).PSet (j, i), RGB(rr, gg, bb)
Next j
n=n + 1
Picend(f).Refresh
Next i
End Sub
```

'程序 4——图像的中值滤波

```
Private Sub cmdDitong_Click()
Dim i, j, k1, k2 As Integer
Dim m As Integer
Dim c As Long
Dim r As Long
Dim g As Long
Dim b As Long
Dim rr, r2 As Integer
Dim gg, g2 As Integer
Dim bb, b2 As Integer
Dim n As Long
Static dt(10) As Integer
Const Block=3
Picture2.Cls
For i=2 To Picture1.Height / 15 - 3
```

```
    For j=2 To Picture1.Width / 15 - 3
        m=0
        For k1=-1 To 1
          For k2=-1 To 1
          c=Picture1.Point(j +k1, i +k2)
          r= (c And &HFF)
          dt(m)=r
          m=m +1
          Next k2
          Next k1
          qsort dt(), m
          rr=dt(Int(m / 2))
          Picture2.PSet (j, i), RGB(rr, gg, bb)
          Next j
          Picture2.Refresh
          Next i
      End Sub
```

'程序 5——拉普拉斯锐化

```
Private Sub cmdLplsh_Click()
Dim b1, b2, b3, b4, b5, r1, r2, r3, r4, r5, g1, g2, g3, g4, g5 As Integer
Picture2.Cls
For i=0 To Picture1.Height -1
For j=0 To Picture1.Width -1
b1=picdata(j, i -1, 0)
b2=picdata(j -1, i, 0)
b3=picdata(j, i, 0)
b4=picol(j +1, i, 0)
b5=picdata(j, i +1, 0)
g1=picdata(j, i -1, 1)
g2=picdata(j -1, i, 1)
g3=picdata(j, i, 1)
g4=picol(j +1, i, 1)
g5=picdata(j, i +1, 1)
r1=picdata(j, i -1, 2)
r2=picdata(j -1, i, 2)
r3=picdata(j, i, 2)
r4=picol(j +1, i, 2)
r5=picdata(j, i +1, 2)
bb=b1 +b2 +b3 +b4 +b5
gg=g1 +g2 +g3 +g4 +g5
rr=r1 +r2 +r3 +r4 +r5
vpic(0)=6 * picdata(j, i, 0) -bb
vpic(1)=6 * picdata(j, i, 1) -gg
```

```
vpic(2)=6 * picdata(j, i, 2) -rr
Picture2.PSet (j, (ypos -i -1)), RGB(vpic(2), vpic(1), vpic(0))
Next
Picture2.Refresh
Next
End Sub
```

'程序 6——梯度法锐化

```
Private Sub cmdTidu_Click()
Dim vpic(2) As Integer
Dim r1, r2, r3, b1, b2, b3, g1, g2, g3 As Integer
Dim rx, ry, bx, by, gx, gy As Integer
Dim d1, d2, d0 As Integer
Picture2.Cls
For i=0 To ypos -1
For j=0 To xpos -1
r1=picdata(j, i, 2)
r2=picdata(j, i +1, 2)
r3=picdata(j +1, i, 2)
g1=picdata(j, i, 1)
g2=picdata(j, i +1, 1)
g3=picdata(j +1, i, 1)
b1=picdata(j, i, 0)
b2=picdata(j, i +1, 0)
b3=picdata(j +1, i, 0)
rx=r2 -r1
ry=r3 -r1
gx=g2 -g1
gy=g3 -g1
bx=b2 -b1
by=b3 -b1
d2=Sqr(rx * rx +ry * ry)
d1=Sqr(gx * gx +gy * gy)
d0=Sqr(bx * bx +by * by)
vpic(2)=Int(picdata(j, i, 2) -d2)
vpic(1)=Int(picdata(j, i, 1) -d1)
vpic(0)=Int(picdata(j, i, 0) -d0)
Picture2.PSet (j, ypos -i -1), RGB(vpic(2), vpic(1), vpic(0))
Next
Picture2.Refresh
Next
End Sub
```

'程序 7—— 图像的边缘增强

```
Private Sub cmdBianYuan_Click()
Dim i, j As Integer
Picture2.Cls
Dim v(2) As Integer
Dim d1, d2, d3 As Integer
Dim a, b, c, d, e, f, g As Long
For j=0 To ypos -2
For i=0 To xpos -2
  If picdata(i, j +1, 0) >picdata(i, j, 0) Then
  a= (picdata(i, j +1, 0) -picdata(i, j, 0)) ^ 2
  Else
  a= (picdata(i, j, 0) -picdata(i, j +1, 0)) ^ 2
  End If
  If picdata(i +1, j, 0) >picdata(i, j, 0) Then
  b= (picdata(i +1, j, 0) -picdata(i, j, 0)) ^ 2
  Else
  b= (picdata(i, j, 0) -picdata(i +1, j, 0)) ^ 2
  End If
  d1=CInt(Sqr(a * b))
  v(0)=Abs(picdata(i, j, 0) -d1)
  If picdata(i, j +1, 1) >picdata(i, j, 1) Then
  c= (picdata(i, j +1, 1) -picdata(i, j, 1)) ^ 2
  Else
  c= (picdata(i, j, 1) -picdata(i, j +1, 1)) ^ 2
  End If
  If picdata(i +1, j, 1) >picdata(i, j, 1) Then
  d= (picdata(i +1, j, 1) -picdata(i, j, 1)) ^ 2
  Else
  d= (picdata(i, j, 1) -picdata(i +1, j, 1)) ^ 2
  End If
  d2=CInt(Sqr(c * d))
  v(1)=Abs(picdata(i, j, 1) -d2)
  If picdata(i, j +1, 2) >picdata(i, j, 2) Then
  e= (picdata(i, j +1, 2) -picdata(i, j, 2)) ^ 2
  Else
  e= (picdata(i, j, 2) -picdata(i, j +1, 2)) ^ 2
  End If
  If picdata(i +1, j, 2) >picdata(i, j, 2) Then
  f= (picdata(i +1, j, 2) -picdata(i, j, 2)) ^ 2
  Else
  f= (picdata(i, j, 2) -picdata(i +1, j, 2)) ^ 2
  End If
```

```
  d3=CInt(Sqr(e * f))
  v(2)=Abs(picdata(i, j, 2) -d3)
Picture2.PSet (i, ypos -j -1), RGB(v(2), v(1), v(0))
Next i
Picture2.PSet (i, ypos -j -1), RGB(picdata(i, j, 2), picdata(i, j, 1), picdata(i, j,
0))
Picture2.Refresh
Next j
For i=0 To xpos -1
Picture2.PSet (i, ypos -j -1), RGB(picdata(i, j, 2), picdata(i, j, 1), picdata(i, j,
0))
Next i
Picture2.Refresh
End Sub
```

'程序 8——图像的二值化

```
Private Sub cmdErZhi_Click()()
Dim t As Byte
Dim i, j As Integer
Dim max1, max2, s1(256), s2(256) As Long
Dim a, k1, k2, t1, t2 As Byte
Call Mono1
For i=1 To ypos -2
For j=1 To xpos -2
For k1=-1 To 1
For k2=-1 To 1
a=hd(j, i) -hd(j +k1, i +k2)
If a >=0 Then
  s1(hd(j, i))=s1(hd(j, i)) +a
Else
  s2(hd(j, i))=s2(hd(j, i)) +a
End If
Next k2
Next k1
Next j
Next i
max1=0
max2=0
For i=0 To 255
  If s1(i) >max1 Then
      max1=s1(i)
      t1=i
  End If
  If Abs(s2(i)) >max2 Then
```

```
      max2=Abs(s2(i))
      t2=i
  End If
Next i
  t=Int((t1 +t2) / 2)
Picend(f).Cls
For i=0 To ypos -1
For j=0 To xpos -1
  If hd(j, ypos -i -1) >t Then
    ez(j, ypos -i -1)=255
  Else
     ez(j, ypos -i -1)=0
  End If
Picend(f).PSet (j, i), RGB(ez(j, ypos -i -1), ez(j, ypos -i -1), ez(j, ypos -i -1))
Next j
Picend(f).Refresh
Next i
End Sub
```

附录C

医学图像的实际处理效果图

医学图像的实际处理效果图如图 C.1～图 C.6 所示。

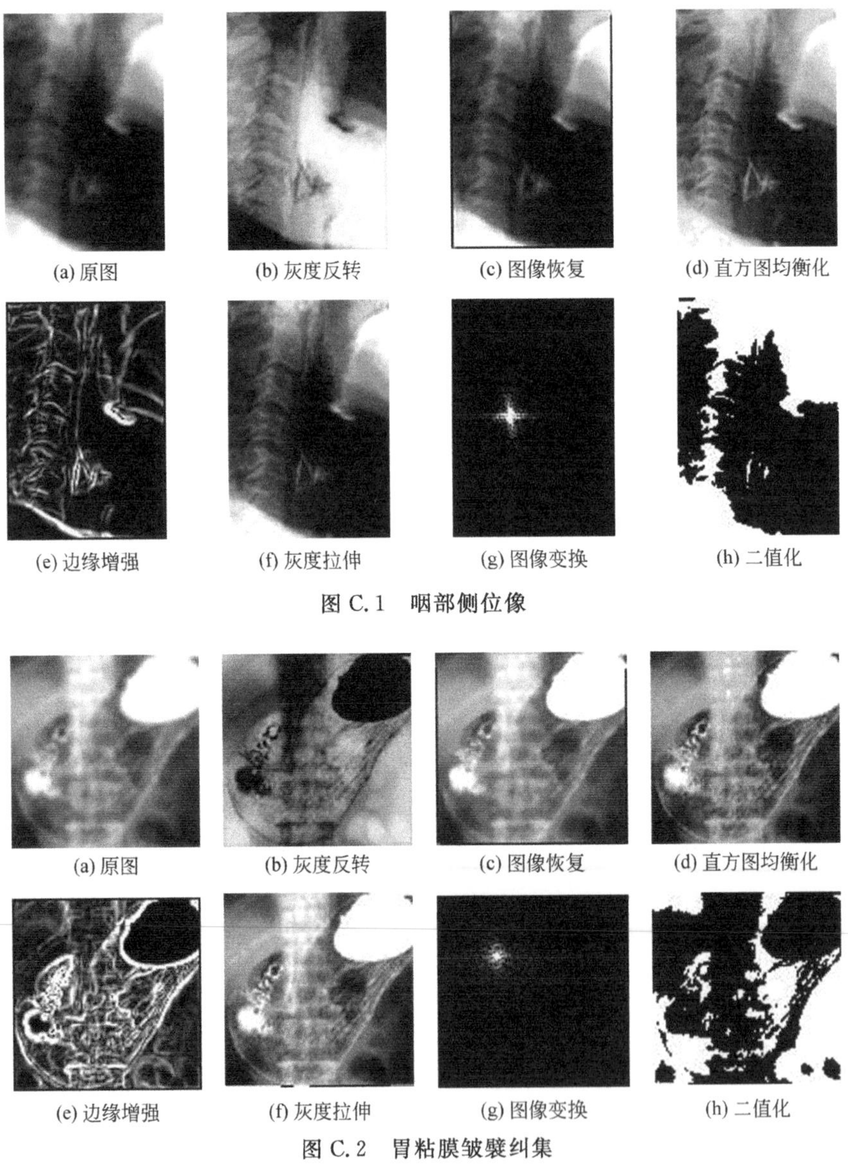

图 C.1　咽部侧位像

图 C.2　胃粘膜皱襞纠集

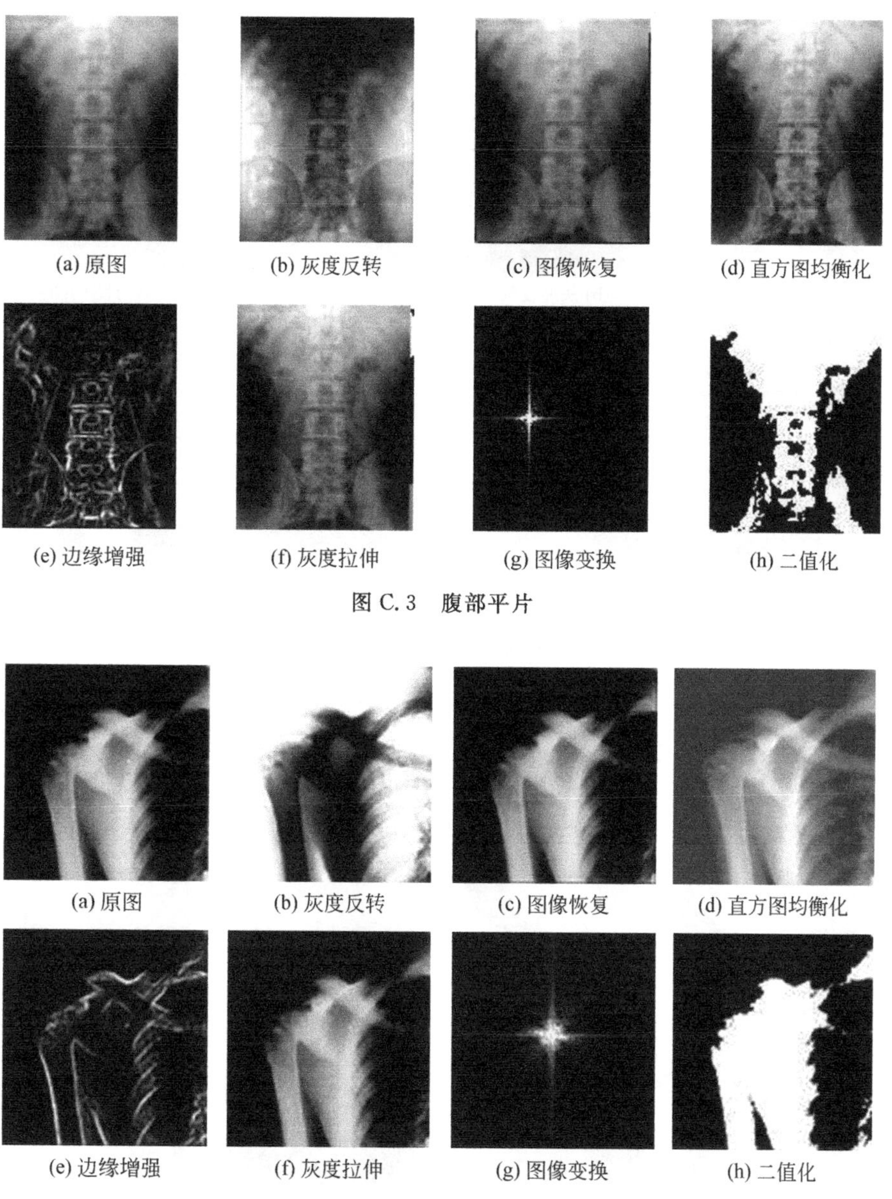

(a) 原图　(b) 灰度反转　(c) 图像恢复　(d) 直方图均衡化

(e) 边缘增强　(f) 灰度拉伸　(g) 图像变换　(h) 二值化

图 C.3　腹部平片

(a) 原图　(b) 灰度反转　(c) 图像恢复　(d) 直方图均衡化

(e) 边缘增强　(f) 灰度拉伸　(g) 图像变换　(h) 二值化

图 C.4　胸片

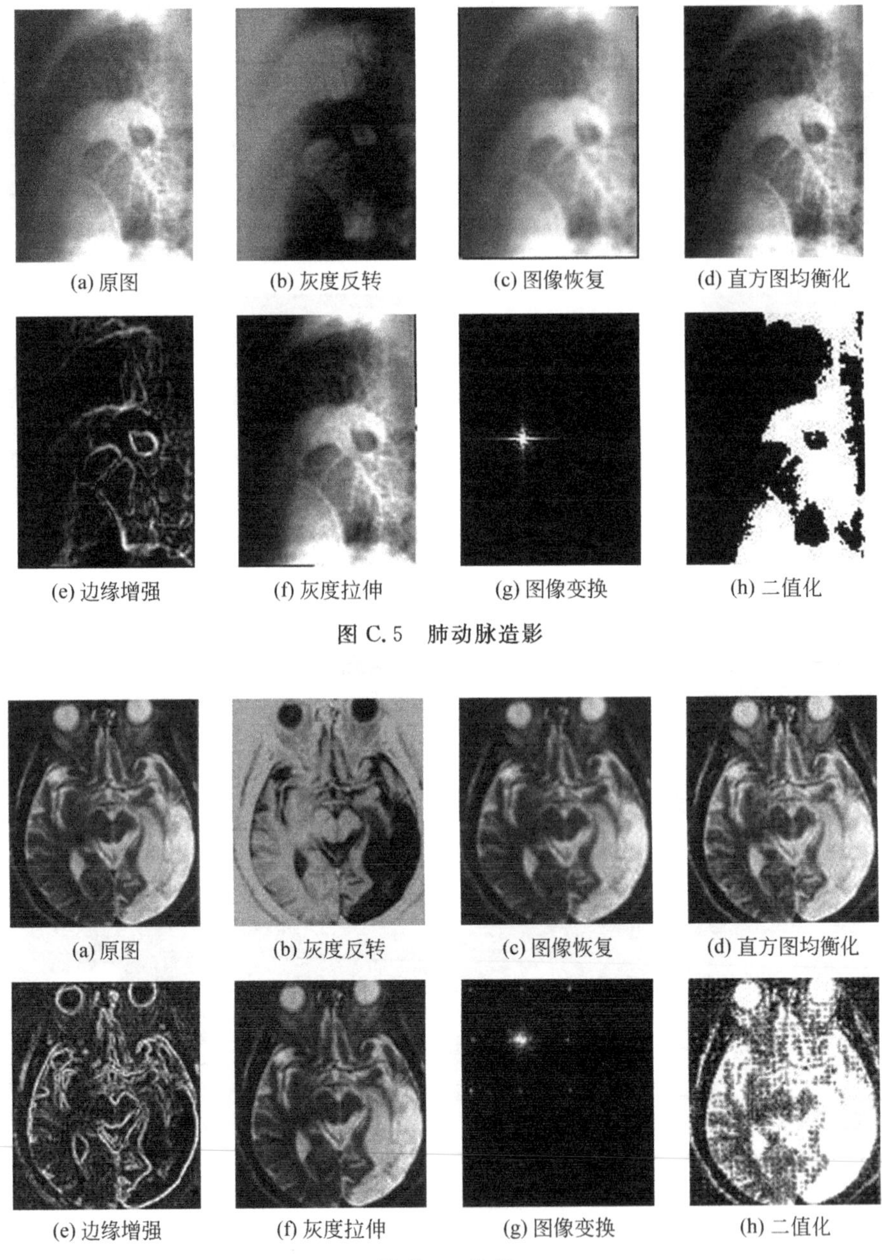

(a) 原图 (b) 灰度反转 (c) 图像恢复 (d) 直方图均衡化

(e) 边缘增强 (f) 灰度拉伸 (g) 图像变换 (h) 二值化

图 C.5 肺动脉造影

(a) 原图 (b) 灰度反转 (c) 图像恢复 (d) 直方图均衡化

(e) 边缘增强 (f) 灰度拉伸 (g) 图像变换 (h) 二值化

图 C.6 头部